噛める入れ歯の調整法

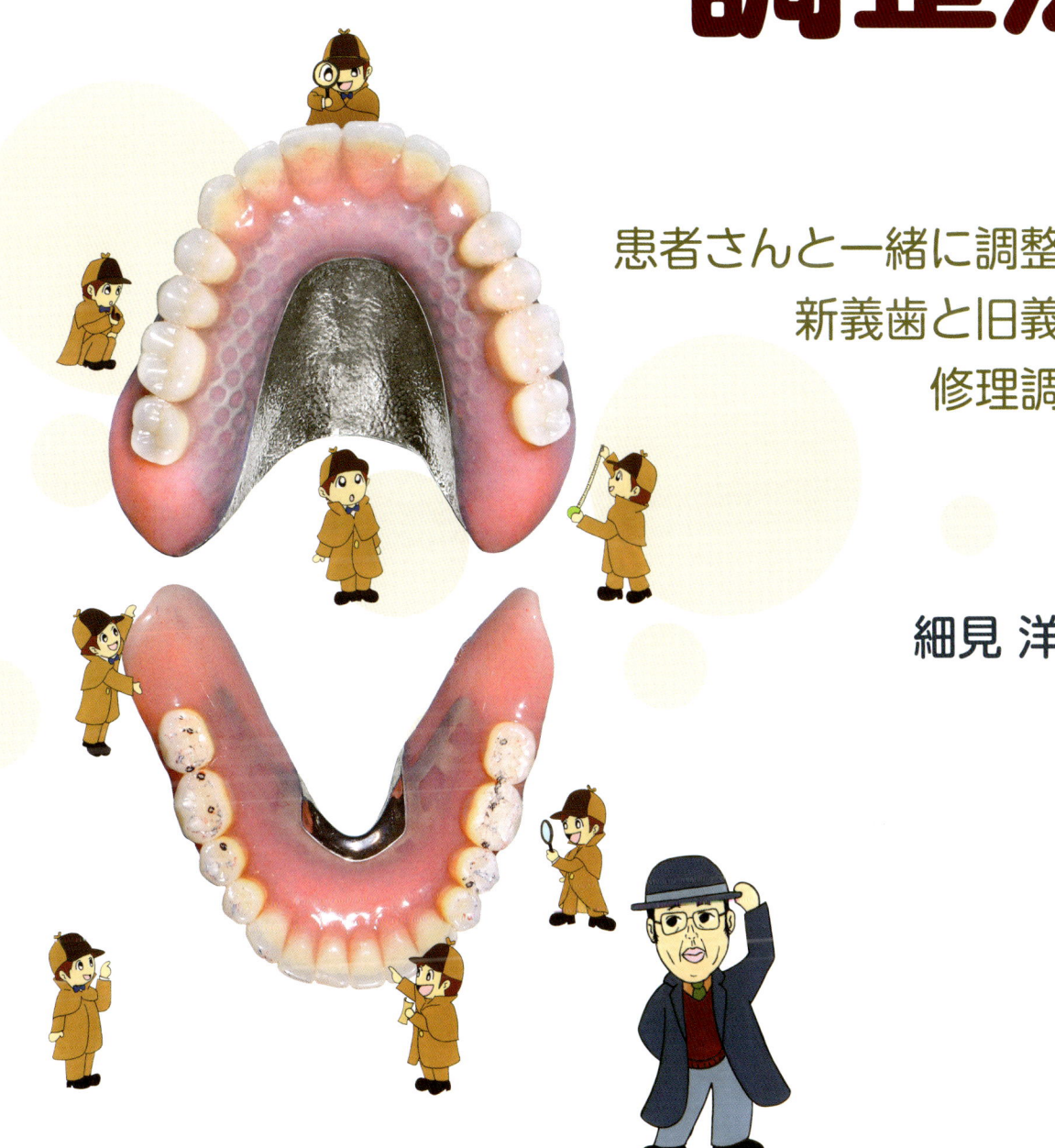

患者さんと一緒に調整する
新義歯と旧義歯の
修理調整法

細見 洋泰 著

クインテッセンス出版株式会社　2007

Tokyo, Berlin, Chicago, London, Paris, Barcelona, Istanbul, Milano, São Paulo, Moscow, Prague, Warsaw, New Delhi, Beijing, and Bukarest

序

　高齢化の波が加速度的に押し寄せている今日，患者の歯科医療に対する要求は多様化している．歯科医師としてはそれらの要求にあわせ，それぞれ確実に対応していかなければならなくなった．しかし現実にはその多様化に対して適正な対応をすることが十分できていなのが現状であろう．そのことが高齢者の歯科診療における予後の悪さと関連していると考えられる．

　高齢者の義歯を新製しなければならない症例では，患者自身の適応能力が低下していることを術者はまず認識しておく必要がある．さらに全身症状における多くのリスクを抱えているので，そのことも合わせて考慮しなければならないであろう．したがって義歯を新製したときには，調整において十分な対応をしておく必要がある．

　しかし高齢者のみならず若年層の患者においても，義歯装着時に起きるトラブルは単一の原因ではなく，多くの要素が複雑に入り組んで生じているものである．よってトラブルの原因は，この現象でこの症状が発現するとははなはだいいにくい．

　そこで本書ではトラブルへの対応方法や原因について，できるだけ多くの具体例を通して考えてみたいと思う．それと同時に患者との会話のなかにどのようなヒントが隠されているのかも，会話の具体例をあげて解説してみたい．

2007年6月

　　　　　　　　　　　　　　　　　　　　　　　細見洋泰

CONTENTS

Chapter 1 新しく作った総義歯の調整法

義歯新製時の調製方法 ... 8
新製義歯装着当日に行う調整 ... 8
 口腔内試適時の確認事項 ... 9
 咬合調整を行う ... 17
  コラム／リンガライズドオクルージョン　25
 発音ができるか確認する ... 31

総義歯の不調和 ... 35
 咀嚼時の疼痛 ... 35
  欠損部顎堤上に傷が生じた場合 ... 37
   原因　38
    1.印象採得時に確実な機能印象が採得されていない　38／2.咬合調整時に適正な咬合調整がされていない　43／3.顎堤粘膜の被圧度に大きな違いがある場合　47／4.極端に顎堤粘膜が菲薄化している場合　51
   対応法　52
    まず咬合の不調和を考えてみる　52／次に咬合接触が強い場合　53／次に考えることは，その咬合接触点の配列　54／咬合調整を行ったにもかかわらず，疼痛が消失しない場合　60／印記された床内面を削除後，ティッシュコンディショナーで粘膜調整　60／1週間経過観察し，傷が消失したら動的印象を行い，間接リライニング　60／間接リベースを行う際の注意点　60

  歯肉頬移行部に傷が生じている場合 ... 61
   原因　62
    1.概形印象の不適正　62／2.機能印象採得時の筋形成が不適正　62
   対応法　62
    新製義歯を試適し，歯肉頬移行部を異常に加圧していないかを調べる　62／歯肉頬移行部に切り傷：傷に接する義歯床をマーキング後，適正に削除　62／義歯床の削除：裂傷部が義歯床の外にでるまで少しずつ削除　66

  頬粘膜，舌に咬傷が生じる場合 ... 66
   原因　66
    1.不適正な被蓋関係（オーバージェット）を人工歯に与えた場合　66
    2.義歯床後方縁端部において，上下顎の床同士が接近している場合　66
   対応法　70

 咀嚼時の義歯の動揺 ... 71
  咬合の不調和が生じている場合 ... 71
   原因　72
    1.咬合調整の不調和，不適正　72／2.義歯床縁が長すぎる　72
   対応法　73

顎堤粘膜と義歯床内面との不適合 ……… 73
 原因　73
 対応法　73

顎堤との吸着力不足が生じている場合 ……… 73
 原因　73
 対応法　74

Chapter 2 使っている総義歯の修理調整法

旧義歯の修理方法 ……… 76
総義歯の修理方法 ……… 76
義歯床の破折 ……… 78
義歯床後縁部の破折 ……… 78
 原因　78
 対応法　78
 修理方法　78

義歯床正中部からの破折 ……… 82
 原因　82
 対応法　82
 修理方法　82

人工歯部の破折 ……… 86
 原因　86
 対応法　86
 修理方法　86

咬合高径の変化 ……… 94
人工歯のリモルディング（片側） ……… 94
 原因　94
 対応法　94
 修理方法　94

人工歯のリモルディング（両側） ……… 94
 原因　94
 対応法　94
 修理方法　94

義歯床下粘膜の異常 ……… 96
咬合痛が生じている場合，咬合時に義歯が動揺する場合 ……… 97
 原因　97
 対応法　97
 修理方法　97
 コラム／ティッシュコンディショナーと軟質裏層材　98

CONTENTS

Chapter 3 総義歯の製作ステップとポイント

総義歯の製作ステップ ... 112
口腔内診査 ... 112
欠損部顎堤の触診　112
エックス線診査　113

問診 ... 114

概形印象，研究用模型の製作 ... 114
既製トレーのトリミング　114
既製トレーのサイズ決定　115
使用する印象材　116

機能印象，作業用模型の製作 ... 119
機能印象を採得　119

咬合採得，咬合床を使用 ... 121
製作した咬合床を用いて咬合採得を行う　121
コレクターワックスでのワックス印象　125

ゴシックアーチを採得 ... 128
ゴシックアーチトレーシングを行う　128
人工歯の配列　128

人工歯を配列したワックスデンチャーの試適 ... 130
ワックスデンチャーの口腔内試適　130

新製義歯の口腔内試適 ... 136
口腔内試適を行う　136

新製義歯の咬合調整 ... 138

新製義歯のメインテナンス ... 143
新製義歯を装着する　143
清掃，取り扱い　143

人生を楽しく ... 146

索引 ... 147

Chapter 1

新しく作った総義歯の調整法

chapter 1　新しく作った総義歯の調整法

義歯新製時の調整方法

新製義歯装着当日に行う調整

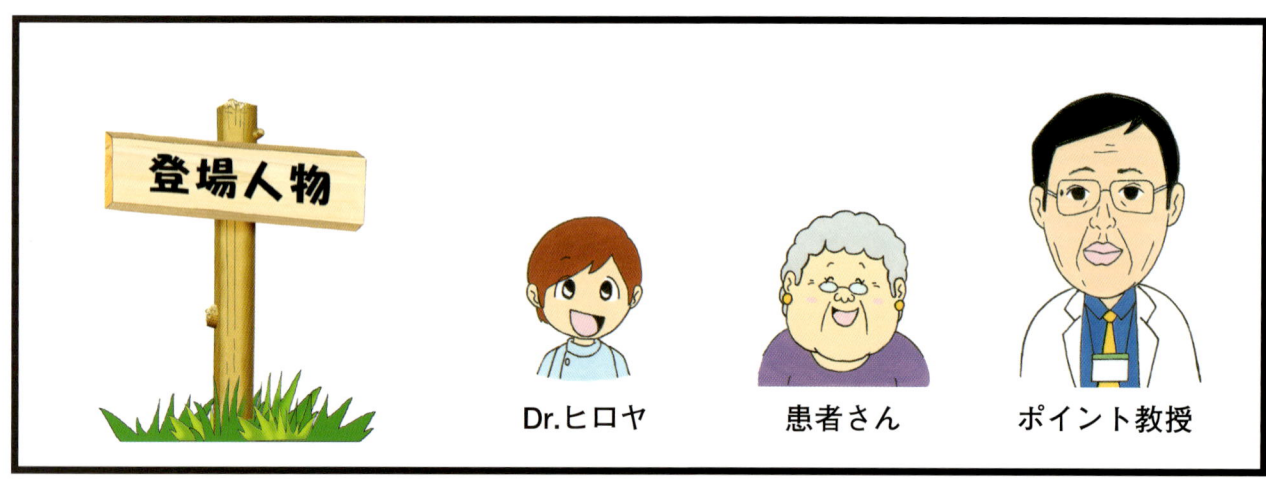

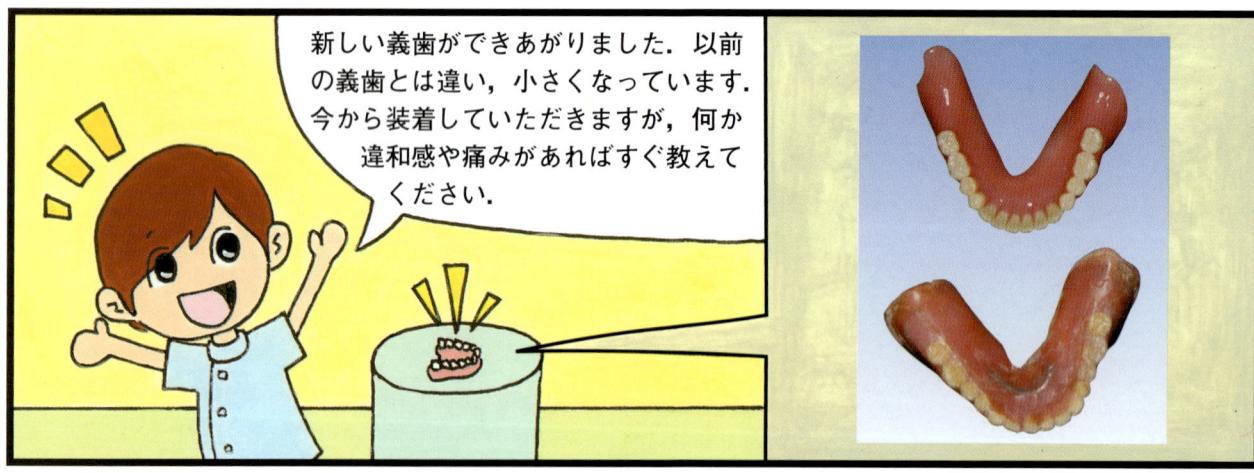

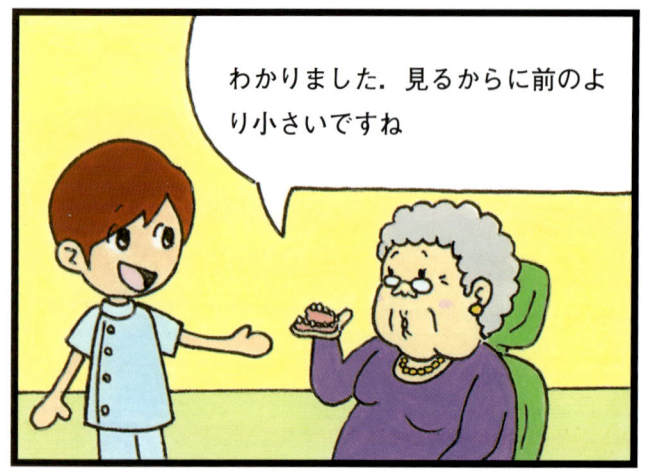

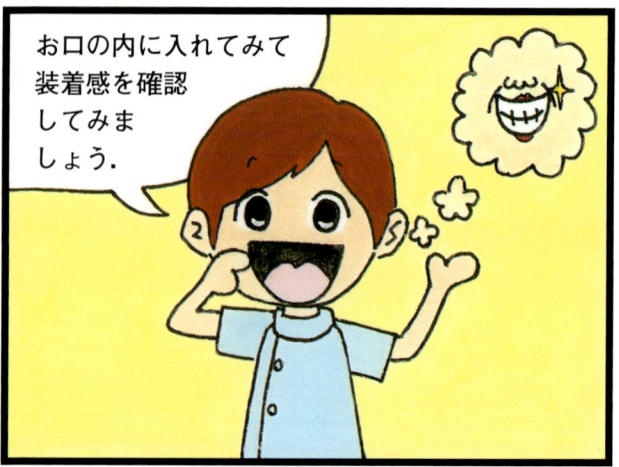

新製義歯装着当日に行う調整／口腔内試適時の確認事項

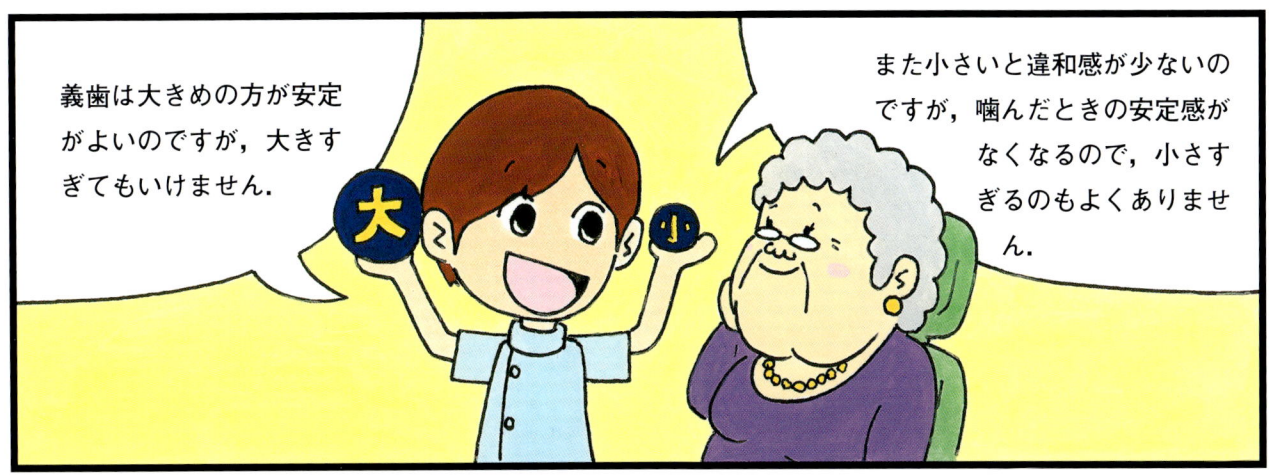

口腔内試適時の確認事項

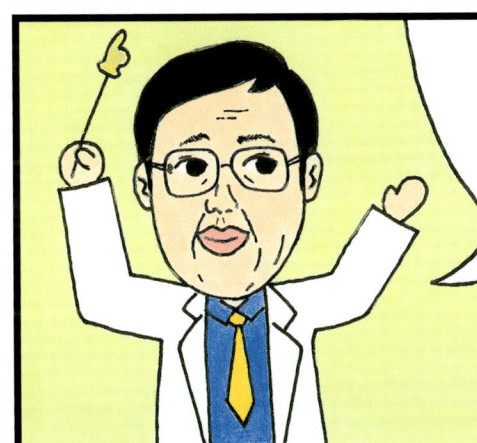

　まず口腔内に試適して，義歯床外形が適正か否かを確認する．義歯を口腔内に試適して口唇や頬粘膜，舌を動かしたときに，義歯が動揺するかどうかを確認する．義歯が動揺するときには，義歯床の外形が不適切であるため，その大きな部位を削除して適正に調整する．義歯床外形が適正に調整できたら咬合をさせてみる．まず何の障害もなく咬合できるかどうかを確認する．

　次に上下顎人工歯を咬合させ，口唇を閉じた状態で顔貌を確認する．その際に唇側部に大きな張りがあったり，口唇が閉じなかったりする場合には，義歯床の唇側部の顔貌を確認しながら薄く削除していく．同時に義歯床頬側部の張りや厚さも，同様に顔貌を確認しながら削除していく．唇側，頬側部の張りを適正に削除しながら調整し終えたら，口唇部から覗く上顎前歯の並び方も確認する必要がある．これらの確認事項は，蝋義歯を試適する段階で確認しておくことだが，蝋がレジンに置き換わった状態では，若干の相違があるため，確実に確認しておく必要がある．

　とくに前歯人工歯の異常では，義歯が新製された状態でも，再製作になることが多いので必ず行っておかなければならない．また同時に口唇部からの歯の見え

9

chapter 1 新しく作った総義歯の調整法

方だけでなく，正中のずれや切端部の並び方(ライン)の異常についても確認が必要であり，それができていないと再製作になってしまう(図1-1).

[新製義歯の最初の調整]

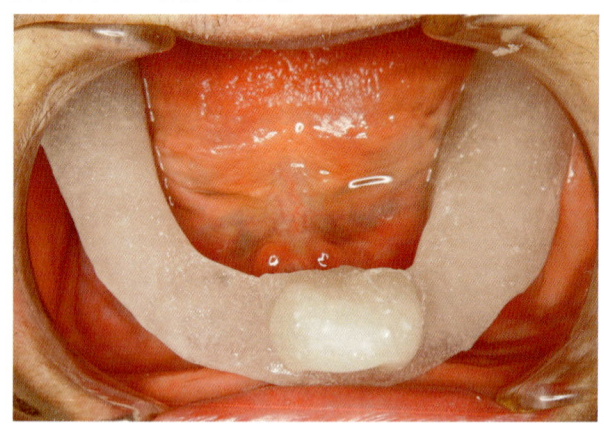

図1-1a 概形印象が終了した後，個人トレーを用いて印象採得する際，個人トレーを口腔内で試適する．この操作は最終的に新製義歯を装着する際のチェックと同様であり，小帯の動きを阻害せず，頬粘膜の可動域などが確実に確保できていることが大事である．そのため新製義歯の外形は，ほぼこの時点で決定される．

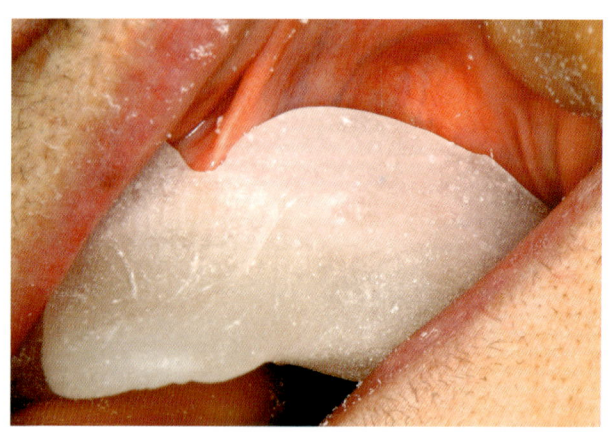

図1-1b 下顎と同じように上顎の個人トレーもチェックする．

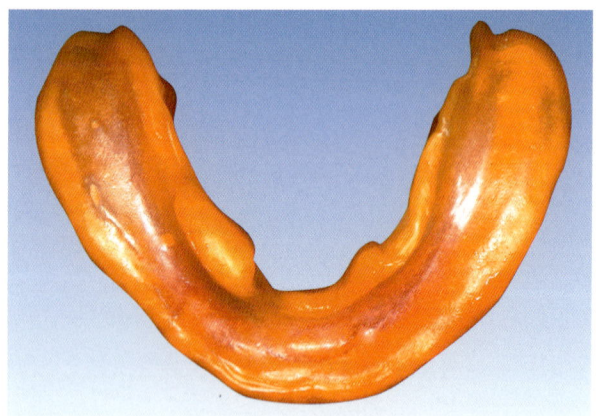

図1-1c コレクターワックスで機能印象する際には，咬合床を個人トレーと同様のチェックを行ってから印象採得を行う．

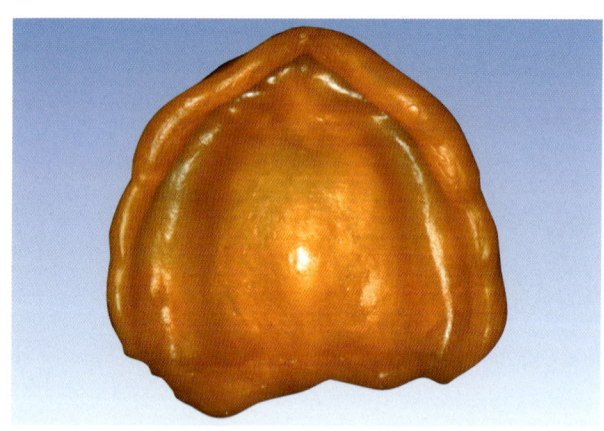

図1-1d 下顎と同じように上顎のワックス印象を行うときにも，咬合床のチェックを忘れないようにする．

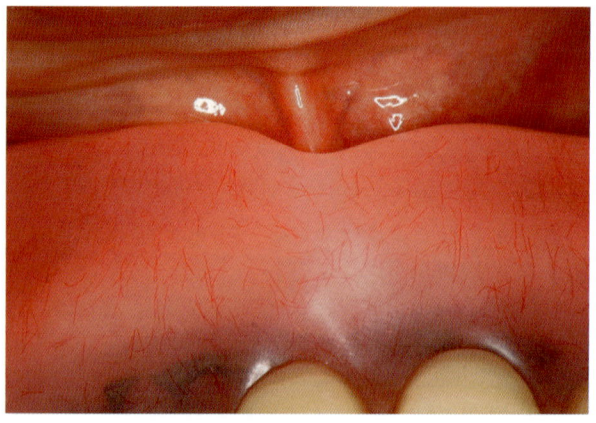

図1-1e 上唇小帯の位置を確認しておく．

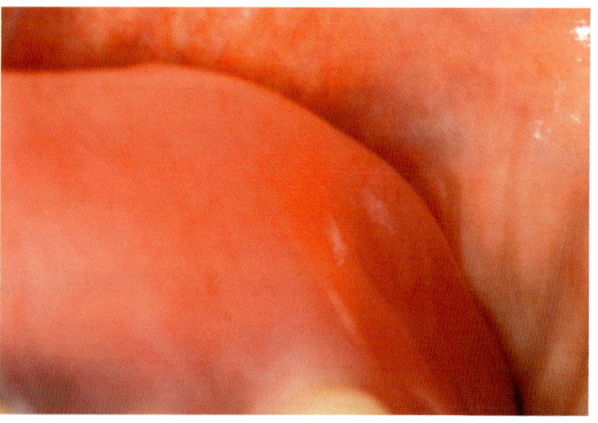

図1-1f 左頬側の歯肉頬移行部を床が押していないか(義歯床が長すぎないか)を確認しておく．

新製義歯装着当日に行う調整／口腔内試適時の確認事項

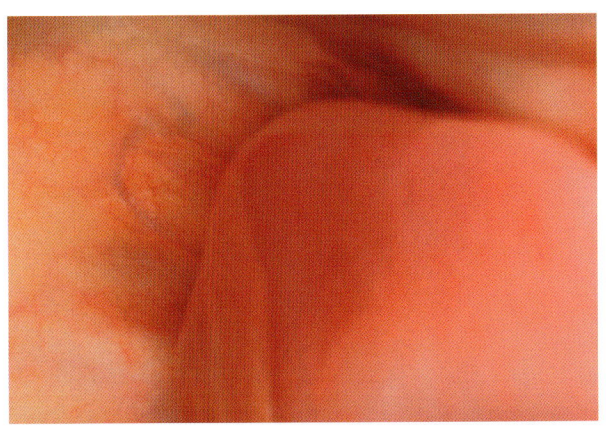

図1-1g 右も左同様に確認しておく．長すぎればその部分を皮膚鉛筆などでマーキングして削除する．

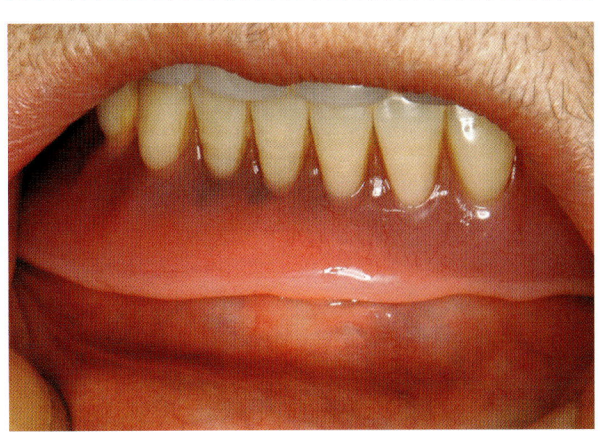

図1-1h 下顎も同様にチェックする．

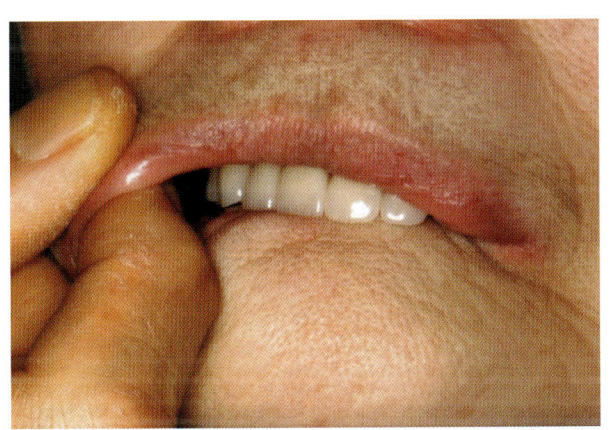

図1-1i 頰粘膜を引っ張って，義歯が離脱しないかを確認するとともに，義歯床縁の長さが適正かを確認する．

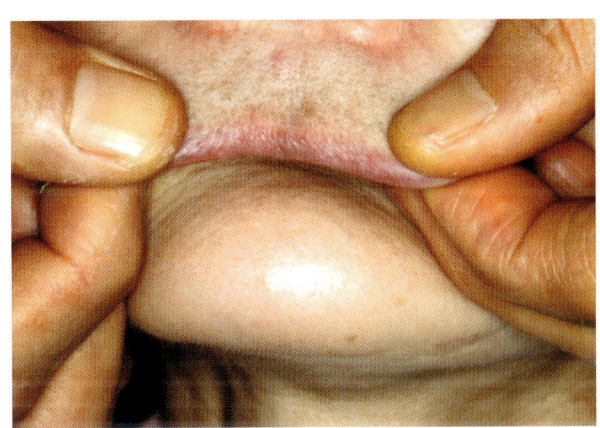

図1-1j 口唇部も頰粘膜同様に動かしてチェックする．

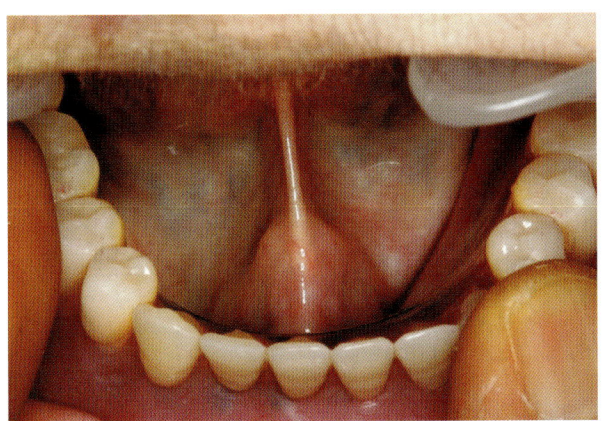

図1-1k 舌小帯も機能運動させて，義歯が動くかどうかを確認する．その際，図のように指を義歯に触れておくとその動きを確認しやすい．

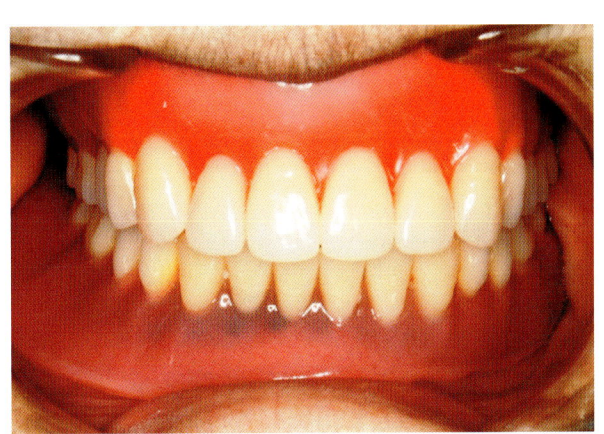

図1-1l ワックスデンチャーの試適がしっかりしていれば，その後の新製義歯試適段階で修正はほとんどない．

chapter 1 新しく作った総義歯の調整法

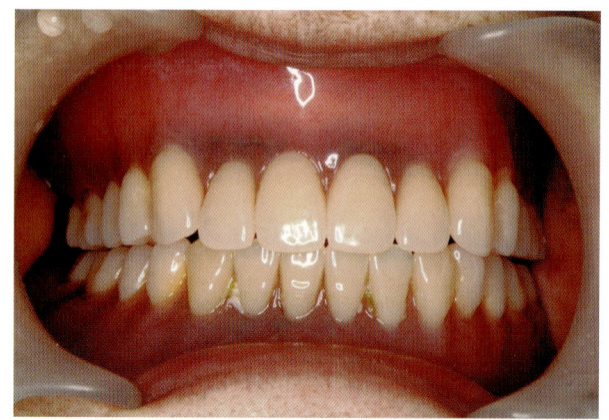

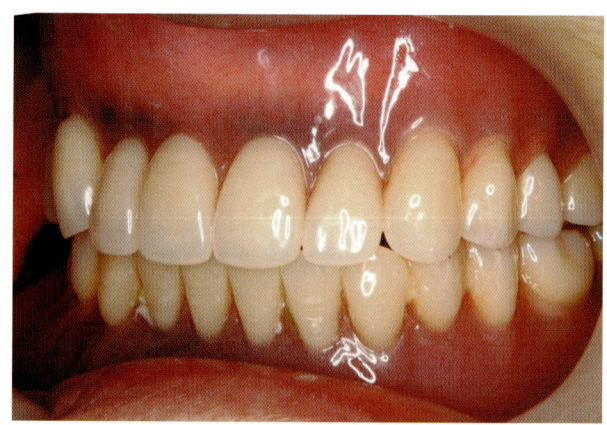

◀図1-1m 新製義歯での配列状態であるが、ワックスデンチャーの状態とほぼ同様である。正中の位置関係や咬合平面の傾きなどをチェックしておく。

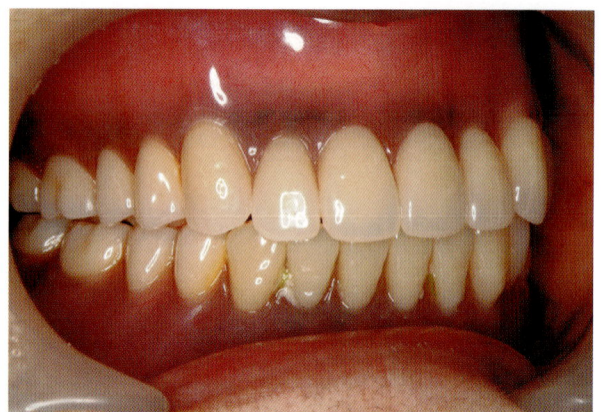

図1-1n 右側方面観における配列状態を確認することで、与えた咬合様式の確認も行っておく。

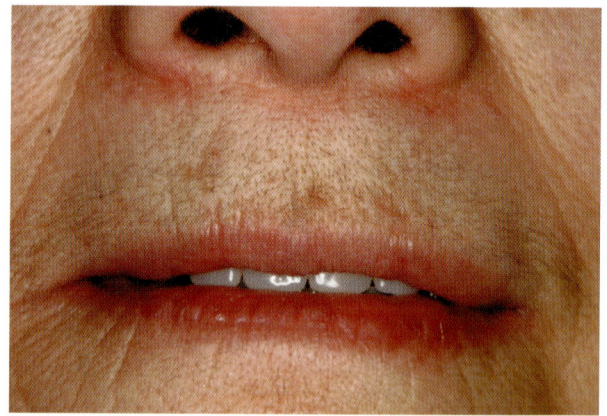

図1-1o 左側方面観においても同様である。

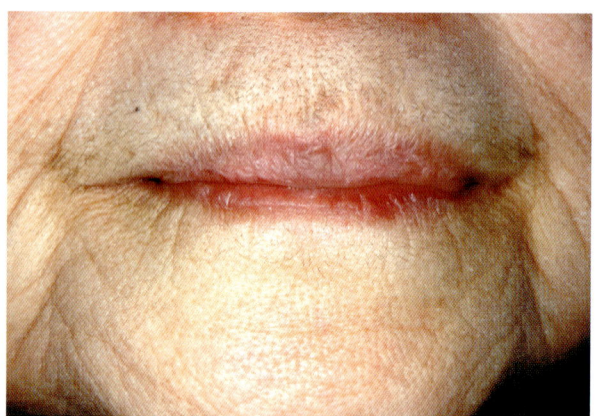

図1-1p 口唇部の豊隆などもワックスデンチャーで試適しておく。

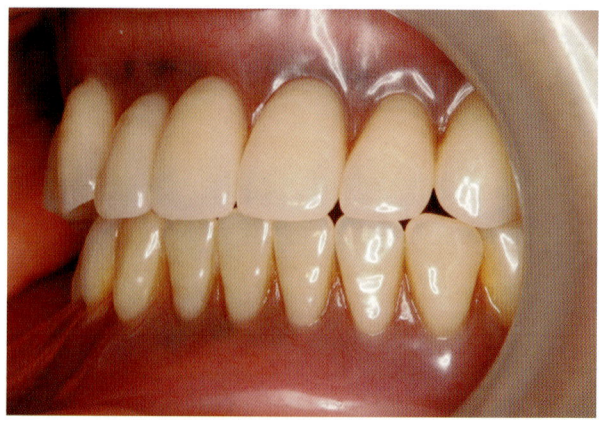

図1-1q 新製義歯の試適の状態とほとんど同様であるため、修正はない。

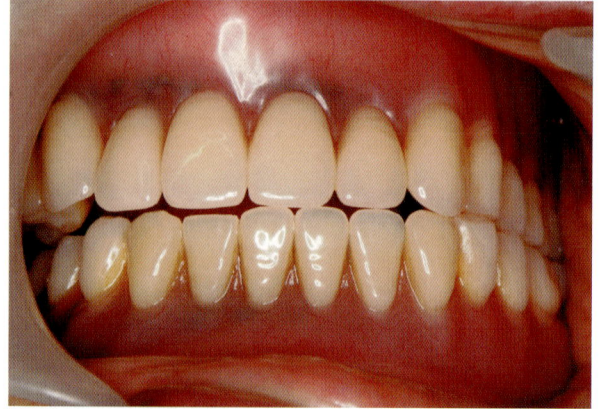

図1-1r 側方運動させて咬合様式も確認すると同時に切端のラインや咬合接触などの確認も行っておく。

図1-1s 前方にも運動させてみる。

新製義歯装着当日に行う調整／口腔内試適時の確認事項

装着感1

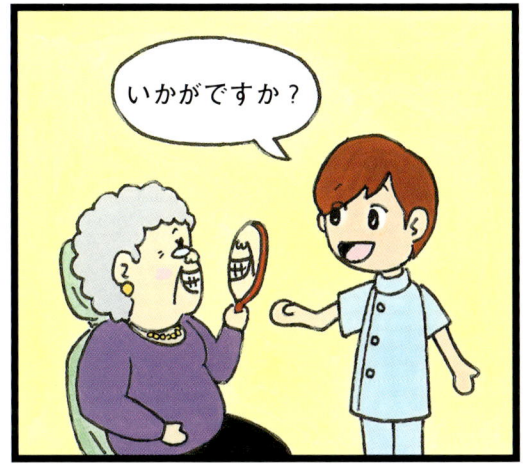
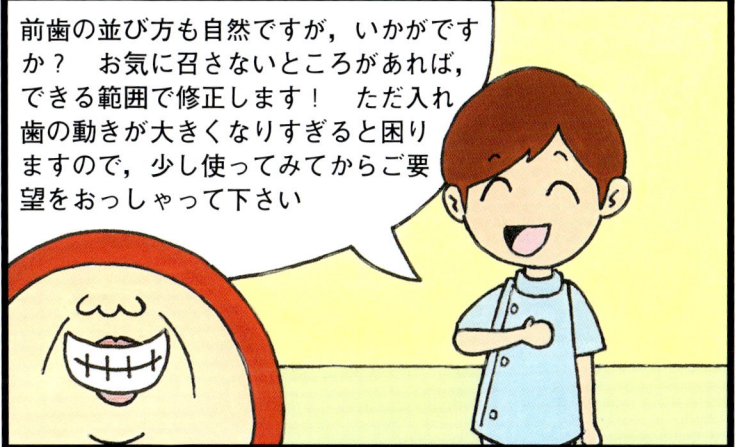
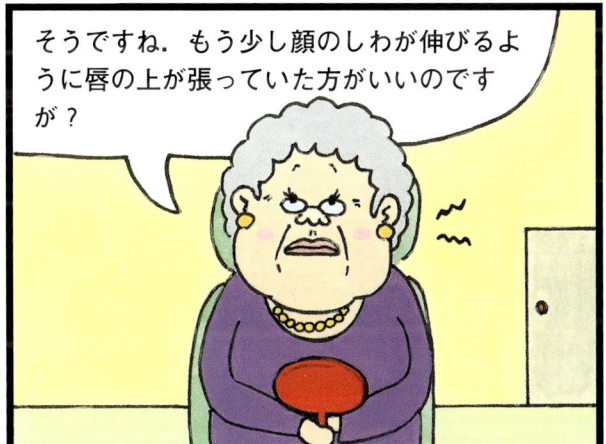
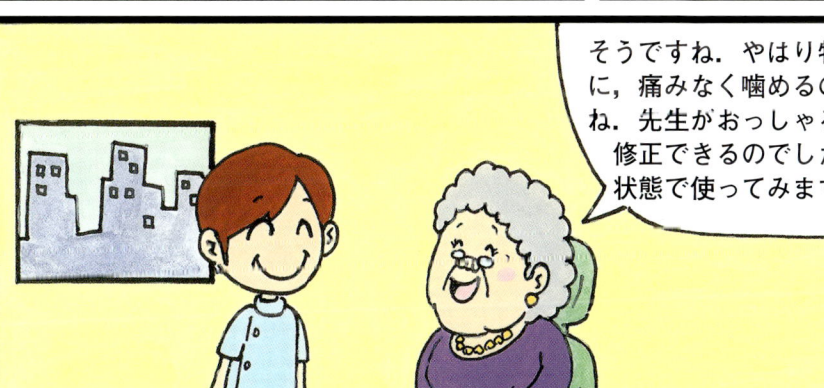

chapter 1 新しく作った総義歯の調整法

装着感 2

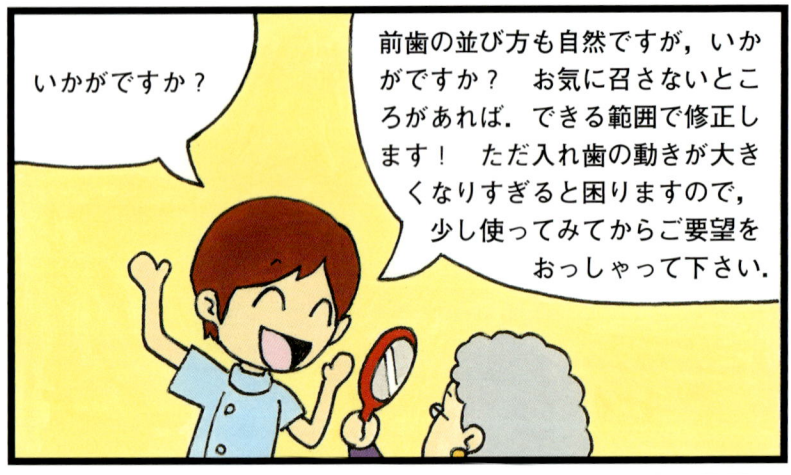
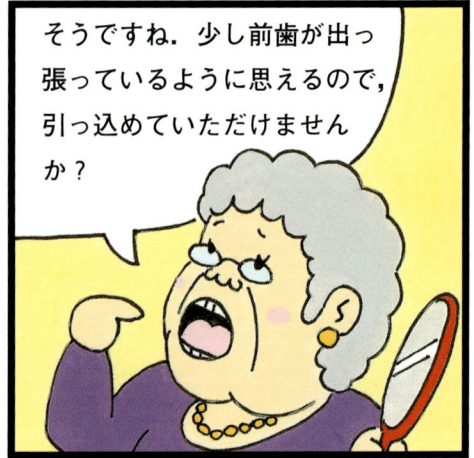
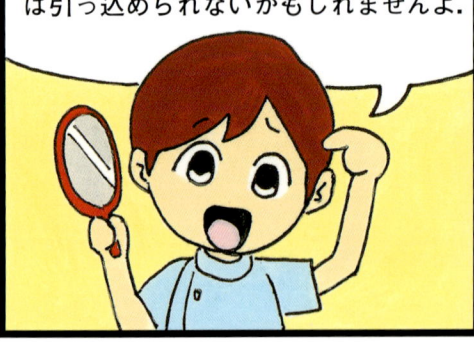
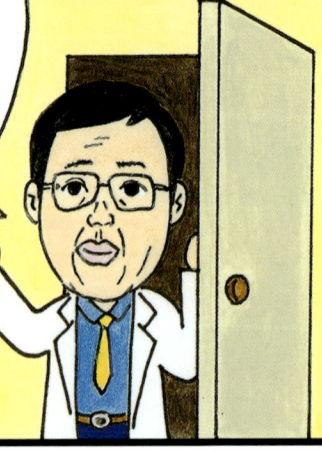

新製義歯装着当日に行う調整／口腔内試適時の確認事項

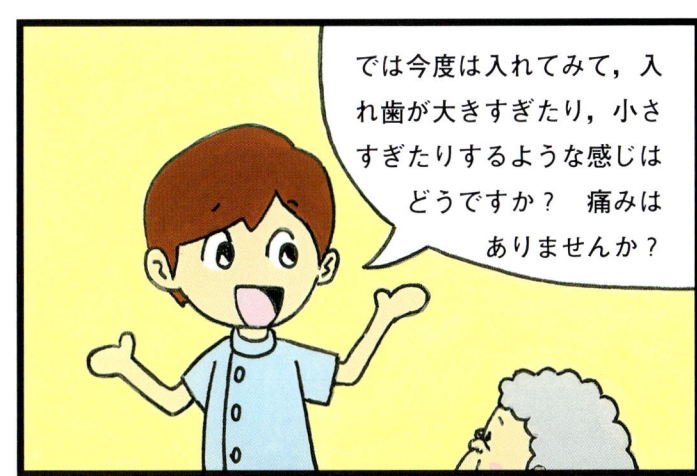
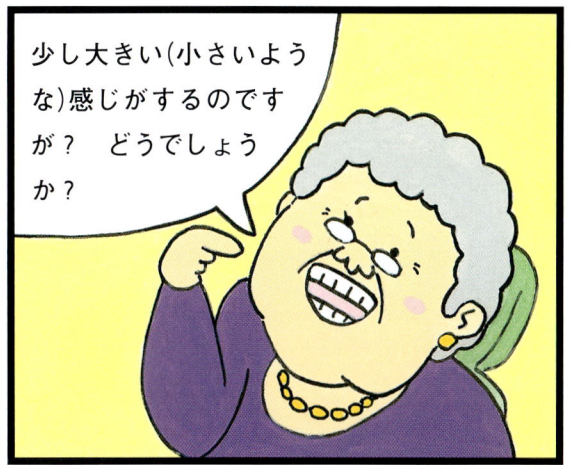
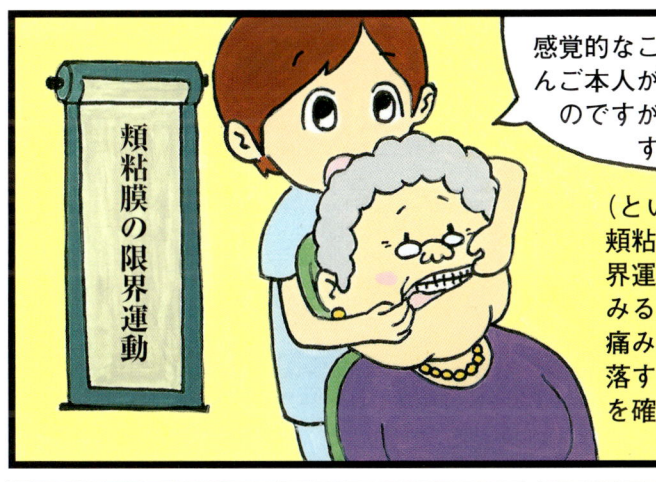
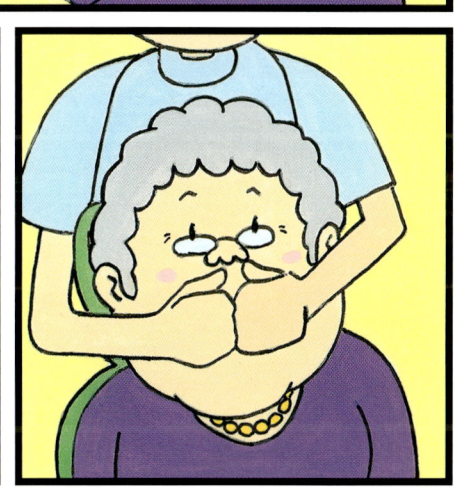
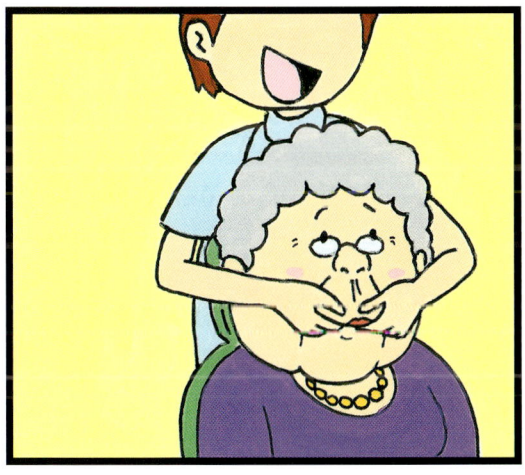
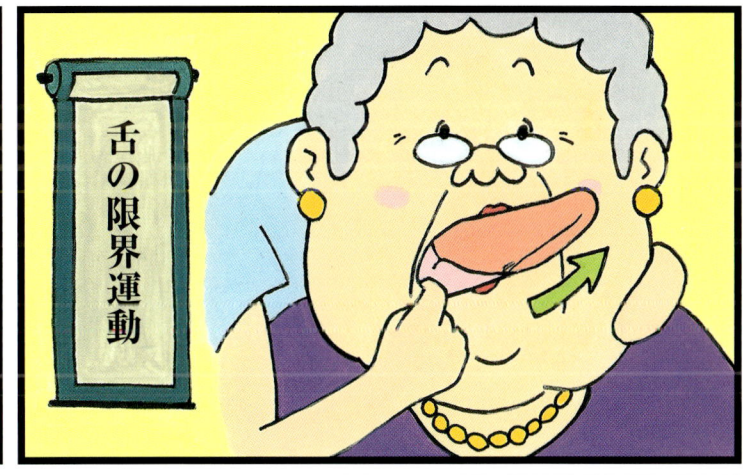
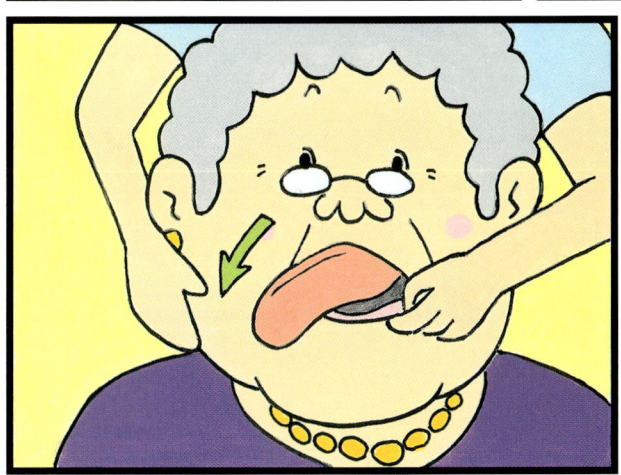
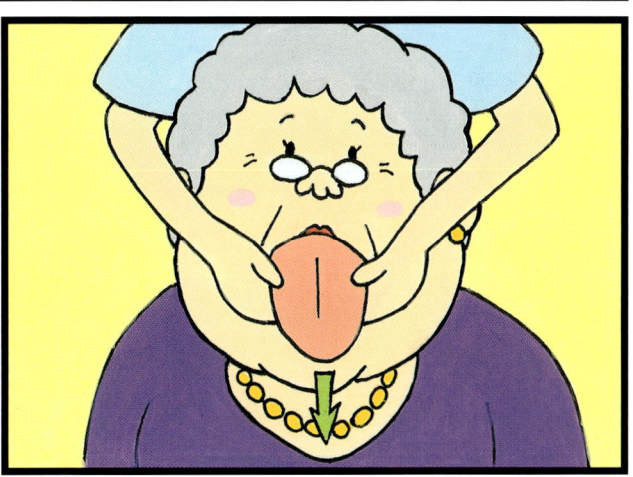

chapter 1　新しく作った総義歯の調整法

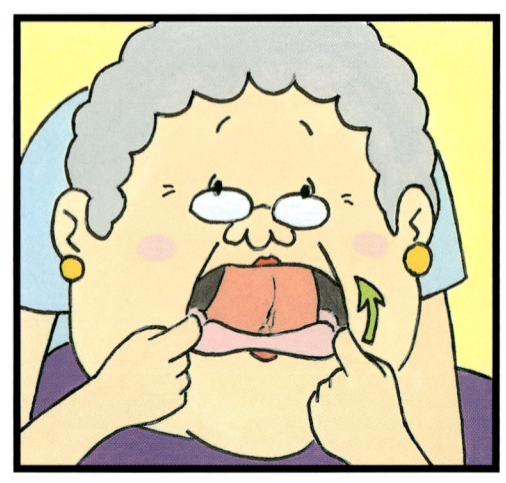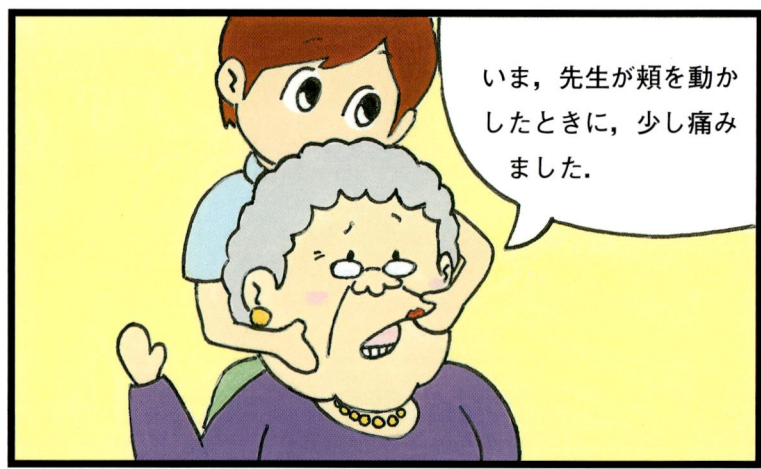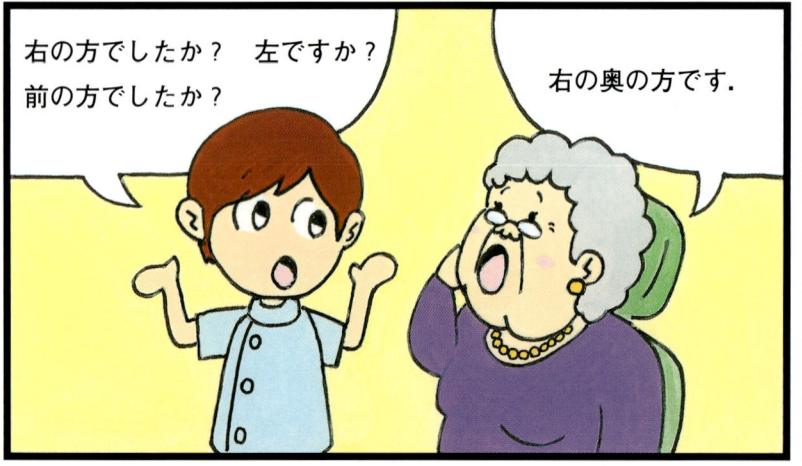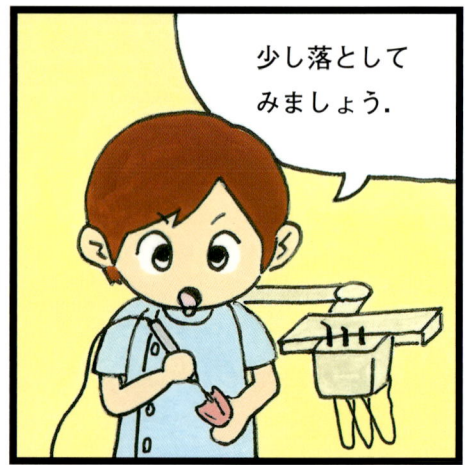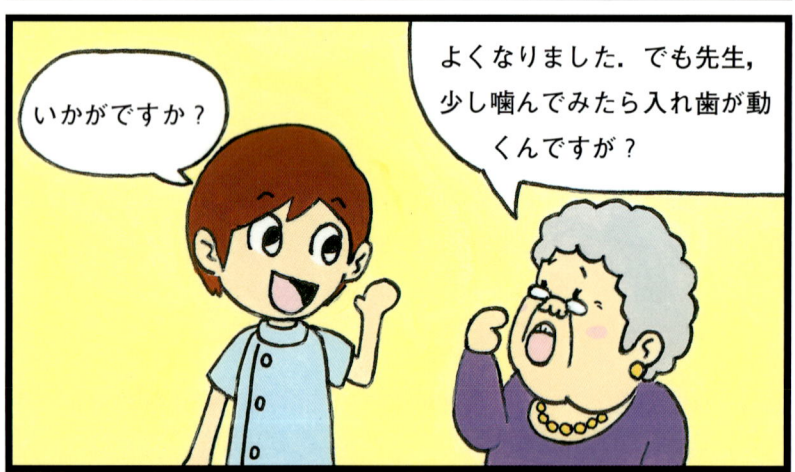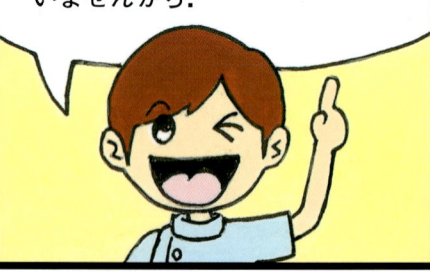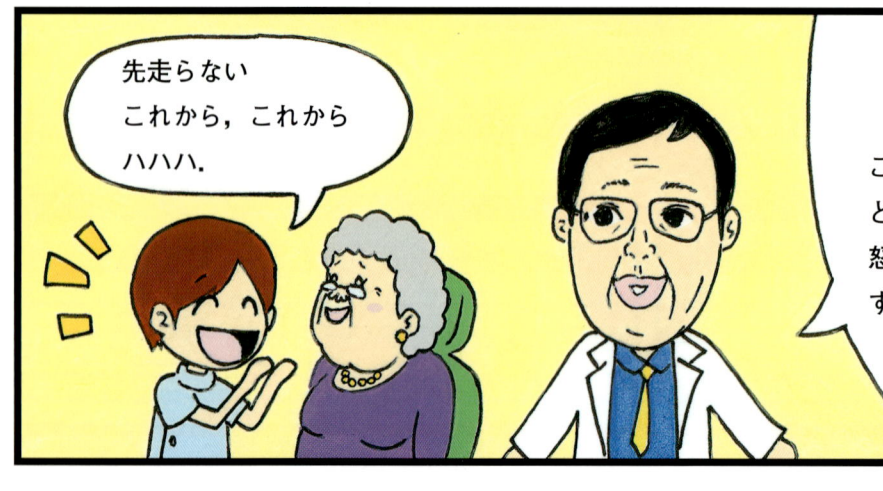

新製義歯装着当日に行う調整／咬合調整を行う

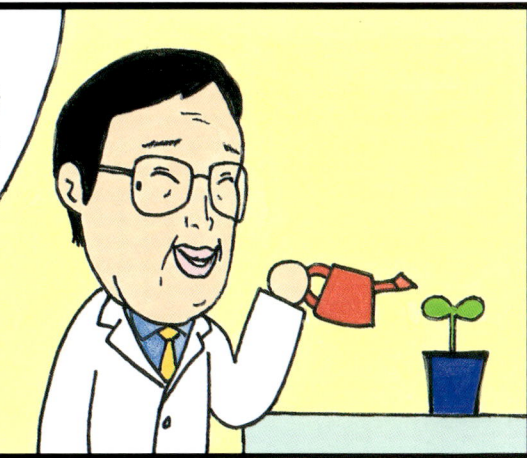

患者自身によくなろうという意思が見えることと，先生に訴えれば直してくれるかもしれないという信頼感が芽生えてきている証なのです．ここまできたら患者の要望に1つでも2つでも確実に応えてあげることが，確実な信頼感を得るために大事になります．

咬合調整を行う

　咬合紙を使用して咬合時の咬印を採得する．まず中心咬合位で前後左右の咬合のバランスをとる．その際に注意することは，術者が与えた咬合様式にのっとって，その咬合接触点を確認する必要がある．筆者はリンガライズドオクルージョンを採用しているので，上顎の機能咬頭が下顎の中心窩に接触するように咬合調整を行っている．

　咬印だけを確認していると，義歯が口腔内で咬合した際に動いて咬合接触をしていることがあるが，そのエラーを見抜くことができない．よって必ず咬合接触関係を確認する際には，指の腹を義歯床の唇頬側にあてて，義歯の動きを感じながら行うようにするとよい．また咬合紙のカーボンが抜けているところも確認すると，滑って接触している部分が容易にわかるようになる．

　中心咬合位での調整が終了したら，側方運動時での咬合調整を行うが，咬合紙の色は変えた方がそれぞれを識別することが容易である．また前述と同様に指の腹を義歯床に添えておくことも，容易に異常を識別できる方法である（図1-2）．

［咬合調整］

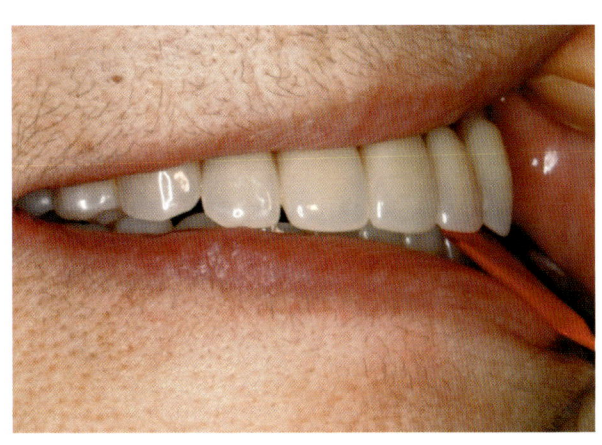

▶図1-2a　まず赤の咬合紙を噛ませ中心咬合位での咬印をチェックしてみる．

chapter 1 新しく作った総義歯の調整法

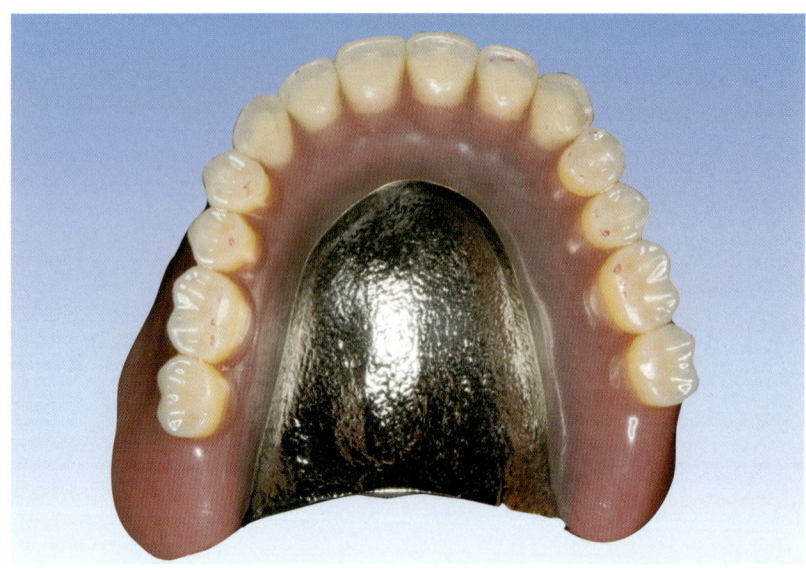

図1-2b そのときの上顎の咬印である．まだ中心咬合位での早期接触が存在するため，臼歯部全体に咬印がでてこない．

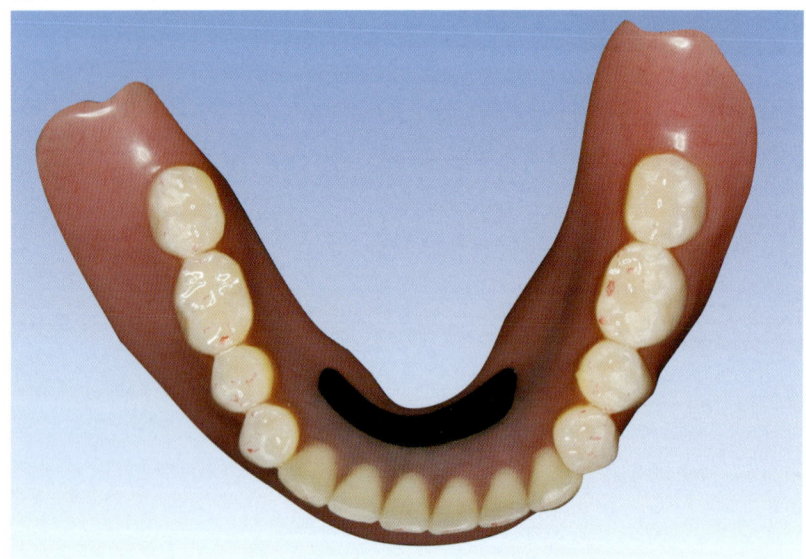

図1-2c そのときの下顎の咬印である．必ず上下顎の咬印をチェックする癖をつけておいた方がよい．

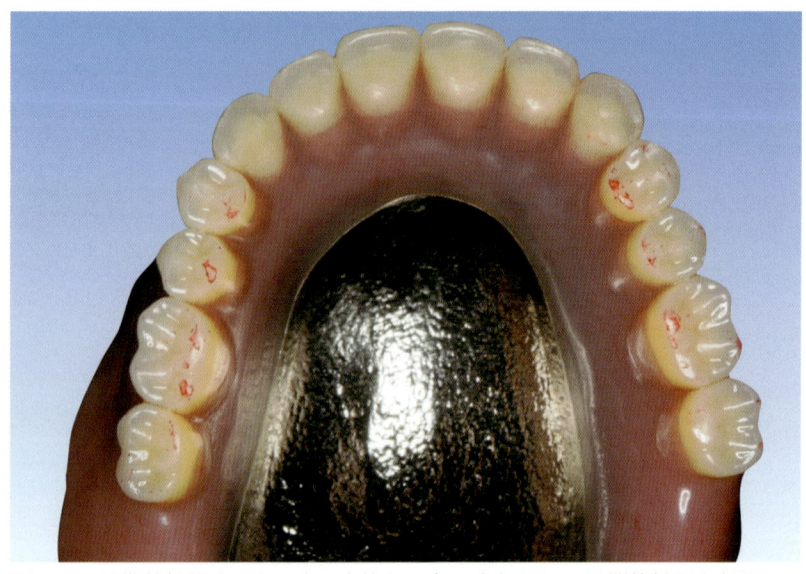

図1-2d 早期接触部分は人工歯に白抜きの赤で咬印される．早期接触部を削除して，咬合調整を行う．

新製義歯装着当日に行う調整／咬合調整を行う

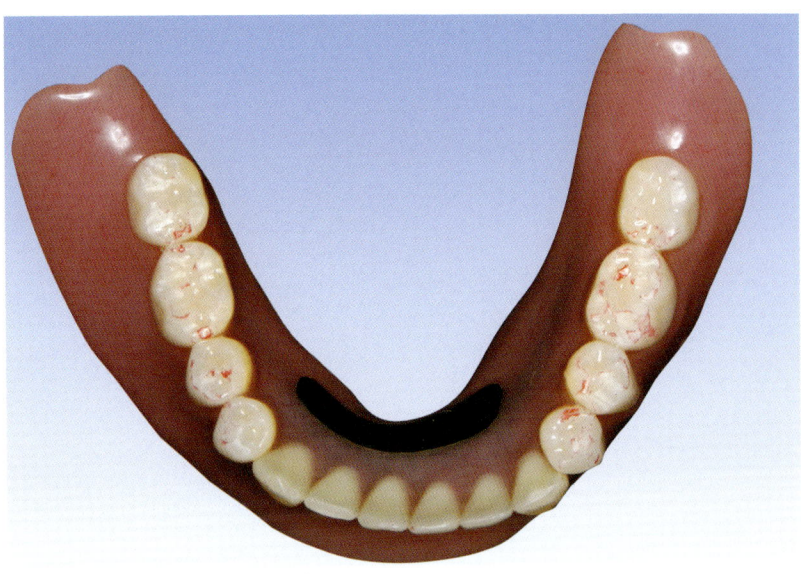

図1-2e そのときの下顎の咬印である．

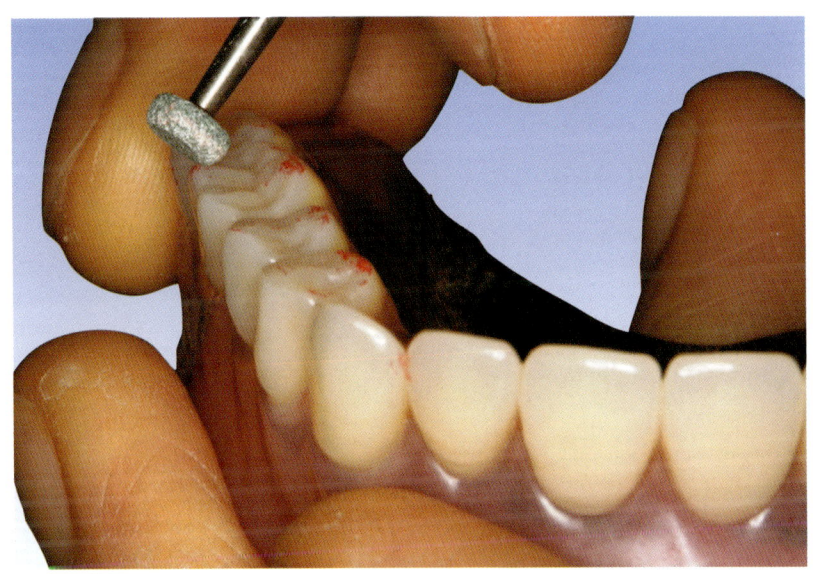

図1-2f 左側の臼歯部の頰側咬頭側の早期接触部分を削除しながら，咬頭の展開角を大きくする．

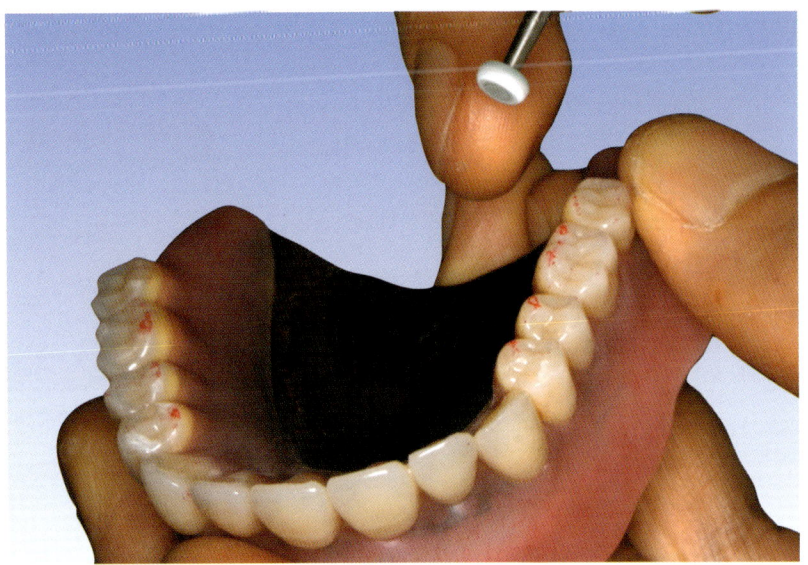

図1-2g 右側も同様に調整していく．

chapter 1　新しく作った総義歯の調整法

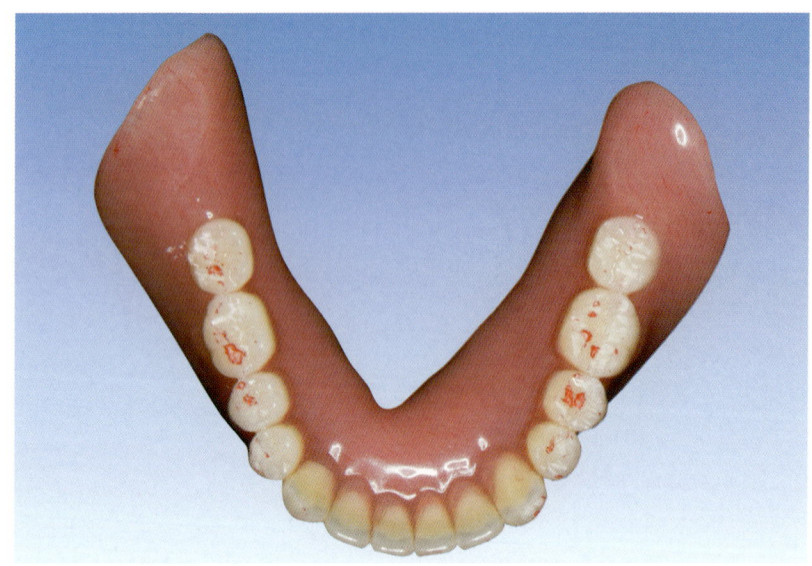

図1-2h　下顎の中心窩に咬印がそろってきた．

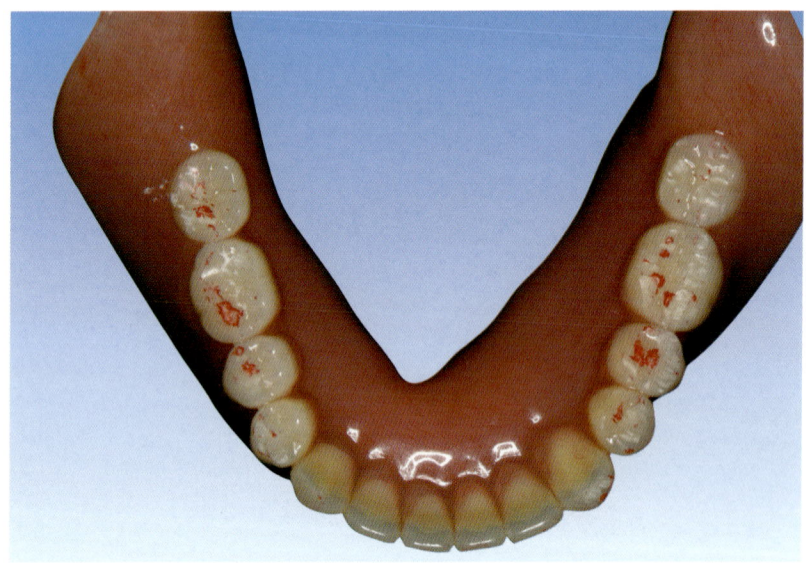

図1-2i　小臼歯部の咬印は強くそして，接触面積が多くなるように調整する．

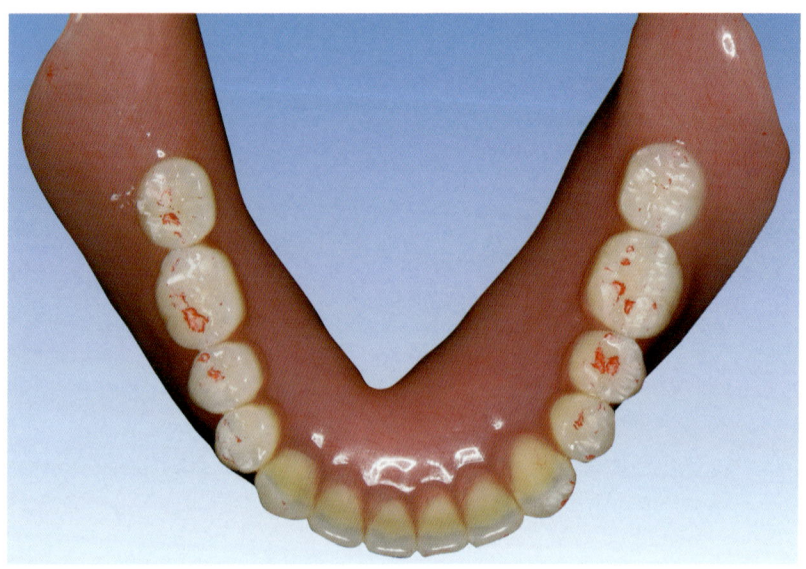

図1-2j　中心咬合位での調整終了時の咬印．

新製義歯装着当日に行う調整／咬合調整を行う

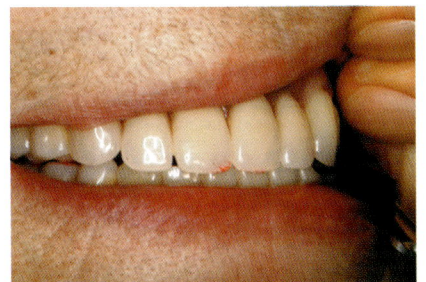

図1-2k 次に青の咬合紙で，側方運動時の咬合調整を行う．できれば1〜3日後に行うとよい．つまり義歯に咬合圧が加わり確実に沈下した状態で，側方運動時の調整を行う．

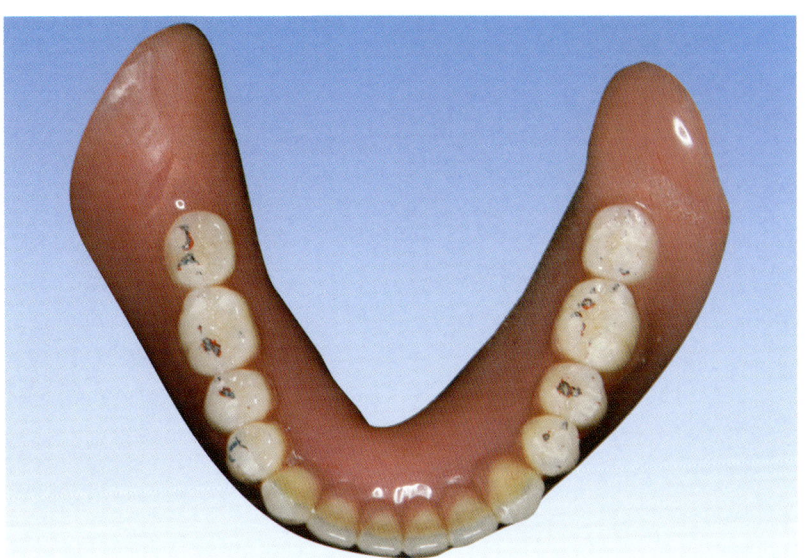

図1-2l 1回目の側方運動時の咬印である．必ず中心咬合位もチェックしておく．

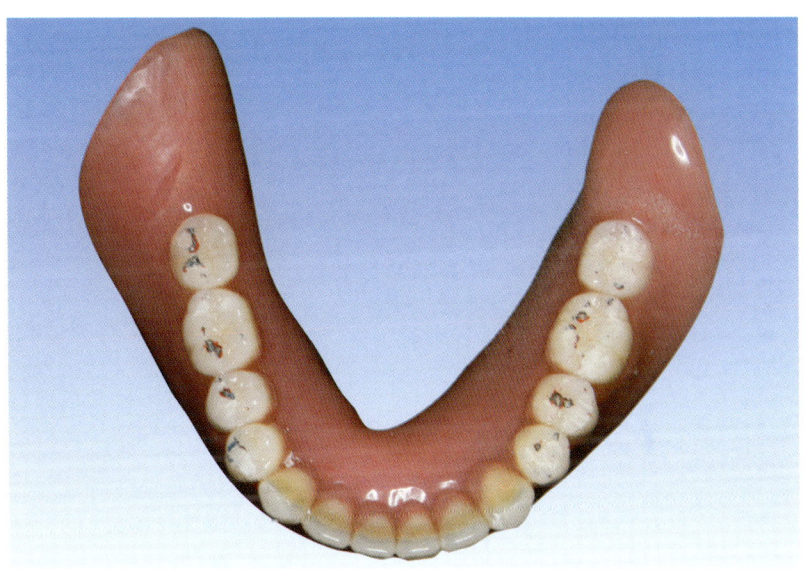

図1-2m 2回目の調整終了後．

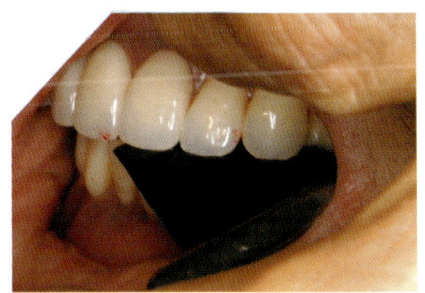

図1-2n 側方運動時の調整がほぼ終了し，最後の調整に入る．

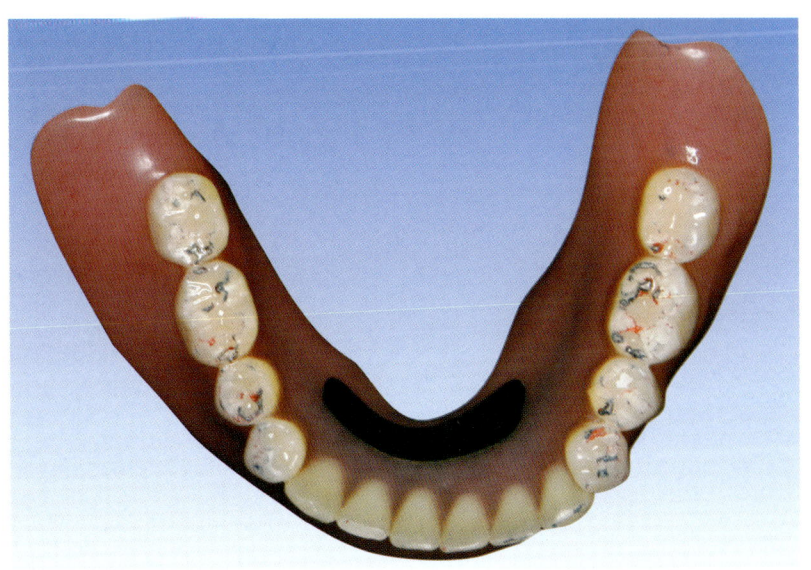

図1-2o 側方運動時の調整終了の咬印．

21

chapter 1 新しく作った総義歯の調整法

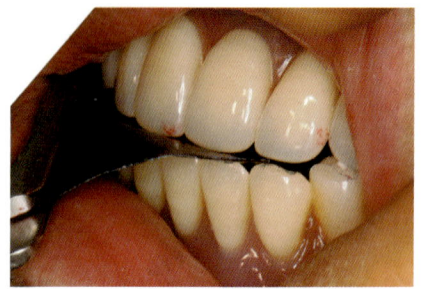

図1-2p 前方運動時の咬合調整.

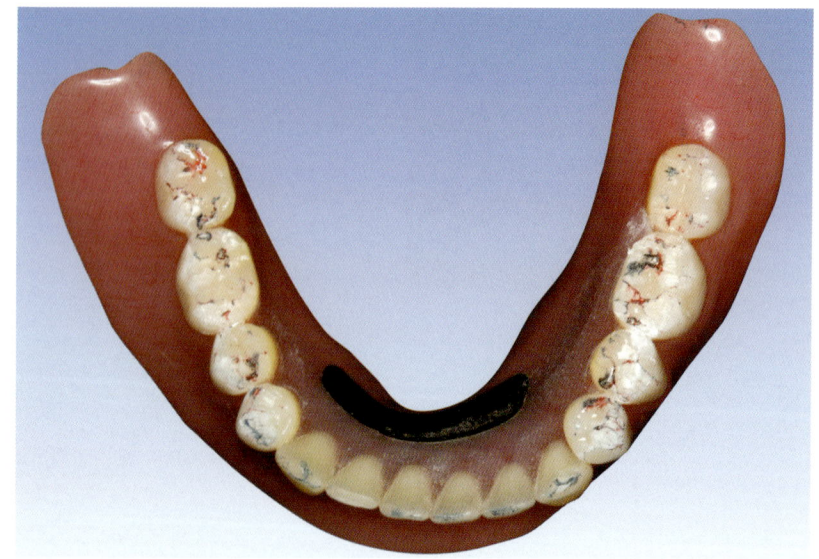

図1-2q 前方運動時の調整中の咬印.

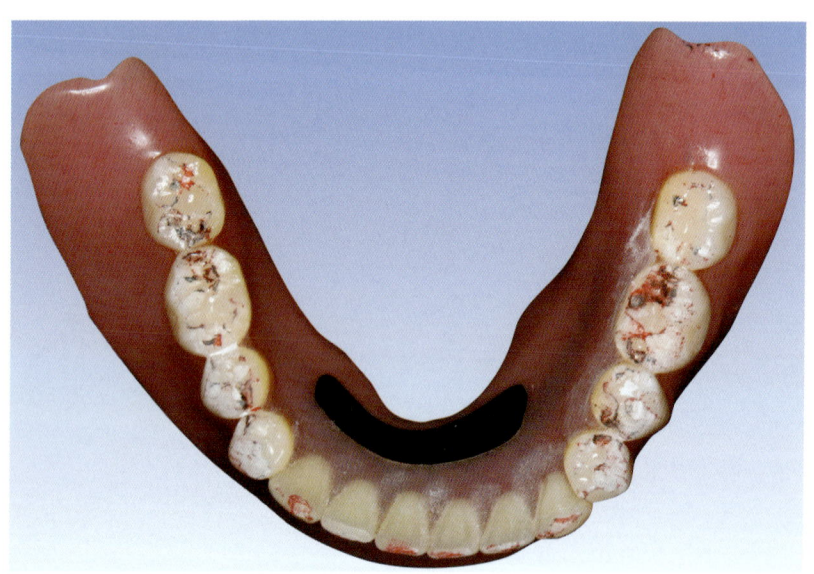

図1-2r 前方運動時の咬合調整終了時の咬印.

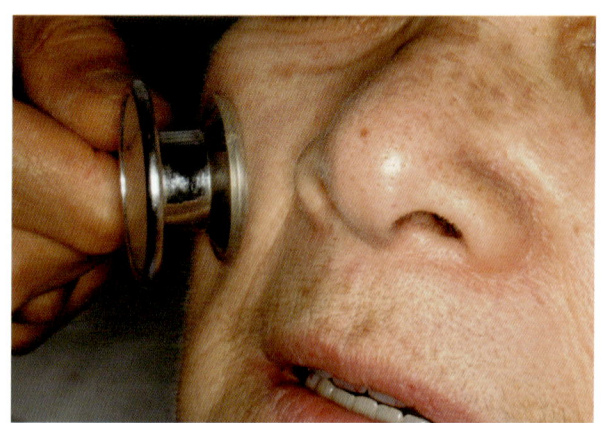

図1-2s 咬合調整がほぼ終了したら，それが正しいかどうかを確認する方法のひとつとして，咬合接触時の音を聴診器で確認してみる．適正な咬合調整が行われているときには，コンコンという清音が聴診器から聞こえてくる．濁音の場合には何らかの調整不足であると考えられる．

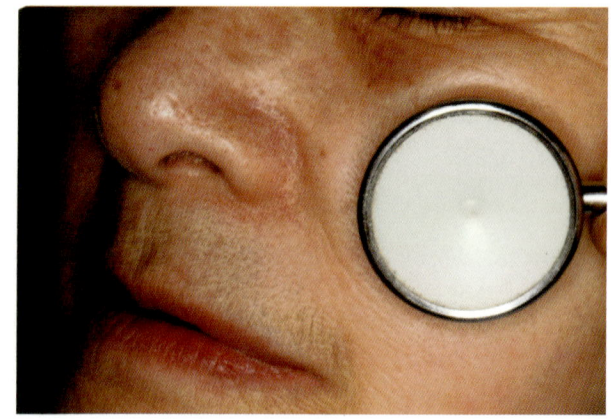

図1-2t 左右両側で確認しておく.

22

新製義歯装着当日に行う調整／咬合調整を行う

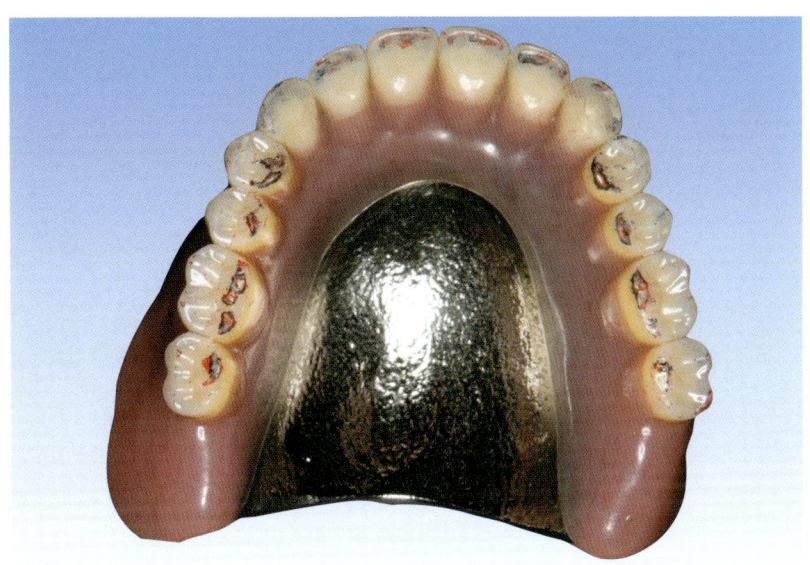

図1-2u 調整終了時の上顎の咬印．咬頭傾斜は25°程度とする．

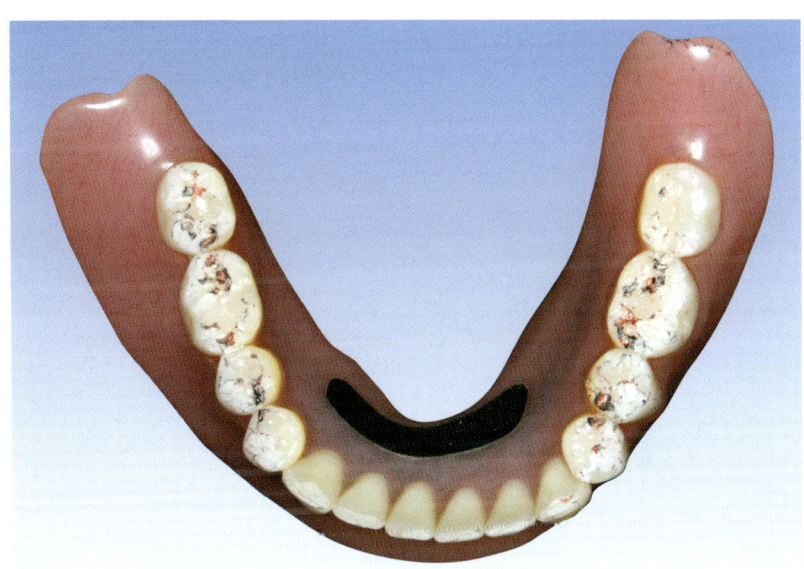

図1-2v 下顎の咬印．採用した咬合様式はリンガライズドオクルージョンであるので，下顎の咬頭の展開角は，少しフラット気味にしておく．咬頭傾斜は10°程度にしておく．

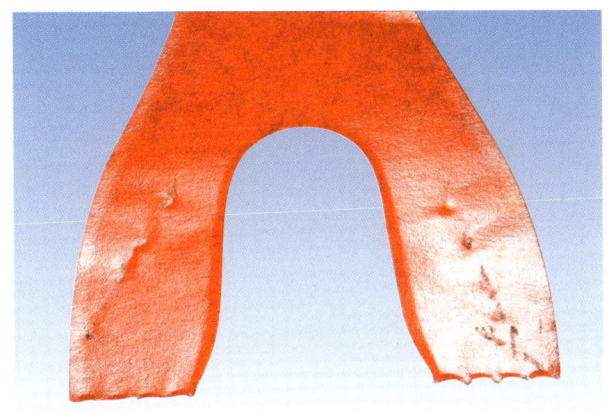

図1-2w 最終のチェック．1回だけカチンとかませて，スクラッチ部分の有無を確認する．

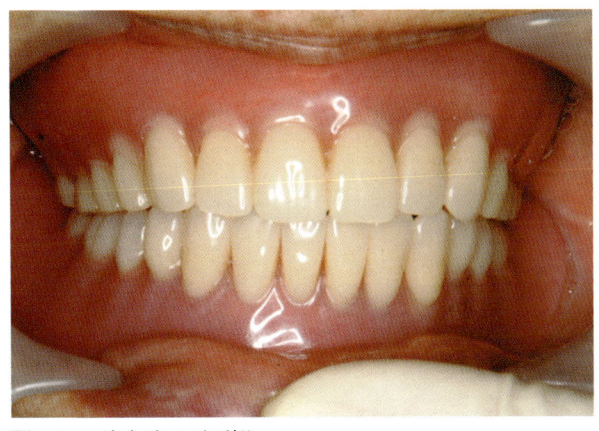

図1-2x 咬合時の正面観

23

chapter 1 新しく作った総義歯の調整法

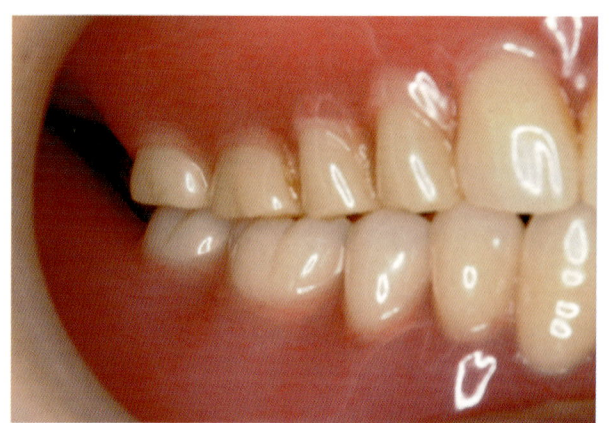
図1-2y 右側面観.

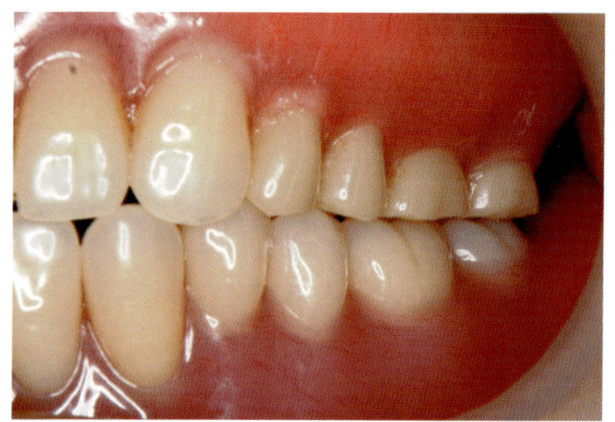
図1-2z 左側面観.

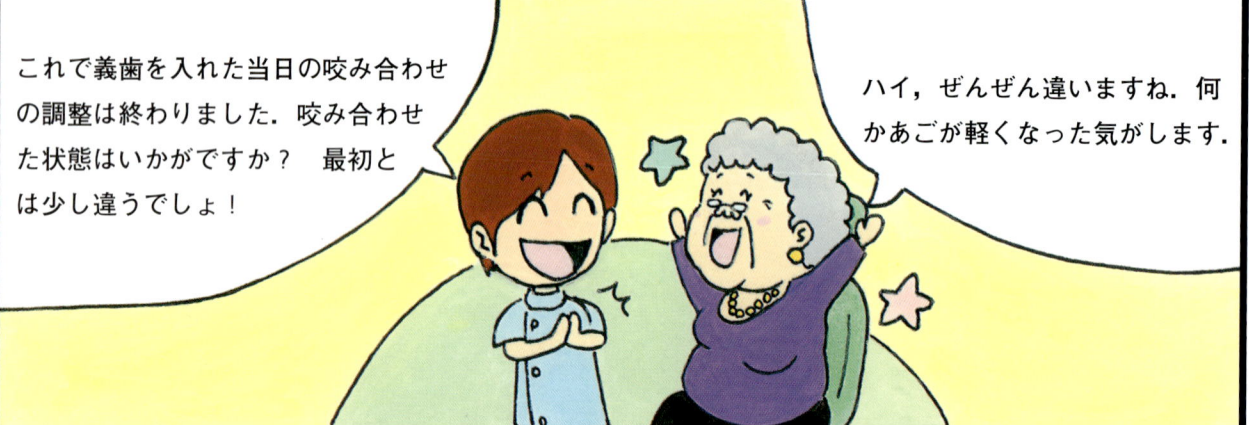

コラム／リンガライズドオクルージョン

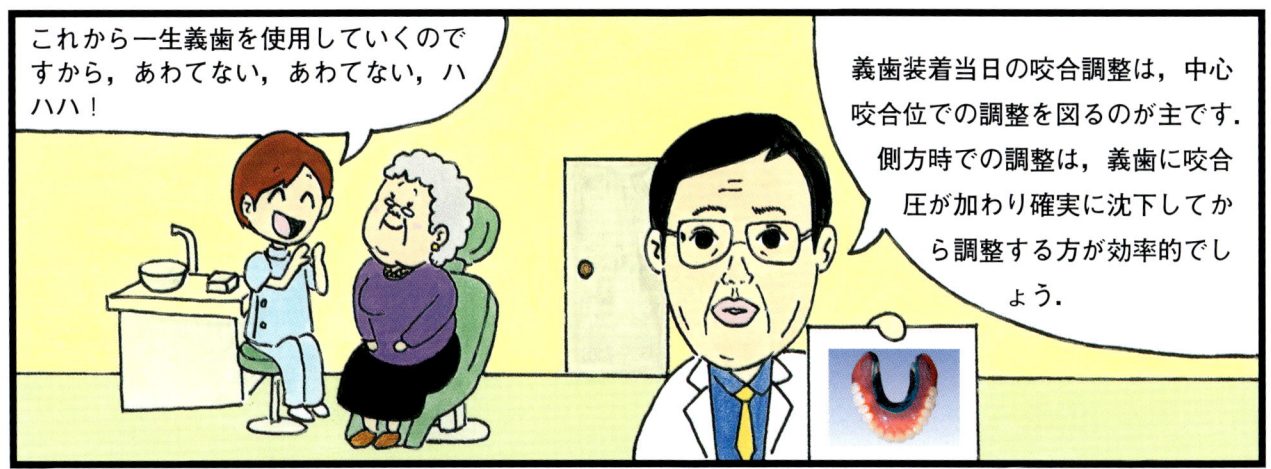

コラム

リンガライズドオクルージョン

　総義歯の咬合は，古くはGysiが推奨したフルバランスドオクルージョンが臨床に多く用いられてきたが，臨床上の術式および調整に多くの時間がかかり，その煩雑さゆえ徐々に衰退してきた（図C1-1）．

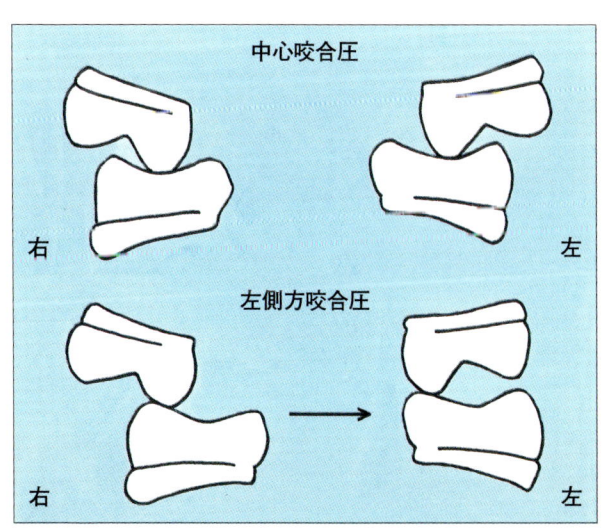

▶図C1-1　Payne法の咬合様式（Payne SH：A posterior set-up to meet individual requirementより）．

　それに変わって登場してきたのがPayne，Gerber，Sosin，Pound，Levinらによって発案されたリンガライズドオクルージョンであり，徐々に改良が加えられてきた．なかでも有名なのは，Poundで1970年に現在行われているリンガライズドオクルージョンを発案した．この咬合様式によって，比較的安易に咬合調整が行えるようになり，日常の臨床においても十分に活用できるようになった．

chapter 1 新しく作った総義歯の調整法

そしてGerberが提唱した顆頭の動きを，人工歯の咬合面に反映したコンデュロフォームの人工歯を使用する方法が編みだされた（図C1-2, 3）．この人工歯を用いてリンガライズドオクルージョンを総義歯の咬合様式として咬合の付与を行っていた．

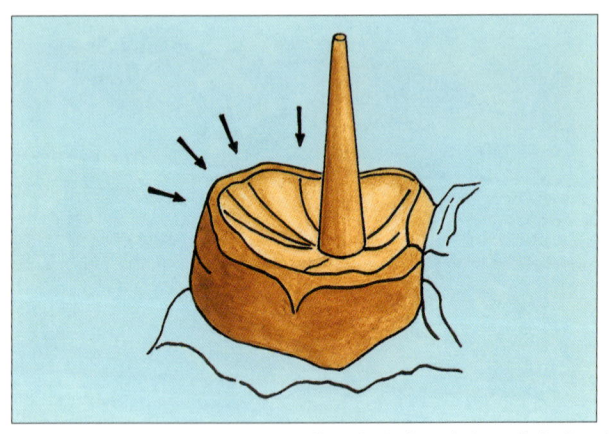
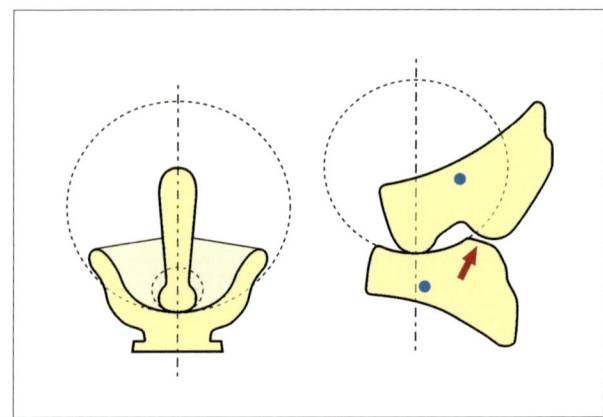

図C1-2, 3 Gerberの顆路説．第二大臼歯のすりこ木と臼の関係（White GE : The Gerber articulator and system of full denture constructionより）．

筆者はPoundが推奨するユニラテラールのバランスドオクルージョンを採用し，舌側側に咬合圧が加わるように咬合調整を行っている（図C1-4～7）．

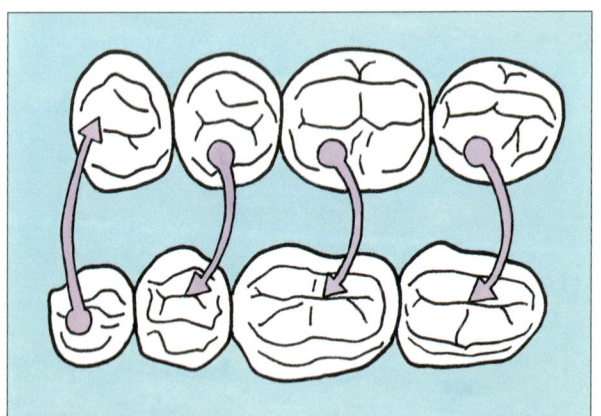

図C1-4 Gerberの顆路説．上下顎臼歯の咬合接触関係．第一小臼歯の咬合関係はバッカライズドオクルージョンに近い（Lehmamn ZG : Die totale prothese nachder methode Von Professor Dr.A Gerberより）．

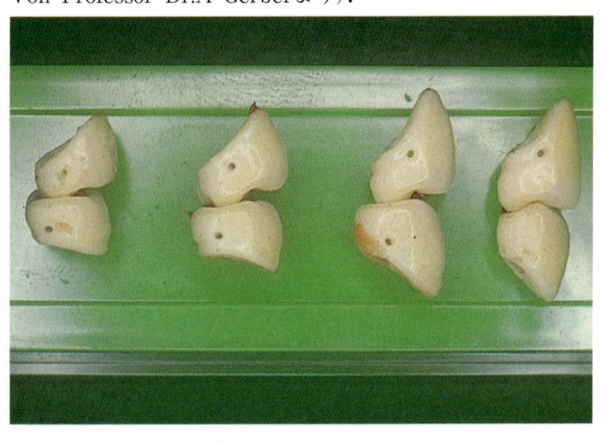

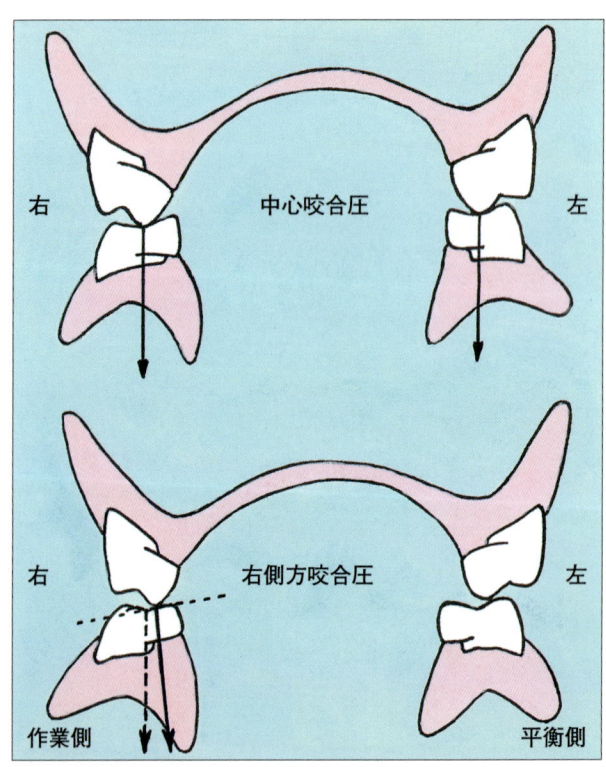

図C1-5 Poundのリンガライズドオクルージョン．

◀**図C1-6** Gerberの顆路説．コンデュロフォーム臼歯（現在は発売されていない）の咬合関係．左から第一大臼歯，第二小臼歯，第一大臼歯，第二大臼歯．

コラム／リンガライズドオクルージョン

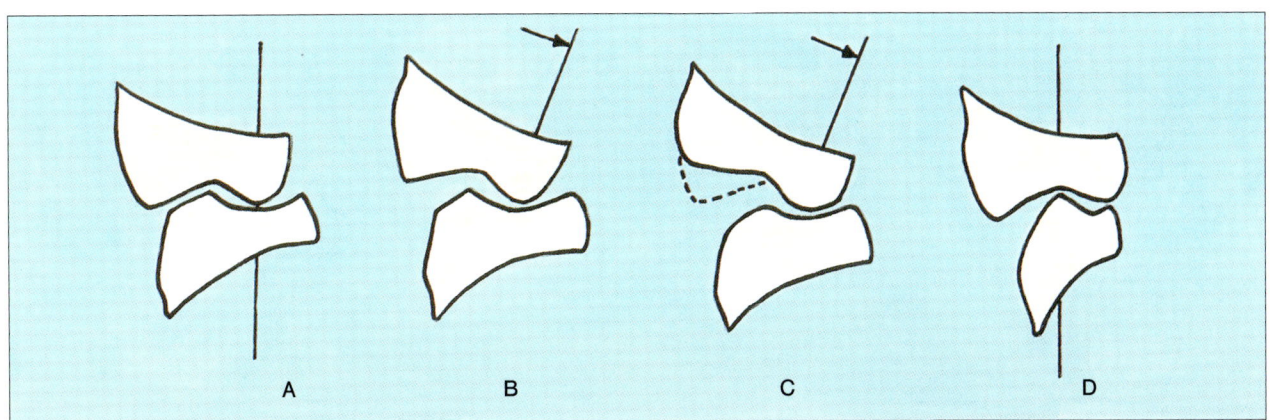

図C1-7 Gerberのレデュースドオクルージョン．A：顎堤が良好な咬合関係．B：平均的な顎堤の咬合関係．C：吸収した顎堤の咬合関係．D：吸収の大きい顎堤の咬合関係(White GE：The Gerber articulator and system of full denture constructionより)．

　その上，天然歯の約60％の頬舌径を有する人工歯咬合面形態を，人工歯に与えることで，義歯の動揺を抑えている．ではその咬合をシェーマで示す(図C1-8～11)．

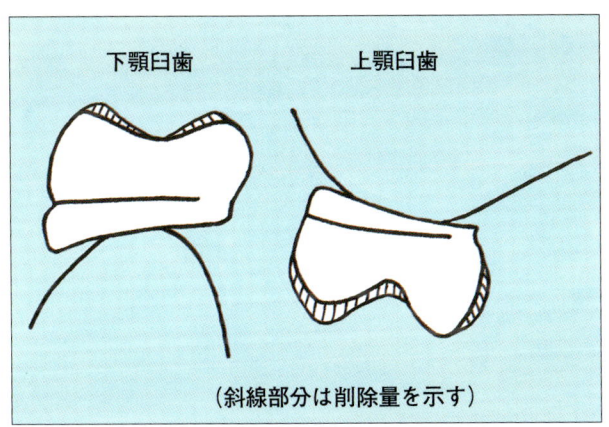

図C1-8 Payne法の人工歯の歯冠形態修正法(Payne SH：A posterior set-up to meet individual requirementより)．

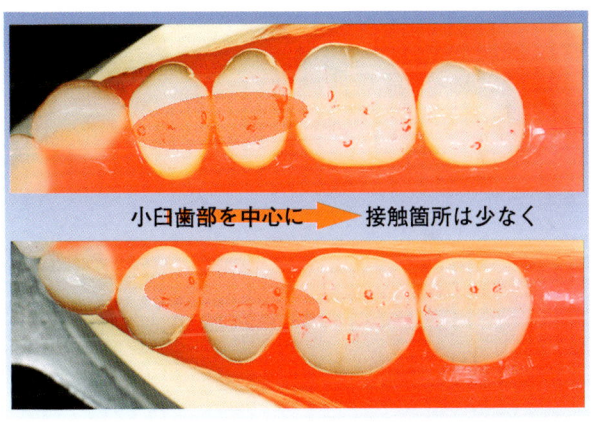

図C1-9 咬合面接触箇所．小臼歯部の咬合接触点を確実に確保し，咬合重心位置が第二小臼歯の遠心で正中部に位置するようにする．

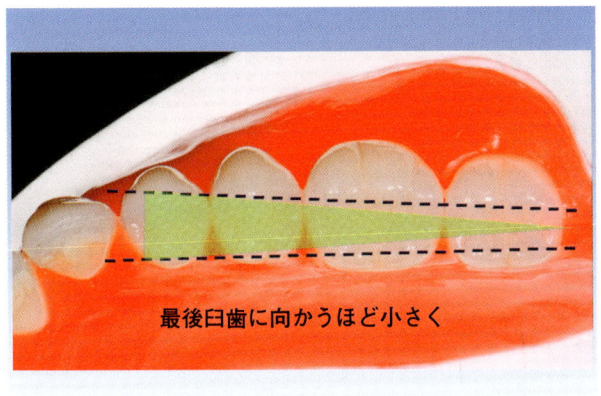

図C1-10 咬合接触面積は，最後方臼歯に向かうにしたがって小さくなるように咬合調整を行い，人工歯の咬合面の頬舌径は天然歯の60％程度とする．

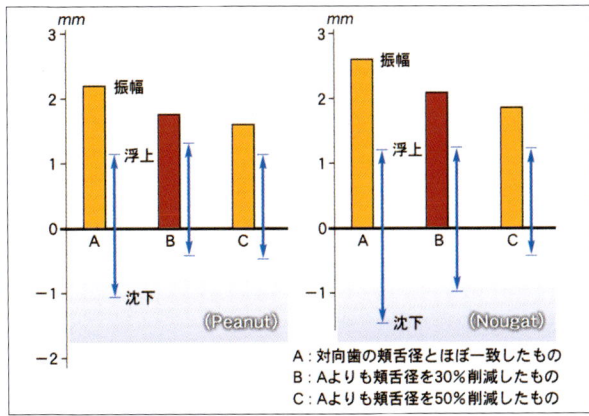

図C1-11 咬合面形態と義歯の移動量との関係．ピーナツとヌガーを噛んだとき，頬舌径を30％削減した人工歯を持つ義歯は動揺度が少なかった．

27

chapter 1 新しく作った総義歯の調整法

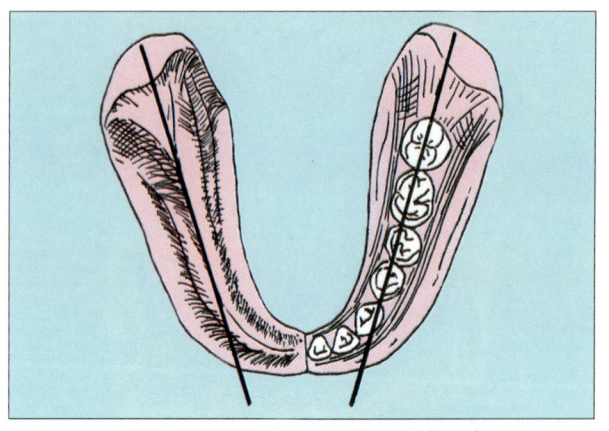

図C1-12 Payne法の臼歯部人工歯の配列基準（Ortman：Essentials of Complete Denture prosthodonticsより）．

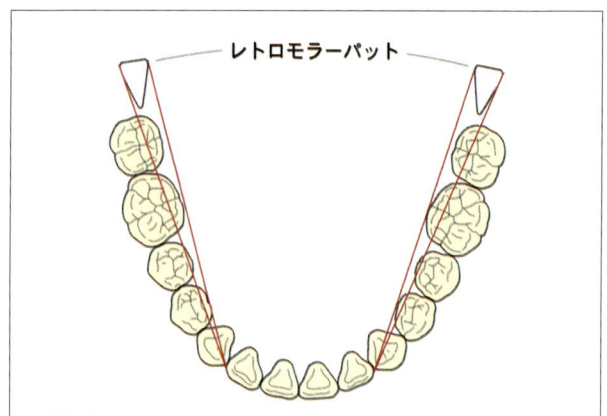

図C1-13 人工歯配列は，パウンドライン（赤線）内に配列する（Pound：Applying Harmony in selecting and arranging Teethより）．

　またその人工歯の配列方法であるが，フレンジテクニックを用いてニュートラルゾーンを設定して，その間に人工歯を配列するのが正論であるが，その簡便法としてPoudが提唱したパウンドラインを用いて配列を行う．パウンドラインはもともと天然歯があった位置に人工歯を配列する目的で引かれたラインである（図C1-12, 13）．

［リンガライズドオクルージョンの配列の実際］

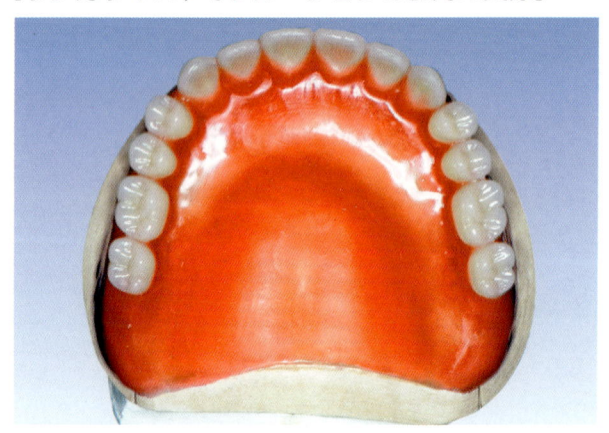

▶図C1-14　上顎総義歯の人工歯配列状態．歯槽頂の真上に機能咬頭がくるように配列されている．

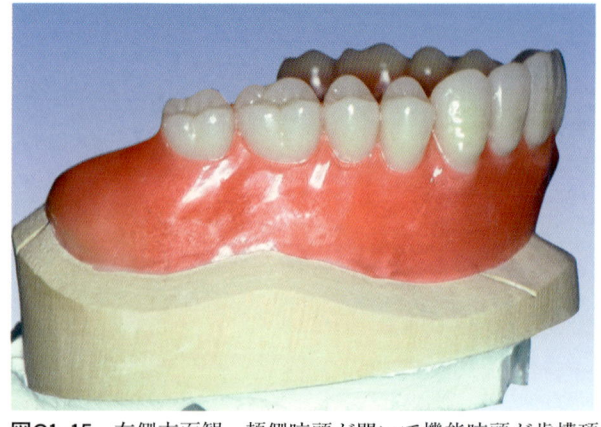

図C1-15　右側方面観．頬側咬頭が開いて機能咬頭が歯槽頂に垂直に配列されている状態が確認できる．シュピーの湾曲，モンソンカーブも適正に付与されている．

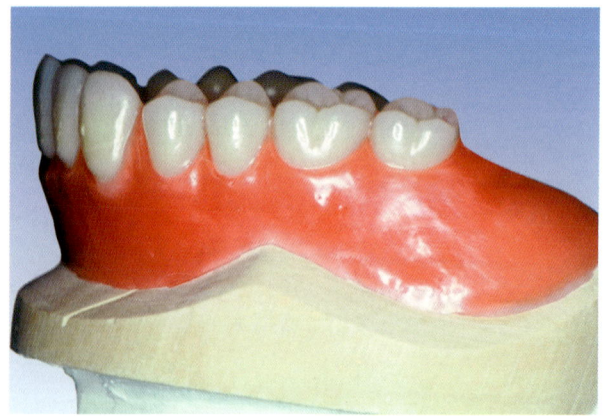

図C1-16　左側方面観．右と同様に配列されている．

コラム／リンガライズドオクルージョン

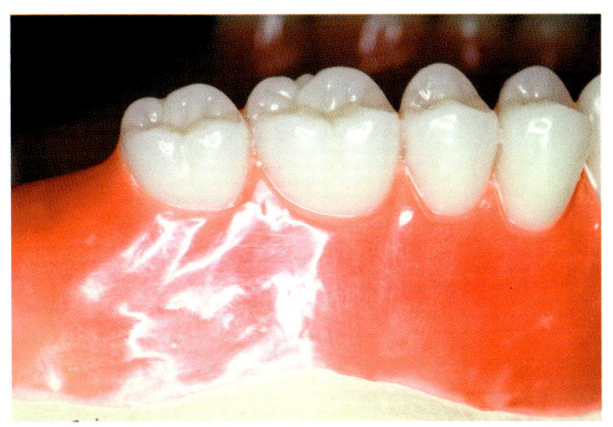

図C1-17　左側方面観の拡大．シュピーの湾曲やモンソンカーブが確実に付与されている状態がよくわかる．

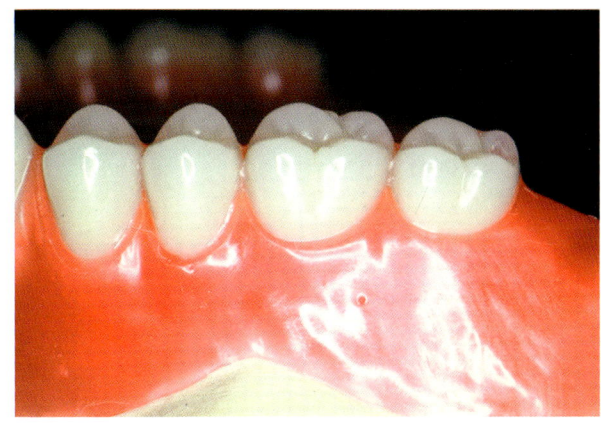

図C1-18　右側方面観．左同様である．

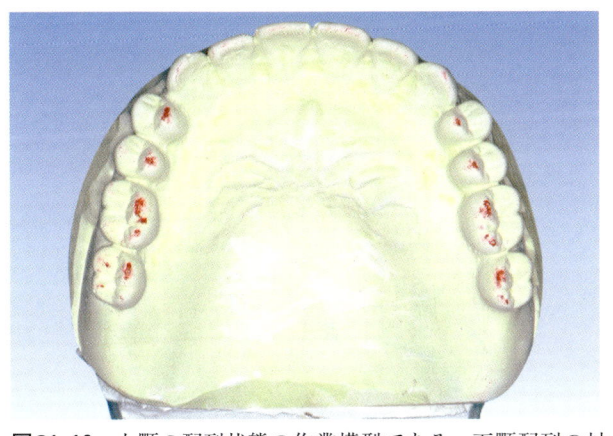

図C1-19　上顎の配列状態の作業模型である．下顎配列の対合歯として使用する．

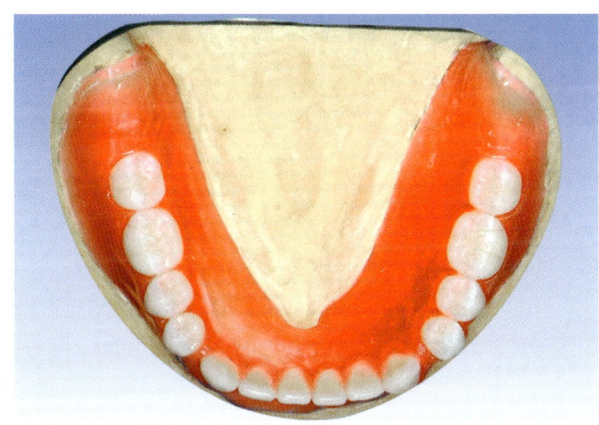

図C1-20　咬合面観．パウンドライン内に配列．

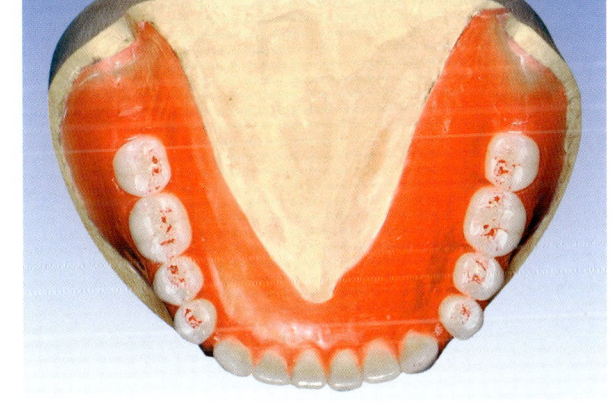

▶図C1-21　そのときの咬合接触関係で，舌側に咬合接触位置が寄っていることが確認できる．

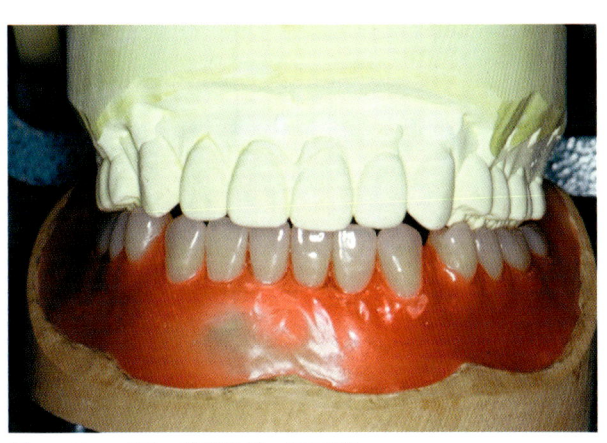

図C1-22　下顎の配列状態の正面観．

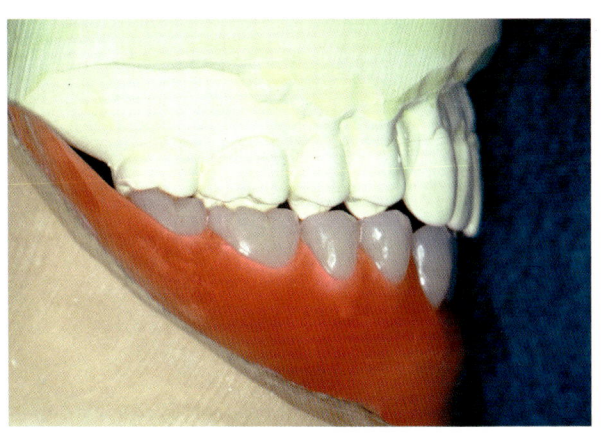

図C1-23　右側方面観．シュピーの湾曲やモンソンカーブが適正に付与されていることが確認できる．

29

chapter 1 新しく作った総義歯の調整法

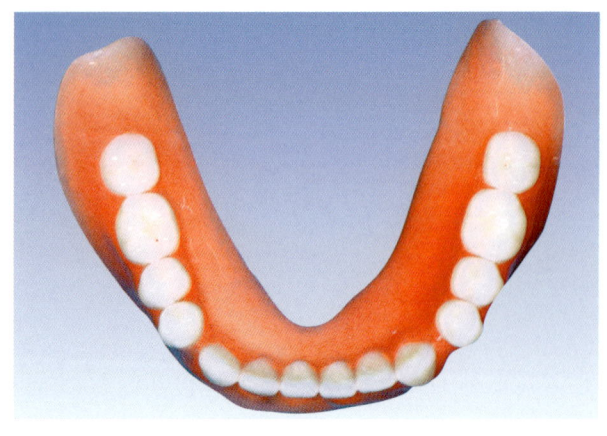

◀図C1-24 重合終了時の咬合面観．

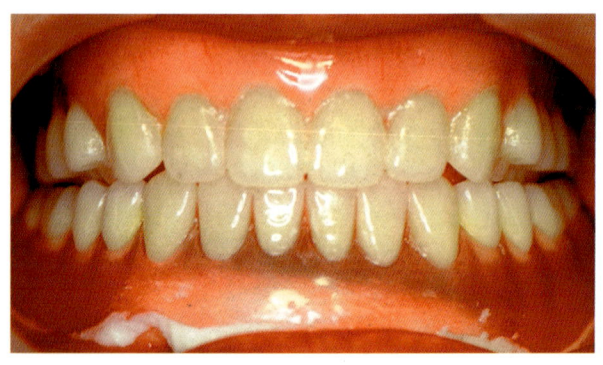

◀図C1-25 義歯装着時の正面観．咬合器上とほとんど変化なし．

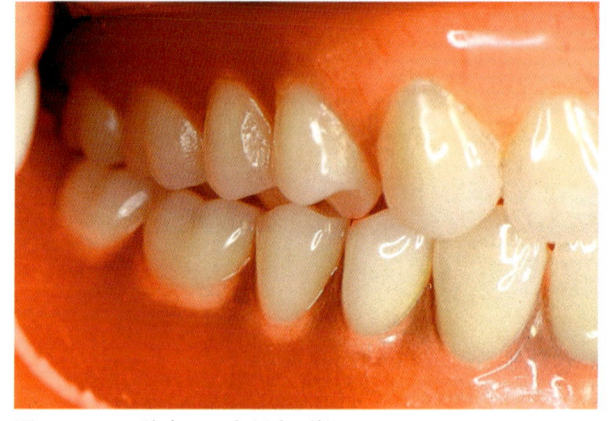

図C1-26 口腔内での右側方面観．

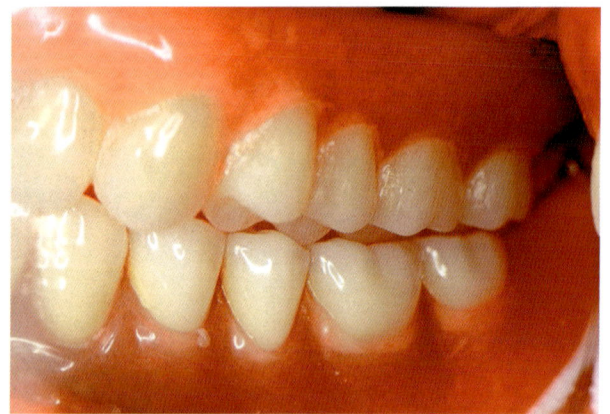

図C1-27 左側方面観．

　ただしすべてに，とくに顎骨の吸収が過多の症例では，上顎人工歯の展開角を大きくして採用したり，下顎の中心窩があまりに大きく歯槽頂から外れてしまうケースでは，この方法が適するとは考えていないので少し改良を加えたりして配列を行っている．

新製義歯装着当日に行う調整／発音ができるか確認する

発音ができるか確認する

　咬合調整が終了したら，義歯を装着した状態で発音してみる．義歯床が大きすぎたり厚みがありすぎたりして，舌房を狭くしてしまうとうまく発音ができないので，確実に調整しておく．また上顎義歯のS状隆起部分は発音に影響を与えることが大きいので，その部位も十分に注意して調整する（図1-3）．

[発音とフラビー]

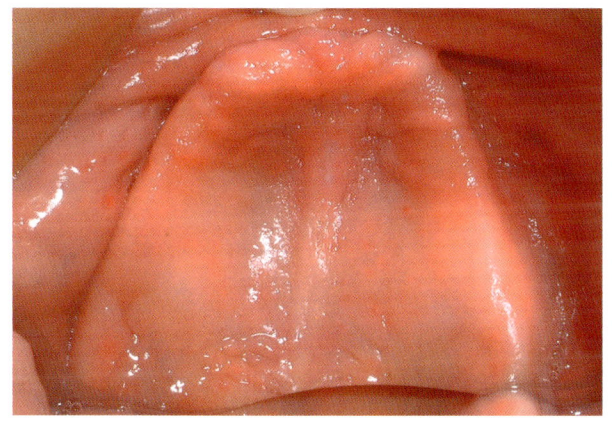

図1-3a　15年前の口腔内の状態である．その当時から上顎はフラビーガムの様相を示していた．

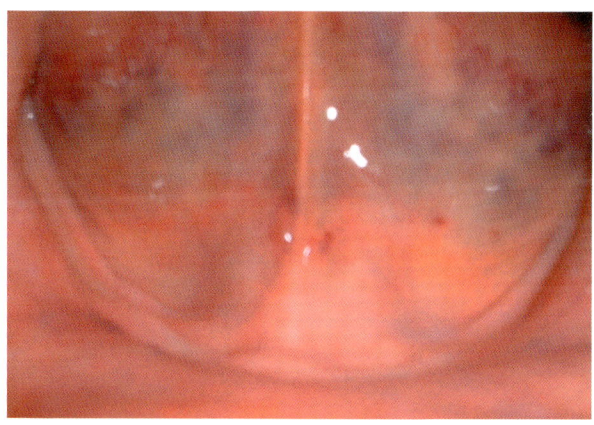

図1-3b　下顎の顎堤の吸収も大きい．

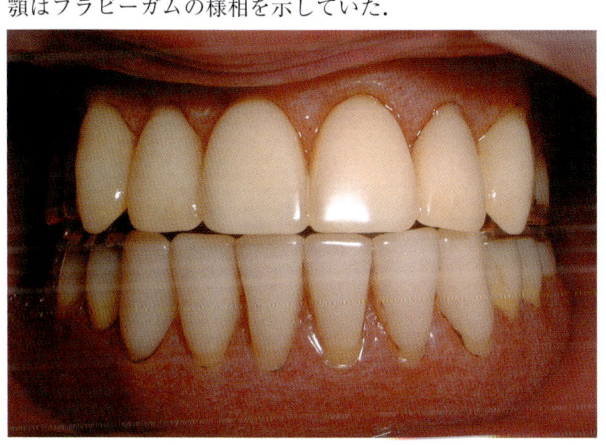

図1-3c　そのときの新製義歯の咬合時の正面観である．フラビーがあったので臼歯部にメタルオクルーザルを採用して，前歯の接触をできる限り少なくしてある．

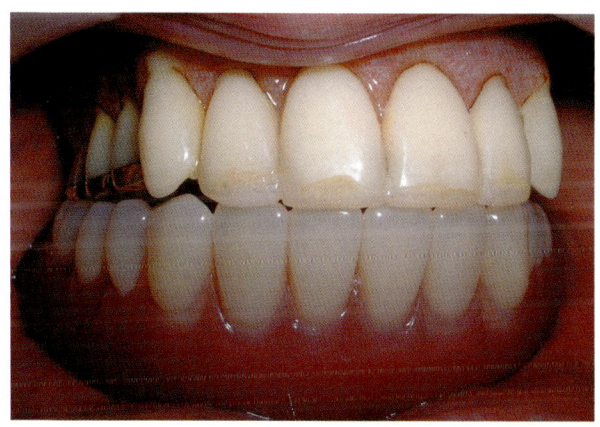

図1-3d　5年後，ほとんど同じ状態が維持できている．

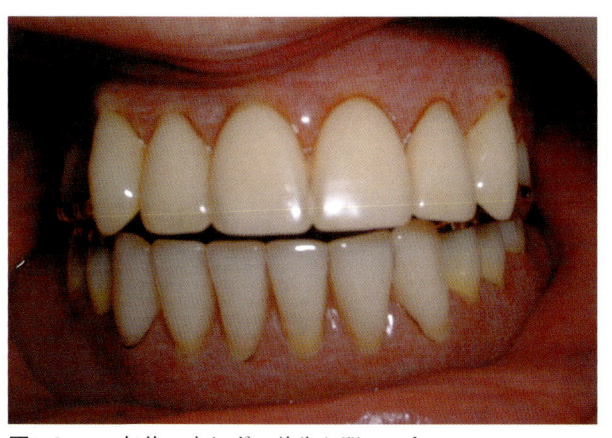

図1-3e　10年後，少しずつ前歯が開いてきている．

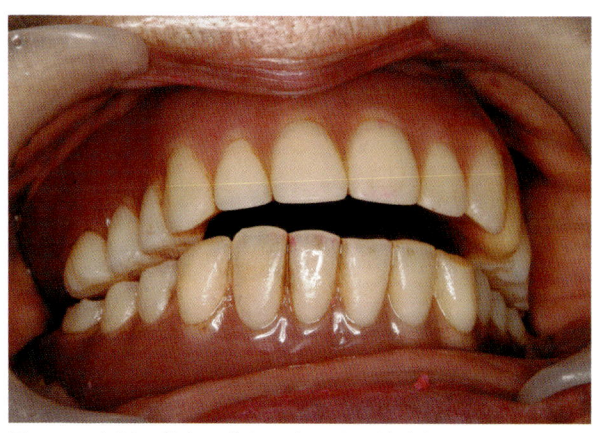

図1-3f　上顎の義歯の動きが大きく，前歯部が開口してしまうため，発音がしづらくなってしまう．

chapter 1 新しく作った総義歯の調整法

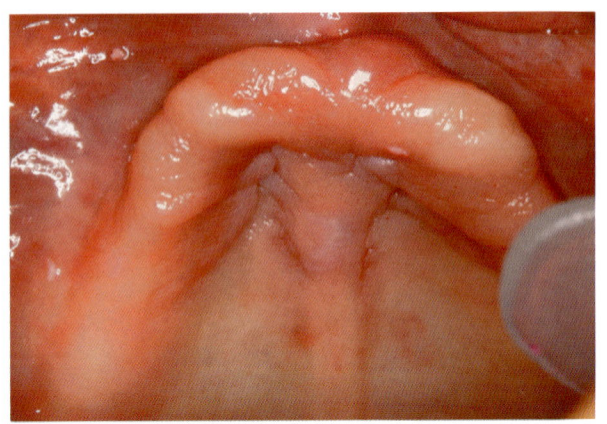

図1-3g　15年後の口腔内，上顎の顎堤である．フラビーが少しひどくなってきている．

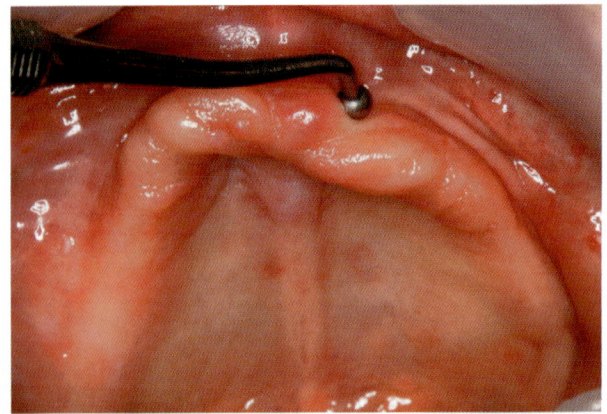

図1-3h　左の前歯部はインスツルメントで触診すると，かなり動いてしまっている．

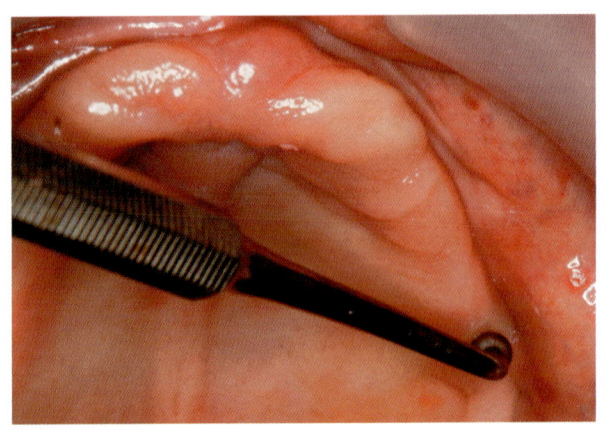

図1-3i　第二小臼歯部の後ろ側まで可動域がある．

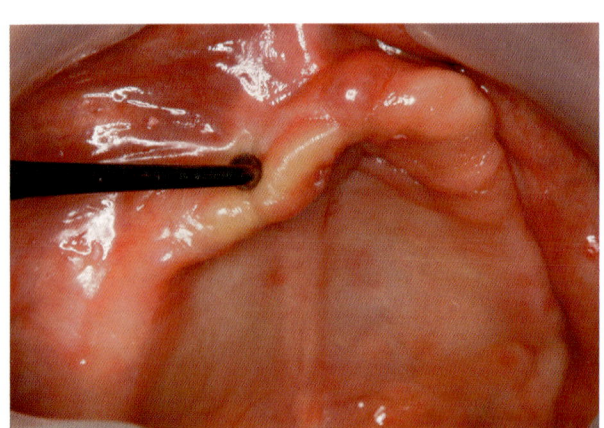

図1-3j　右は左以上である．

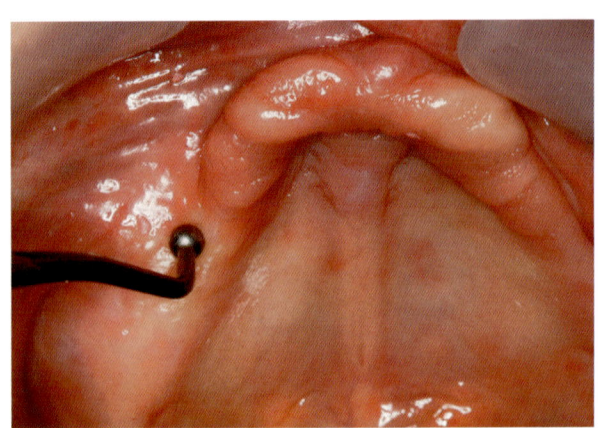

図1-3k　第一大臼歯部近くまで可動する．

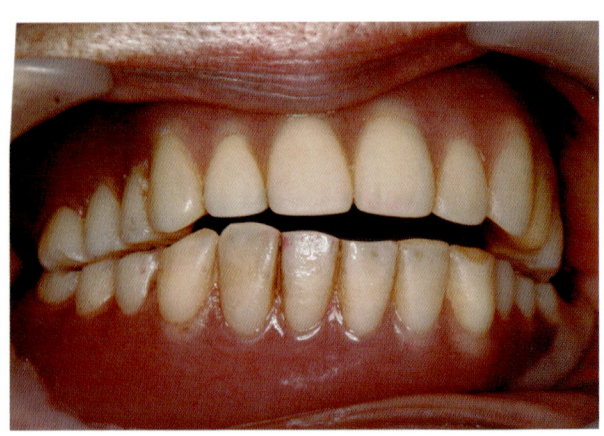

図1-3l　咬合調整で開口を少し修正することで，発音しやすくなってきた．

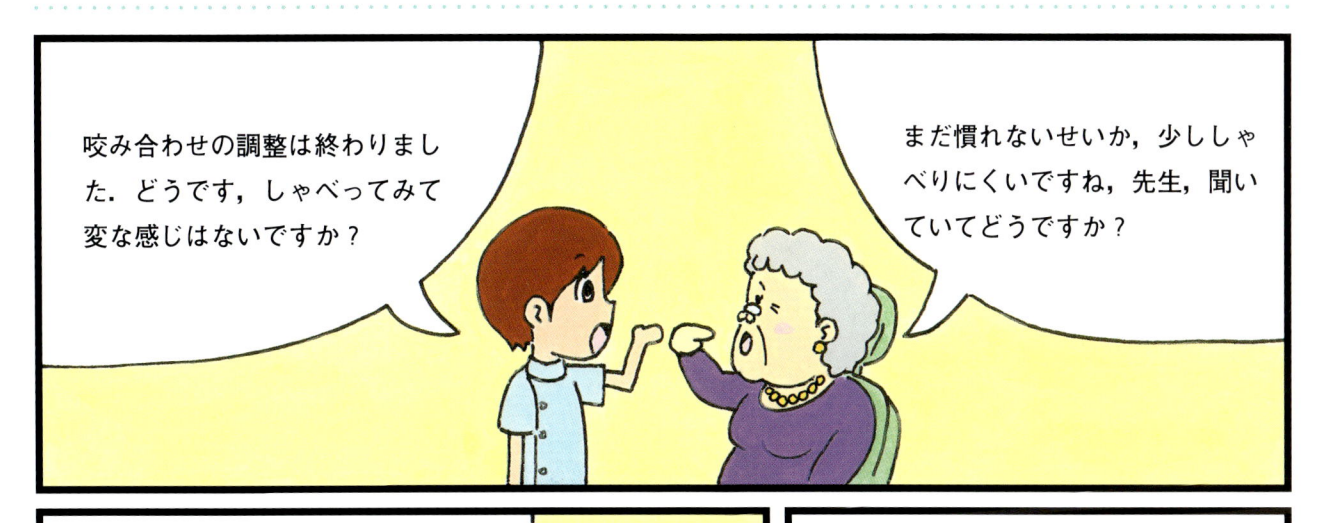

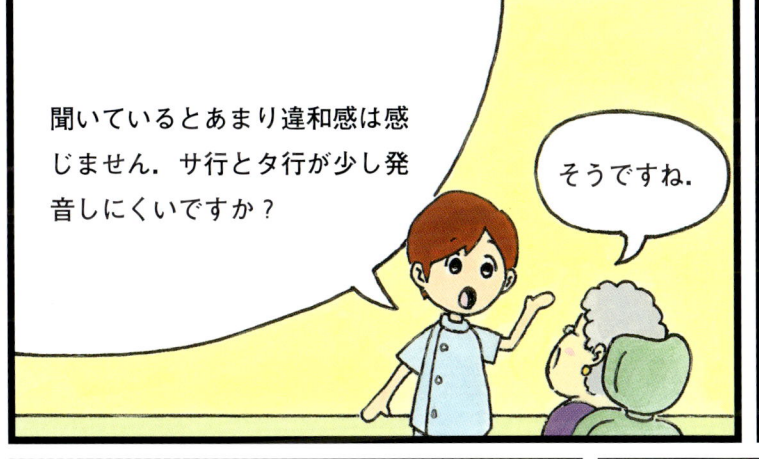

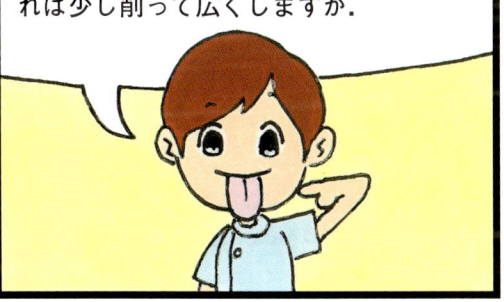

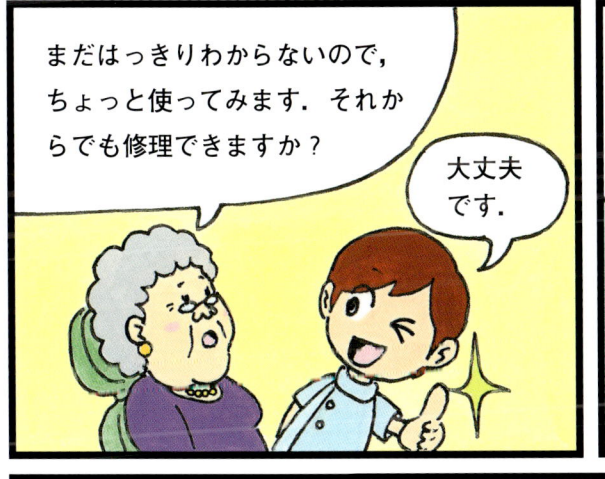

chapter 1 新しく作った総義歯の調整法

［粘膜調整のヒント］

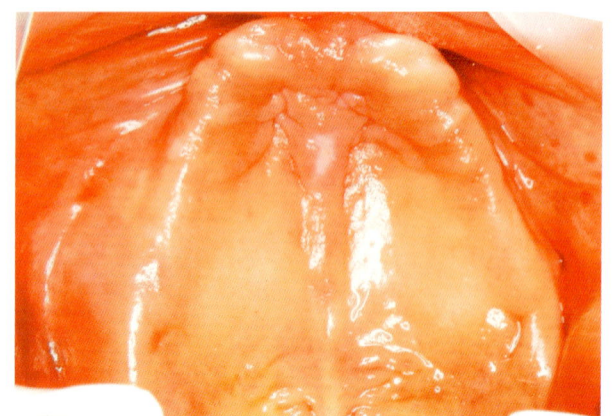

図1-3m　フラビーガムの上顎である．

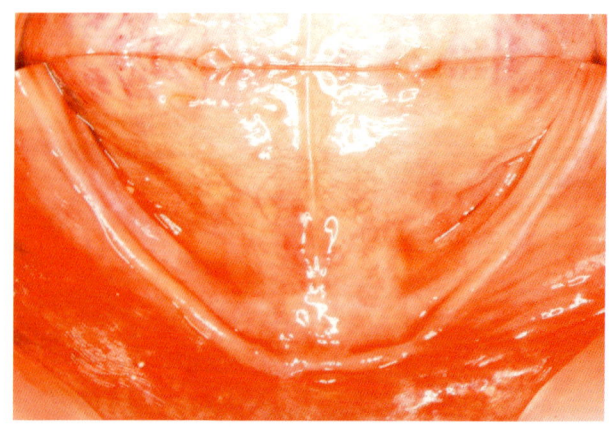

図1-3n　下顎もやはり骨吸収が過多である．

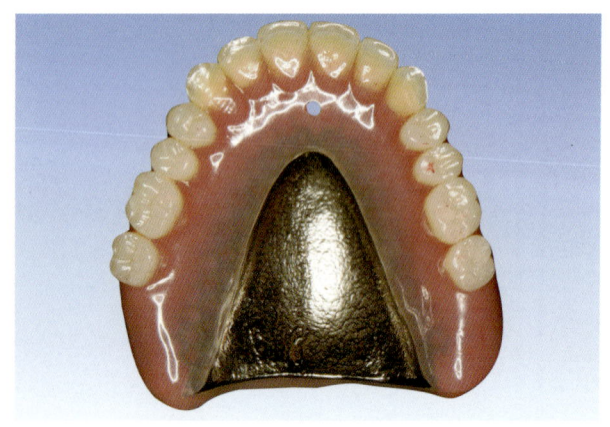

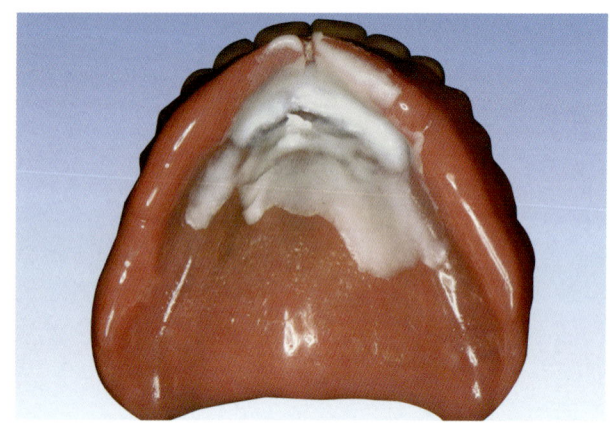

図1-3o,p　粘膜調整をする際に，フラビーガムの部分が加圧されると形を変えてしまうため，粘膜調整材の余剰部分が確実に抜けてくるための通路を義歯床に付与しておく．咬合面観と粘膜面観．

総義歯の不調和

咀嚼時の疼痛

　義歯装着当日には，咀嚼時の疼痛は発現しないと考えてよいであろう．大半の疼痛症状は，義歯使用1～7日後くらいから発現しはじめる．したがって必ず装着翌日，1週間後には患者を来院させて調整する必要がある．

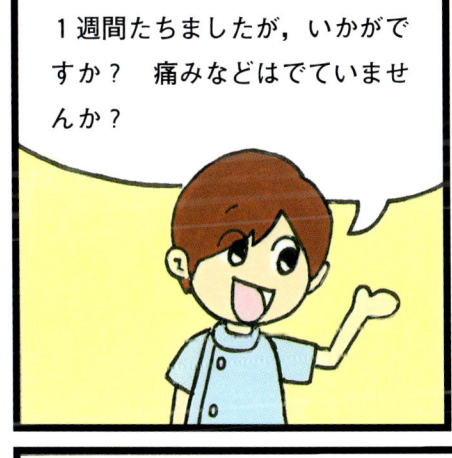

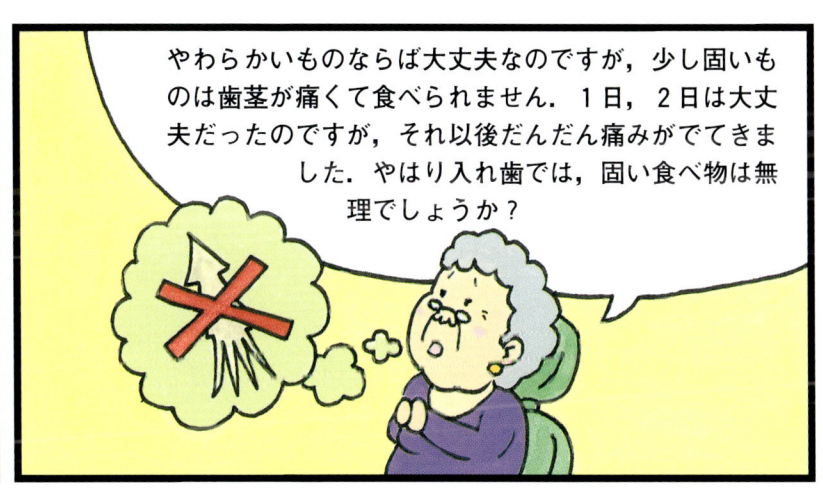

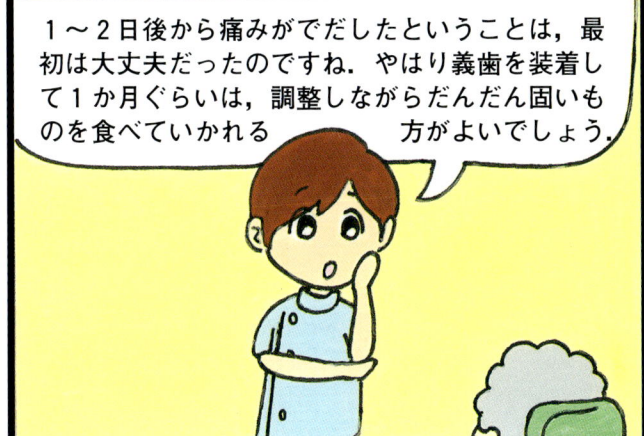

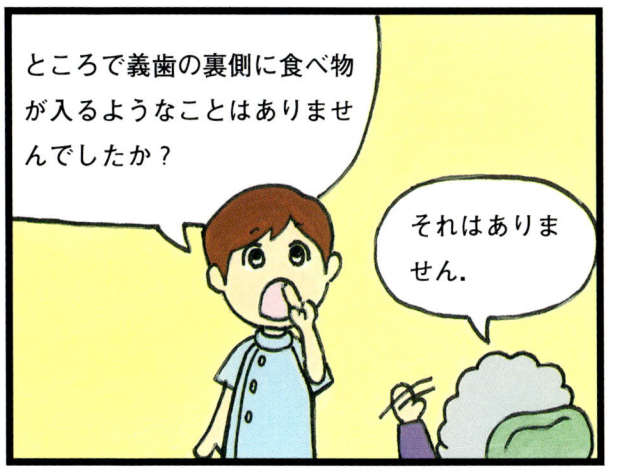

1週間たちましたが，いかがですか？　痛みなどはでていませんか？

やわらかいものならば大丈夫なのですが，少し固いものは歯茎が痛くて食べられません．1日，2日は大丈夫だったのですが，それ以後だんだん痛みがでてきました．やはり入れ歯では，固い食べ物は無理でしょうか？

1～2日後から痛みがでだしたということは，最初は大丈夫だったのですね．やはり義歯を装着して1か月ぐらいは，調整しながらだんだん固いものを食べていかれる方がよいでしょう．

ところで義歯の裏側に食べ物が入るようなことはありませんでしたか？

それはありません．

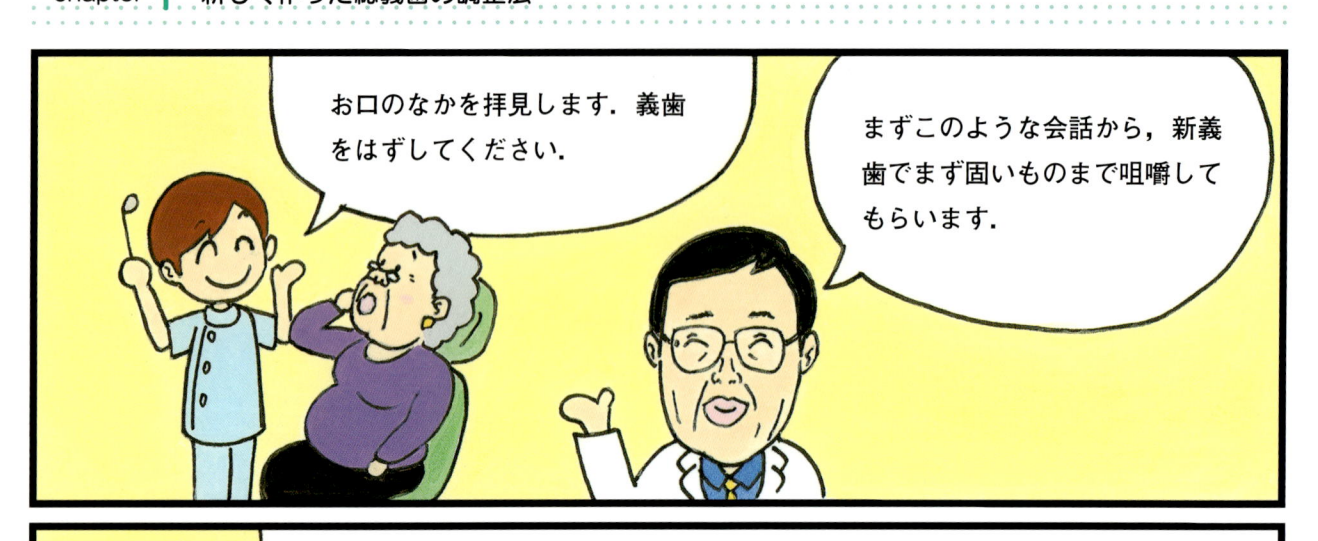

chapter 1　新しく作った総義歯の調整法

お口のなかを拝見します．義歯をはずしてください．

まずこのような会話から，新義歯でまず固いものまで咀嚼してもらいます．

義歯の内面に食物残渣の入り込みがなければ，大きな義歯の動揺はないことがわかります．ですから義歯が沈下しだした状態で痛みがでてきたのだと理解してよいでしょう．また自分で義歯を脱着させるのは，指導したように義歯の取り扱いができているかを確認するためです．

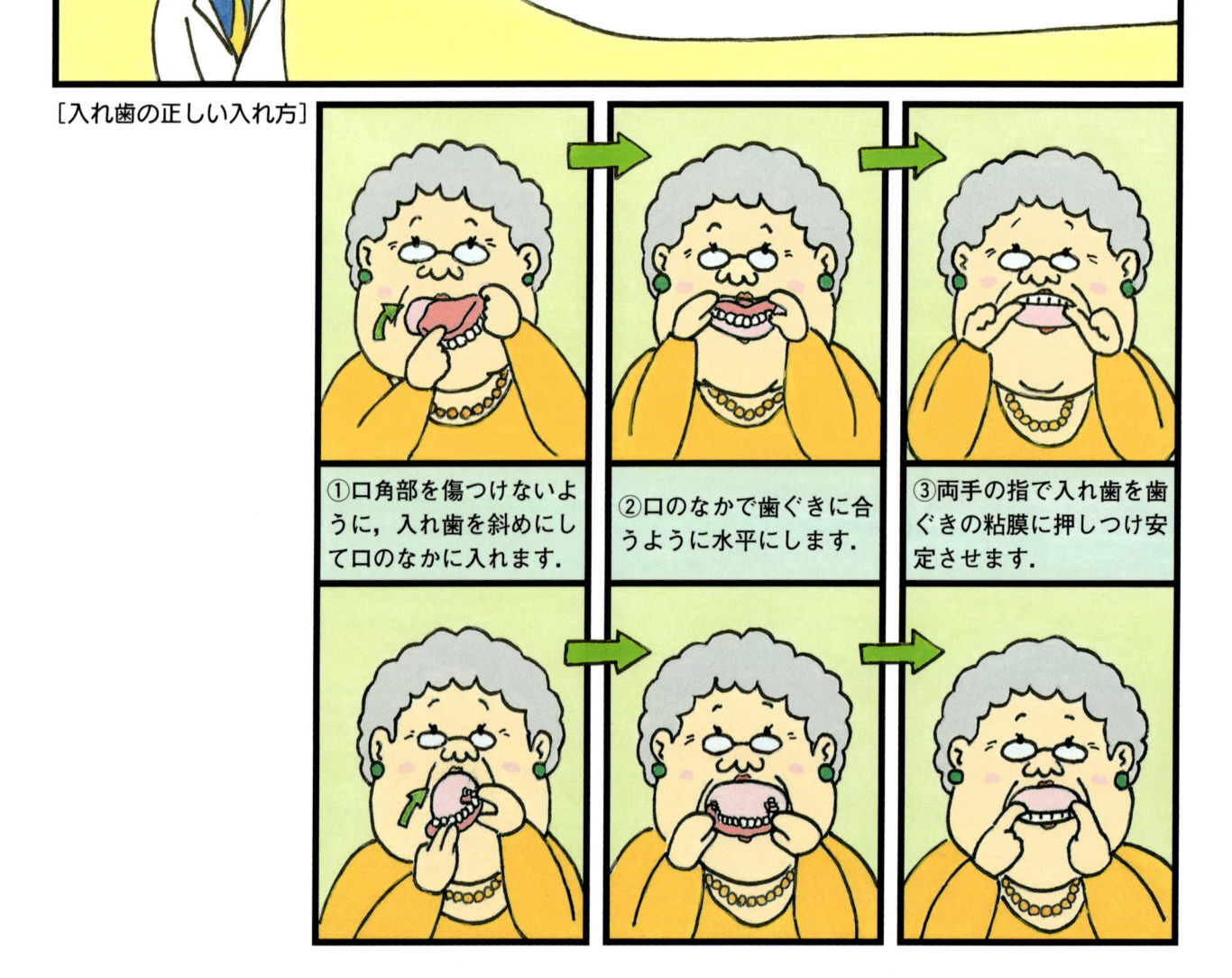

［入れ歯の正しい入れ方］

①口角部を傷つけないように，入れ歯を斜めにして口のなかに入れます．

②口のなかで歯ぐきに合うように水平にします．

③両手の指で入れ歯を歯ぐきの粘膜に押しつけ安定させます．

欠損部顎堤上に傷が生じた場合

　このようなケースでは，装着当初に患者が痛みを訴えることがあまりなく，「少しきつい感じがする」，「入れ歯がいままでと違ってフィット感がある」などと訴えることがある．しかし次週に咬合時の疼痛を必ず訴えるわけではないので，十分に注意する必要がある．と同時にこの章では述べないが，食物が義歯床と顎堤との間に入り込むため，咬合した際に顎堤粘膜に傷を生じることがある．

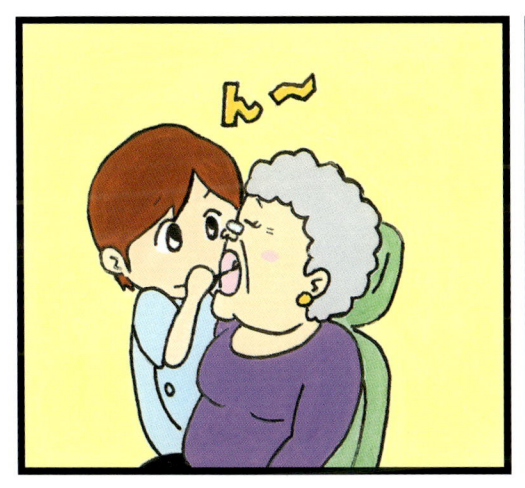

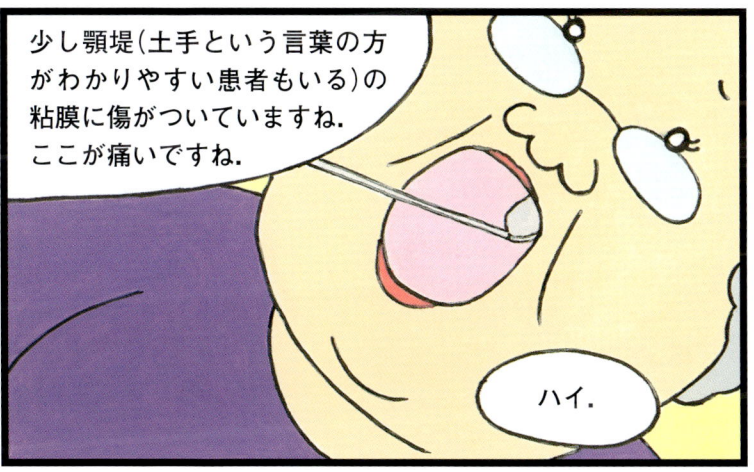

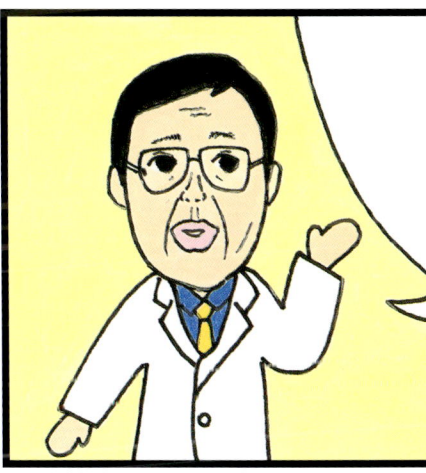

少し顎堤（土手という言葉の方がわかりやすい患者もいる）の粘膜に傷がついていますね．ここが痛いですね．

ハイ．

この段階で傷を見つけたら，その傷がついている部分の被圧度が低く，粘膜が菲薄なところかどうかを確認します．菲薄であれば，咬合圧を加えた機能印象が適正に行われていなかったと考えます．

傷の特徴としては，その部位が赤く粘膜が切れてしまったような状態が多いものです．

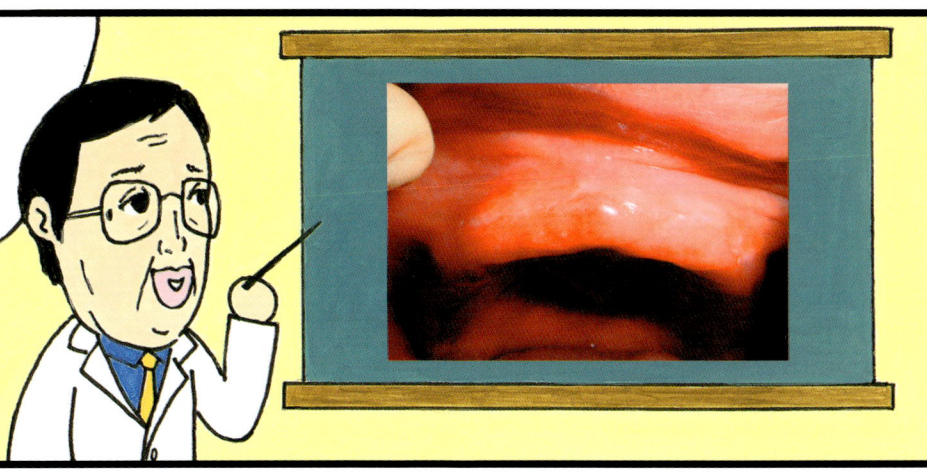

chapter 1　新しく作った総義歯の調整法

原因
1．印象採得時に確実な機能印象が採得されていない（図1-4）

　顎堤粘膜の被圧度の違いにより，咬合圧が加わった場合の粘膜の変形量の違いを確実に印象面に印記しておきたい．

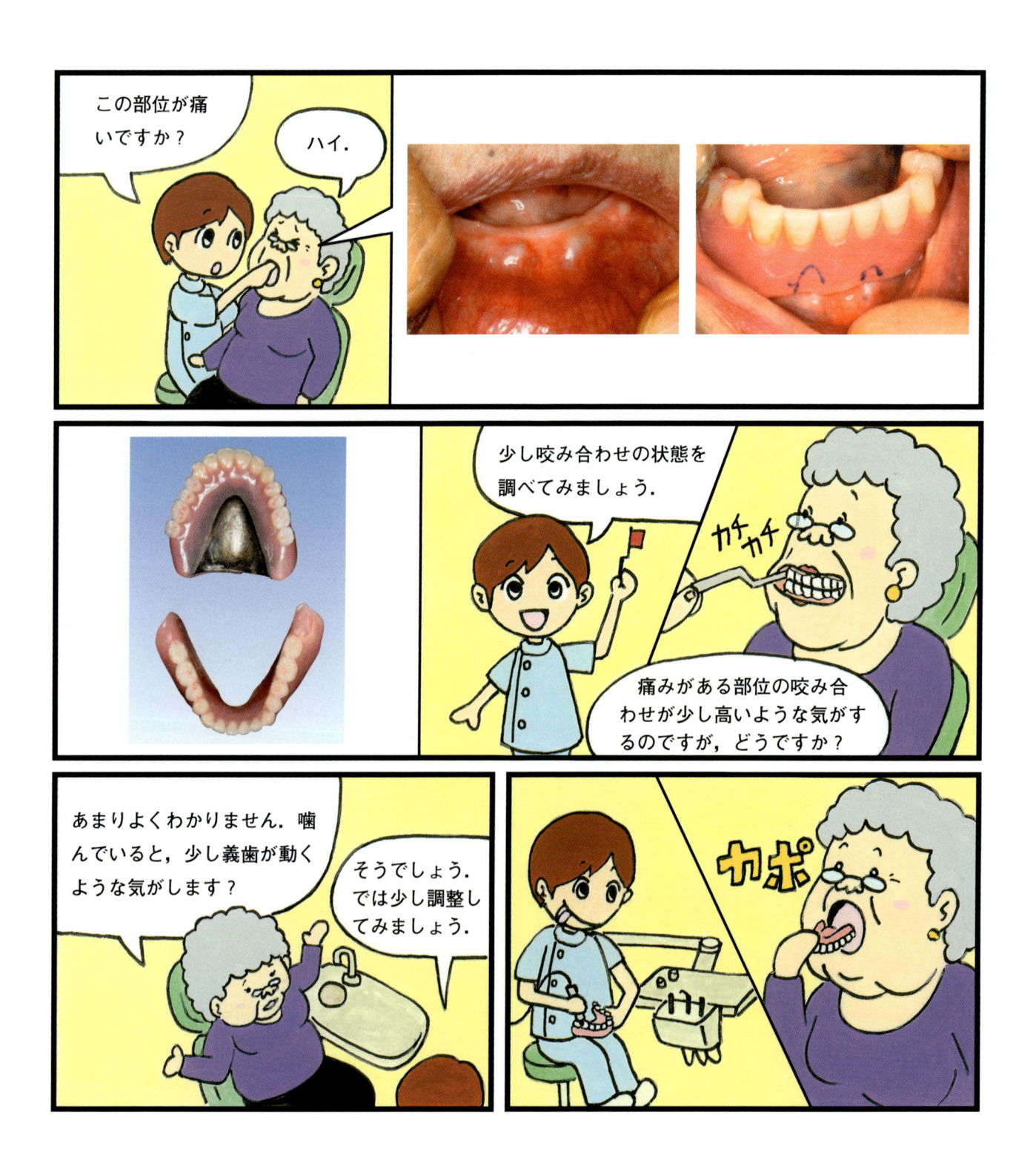

38

総義歯の不調和／欠損部顎堤上に傷が生じた場合

ア！ 先生，痛みが消えました．やはり高かったのですね．今までは痛いとすぐ義歯の裏側を削ってもらったのですが，咬み合わせの調整でこんなに違うのですね．裏側を削るとまた違うところが何日かすると痛くなって，また削ってもらいました．そうすると入れ歯がだんだん小さくなって楽になるのですが，動きが大きくなって食べ物がだんだん義歯の裏に入るようになるんです！

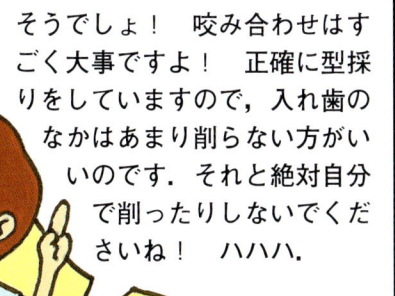

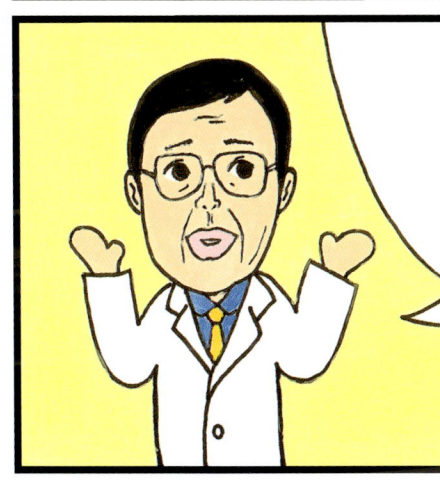

そうでしょ！ 咬み合わせはすごく大事ですよ！ 正確に型採りをしていますので，入れ歯のなかはあまり削らない方がいいのです．それと絶対自分で削ったりしないでくださいね！ ハハハ．

咬合の不調和によって痛みがでているような場合は，その傷が白くこすれたような状態になっていることが多いのです．おそらく義歯床内面が咬合圧によって若干の動きを生じてしまい，顎堤粘膜をこするのでしょう．このような場合，義歯床内面を削除することは，第一選択肢ではありません．まず咬合調整をして咬合の調和を図ることが，第一選択肢であると考えます．

[間接リベース]

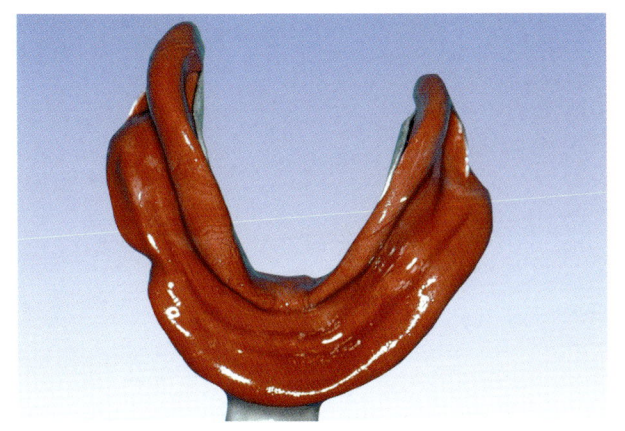

図1-4a　コンパウンドでの概形印象．

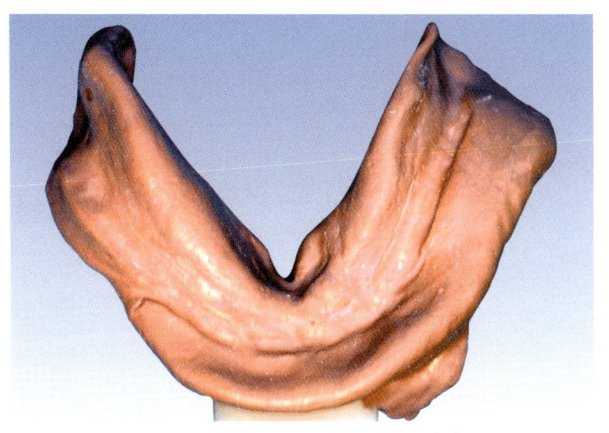

図1-4b　個人トレーを用いたラバーベース印象．

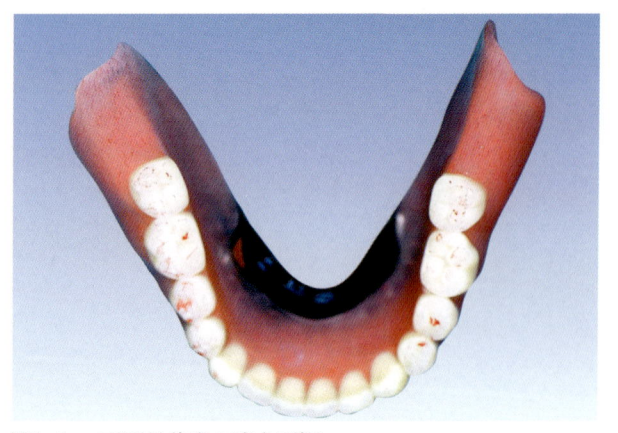

chapter 1 新しく作った総義歯の調整法

図1-4c 下顎総義歯の咬合面観.

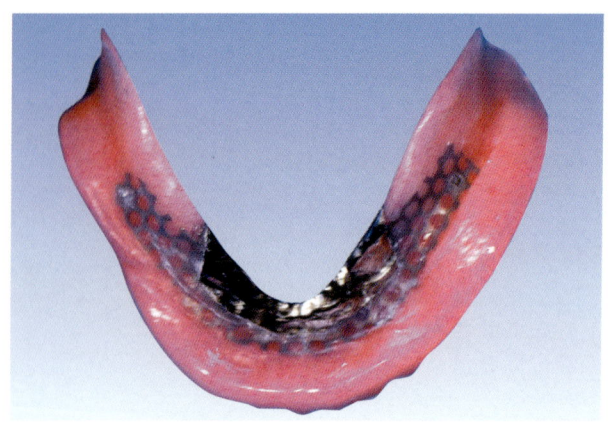

図1-4d 義歯床内面観.

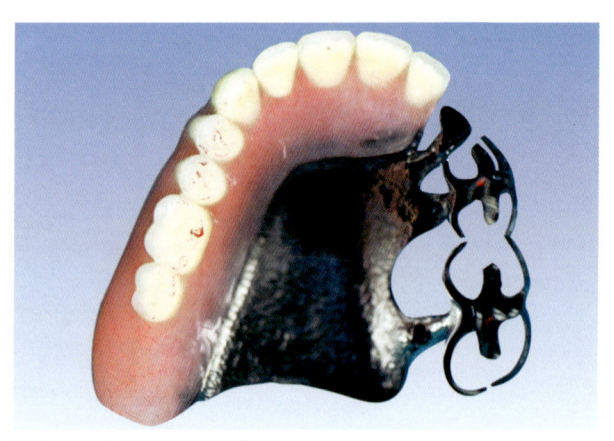

図1-4e 上顎の部分床義歯.

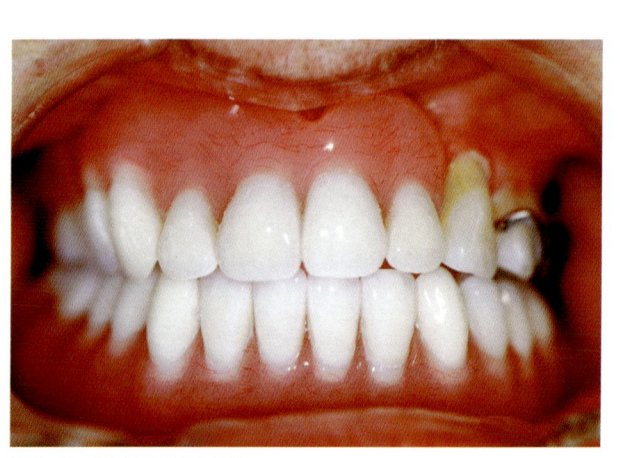

図1-4f 咬合時の正面観.

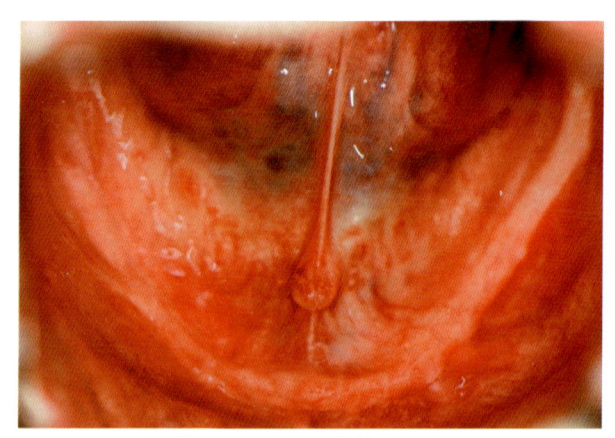

図1-4g 1週間後,顎堤粘膜に数箇所の傷がついて痛みが生じた.

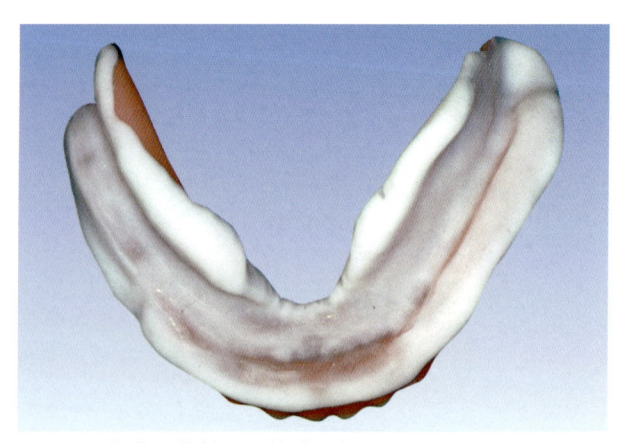

図1-4h 粘膜調整材にて粘膜調整を行った後に,動的印象を行って確実な機能印象を採得しなければ痛みが消失しないと判断した.

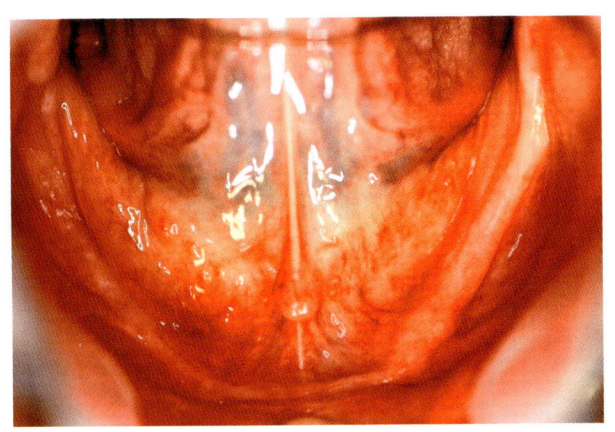

総義歯の不調和／欠損部顎堤上に傷が生じた場合

図1-4i 粘膜調整材を用いて粘膜調整を行って，1週間後に痛みは消失し，咀嚼機能回復を図ることができた．

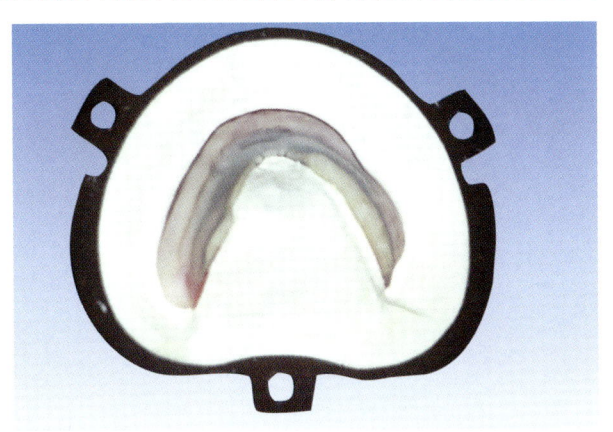

図1-4j 動的印象は1週間ぐらいで採得できるので，間接リベースへと移る．判断基準は痛みの消失と，粘膜調整材に機能圧が加わった部分にピカッと光った部分が現れ，粘膜のしわが印象面に反映されていないことが必要である．

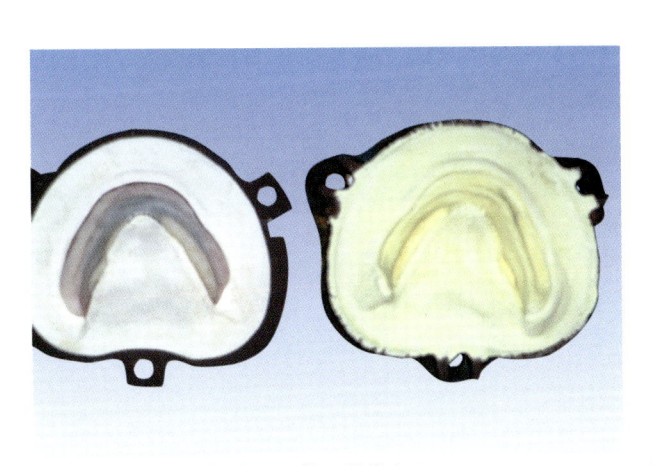

図1-4k フラスコ埋没した後に開盆する．

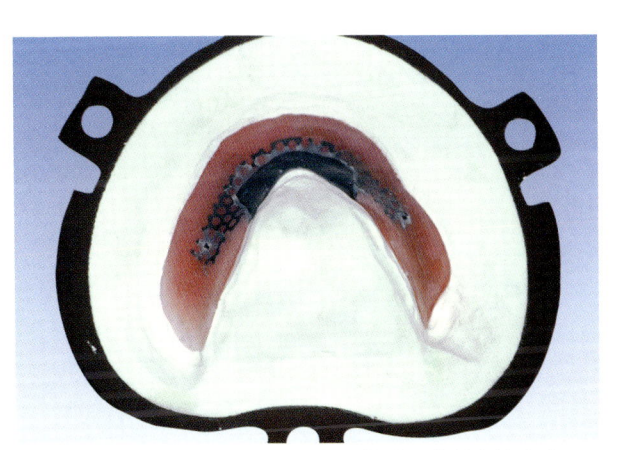

図1-4l フラスコ埋没を行った後に粘膜調整材を除去する．

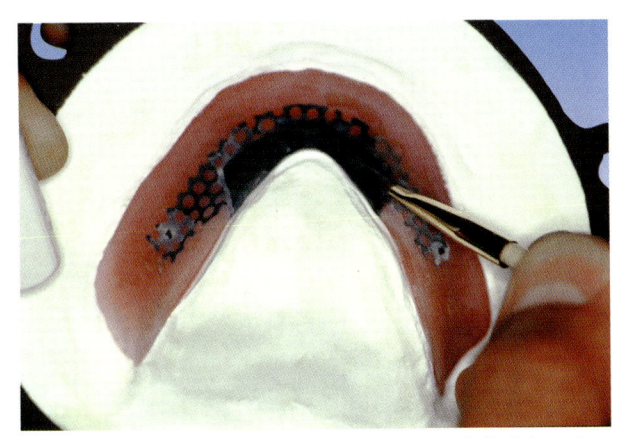

図1-4m 床内面の新生面にレジンモノマーを塗布しておく．

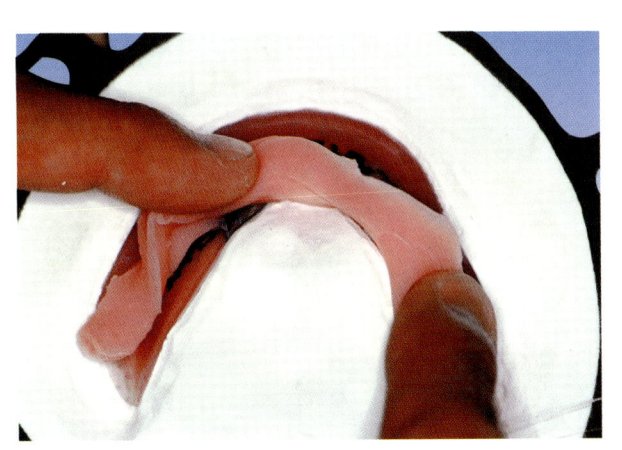

図1-4n リベース用粘弾性レジンを填入する．

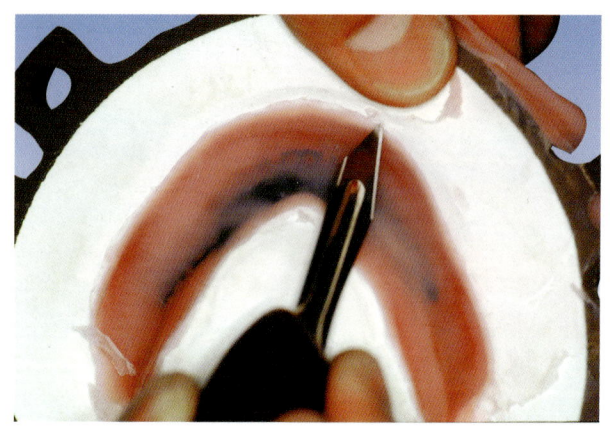

chapter 1 新しく作った総義歯の調整法

図1-4o 試圧後に余剰分をナイフで除去する．

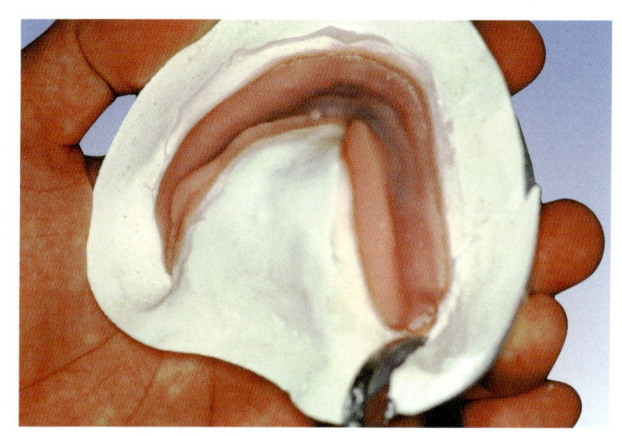

図1-4p 再試圧後，余剰部分の再除去を行う．

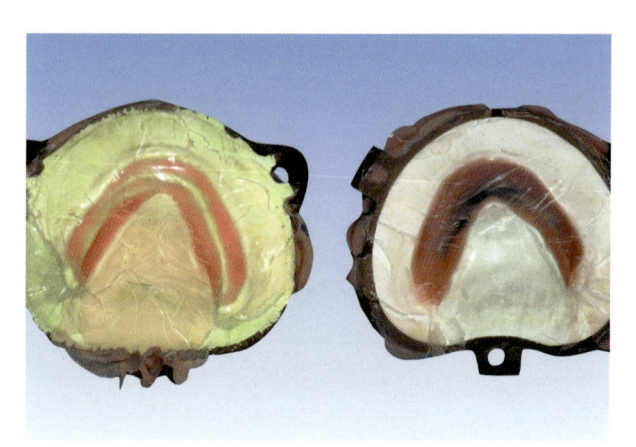

図1-4q 試圧終了後，上下のフラスコを合わせて重合操作へ移る．重合時間は床用レジンの重合時間に準じる．

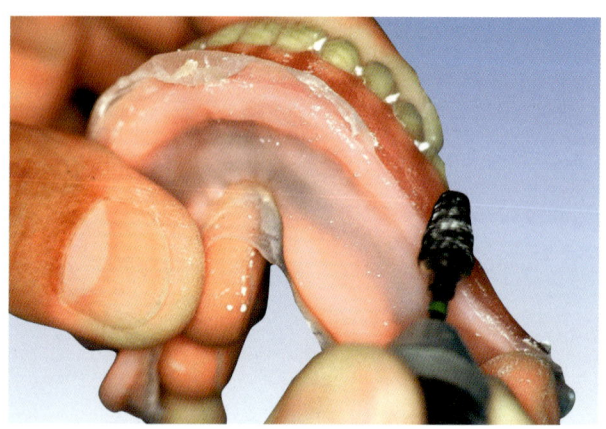

図1-4r 重合終了後，粘弾性レジンは床用レジンと同様の研磨が可能である．

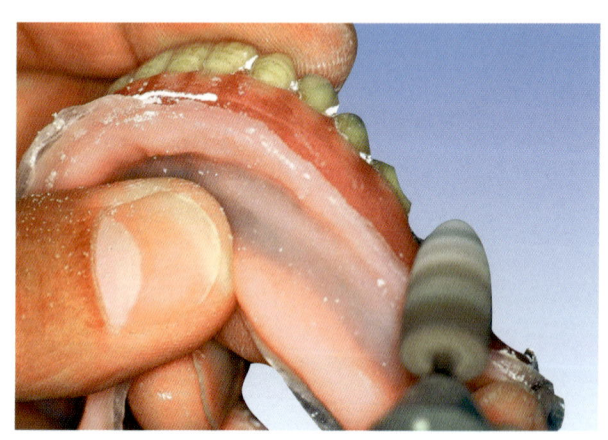

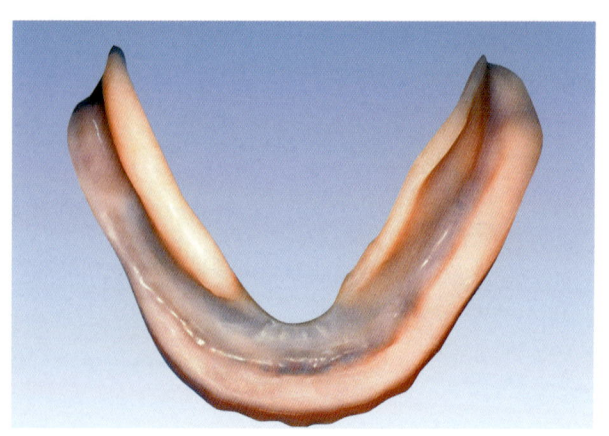

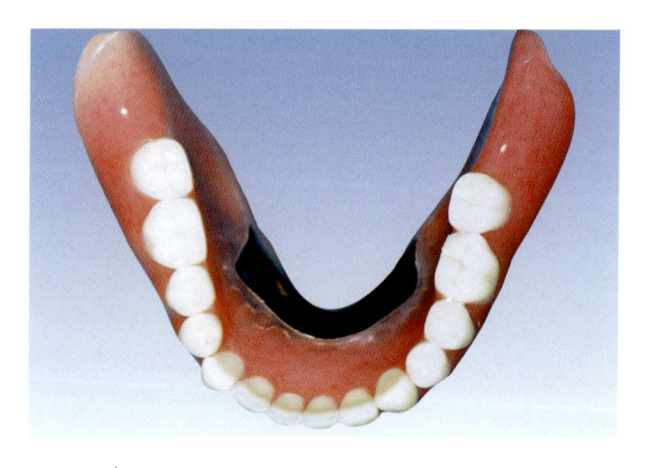

図1-4s	図1-4t
図1-4u	

図1-4s 研磨にシリコンポイントも使用することが可能である．そして床用レジンと粘弾性レジンの境界面も十分に研磨可能である．
図1-4t 研磨終了後の下顎義歯の咬合面観．
図1-4u 下顎義歯の義歯床内面観．内面研磨も可能である．

総義歯の不調和／欠損部顎堤上に傷が生じた場合

2．咬合調整時に適正な咬合調整がされていない（図1-5）

　咬合時に人工歯に加わる咬合圧に差が大きいと，強く加圧された部位に痛みがでたり，義歯床を動かして顎堤粘膜をこするため痛みがでることがある．

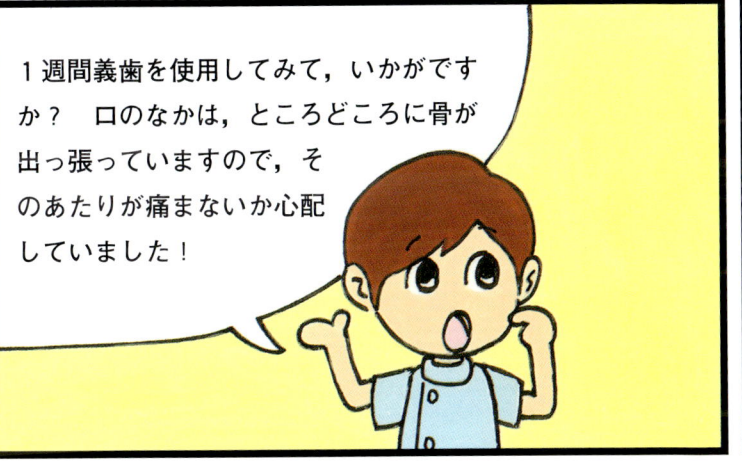

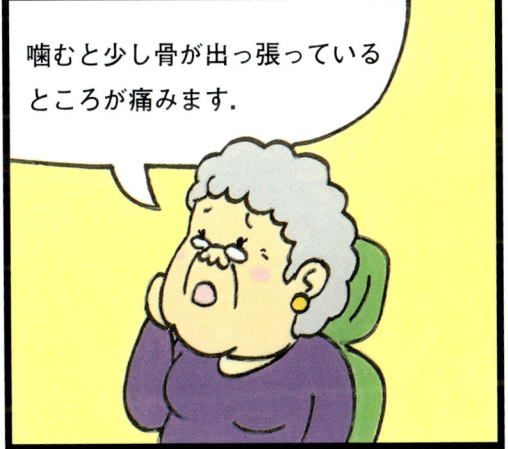

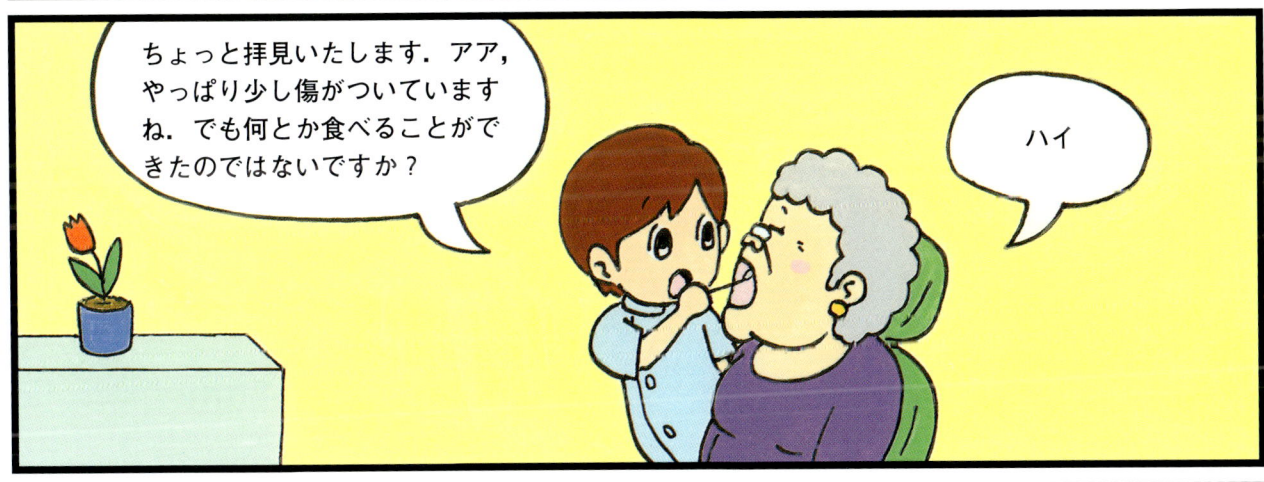

噛むと少し骨が出っ張っているところが痛みます．

1週間義歯を使用してみて，いかがですか？　口のなかは，ところどころに骨が出っ張っていますので，そのあたりが痛まないか心配していました！

ちょっと拝見いたします．アア，やっぱり少し傷がついていますね．でも何とか食べることができたのではないですか？

ハイ

骨隆起などが口腔内に存在する場合には，その部位を避けて床外形の設計を行います．しかし，骨隆起を床下に設定しなければならないケースがたびたびあります．そのような場合には，粘弾性レジンなどのレジリエントなデンチャーマテリアルを義歯床内面に装備させる必要があります．

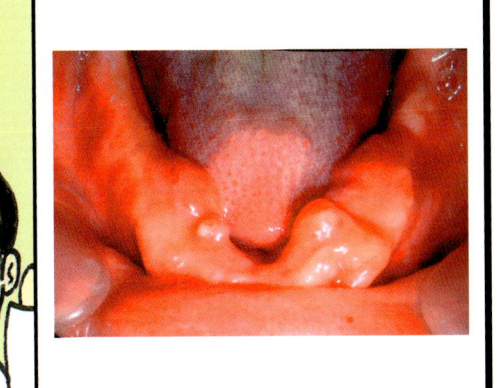

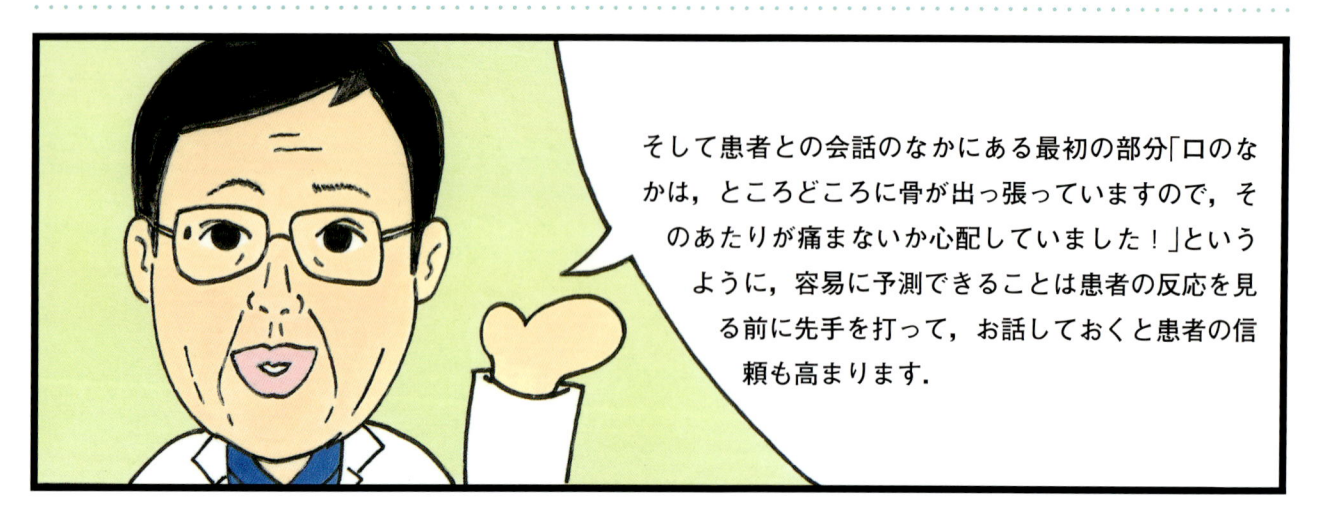

chapter 1 新しく作った総義歯の調整法

そして患者との会話のなかにある最初の部分「口のなかは、ところどころに骨が出っ張っていますので、そのあたりが痛まないか心配していました！」というように、容易に予測できることは患者の反応を見る前に先手を打って、お話しておくと患者の信頼も高まります。

［上顎の顎堤に傷／上顎咬合の不良］

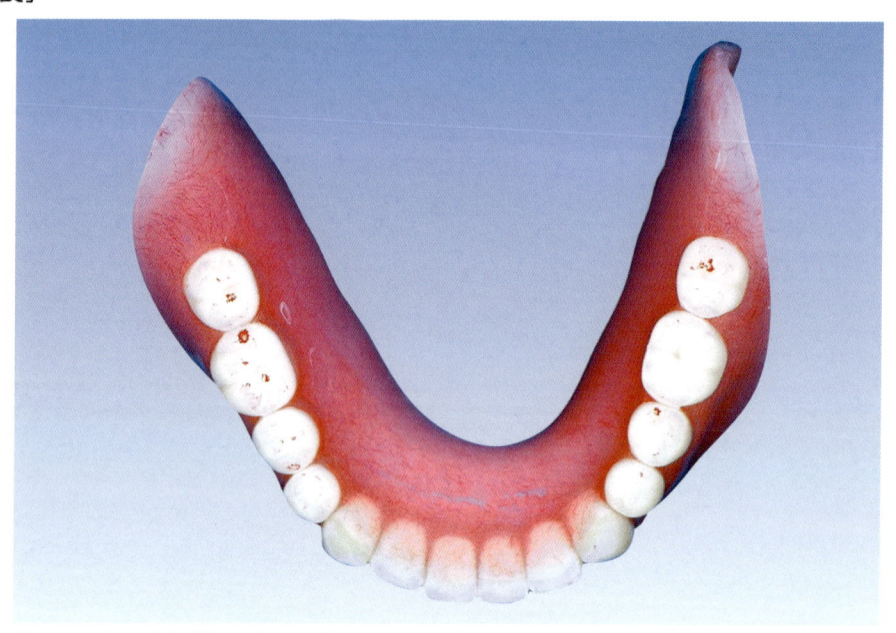

図1-5a 右の咬合接触が左に比較して強いように思える．

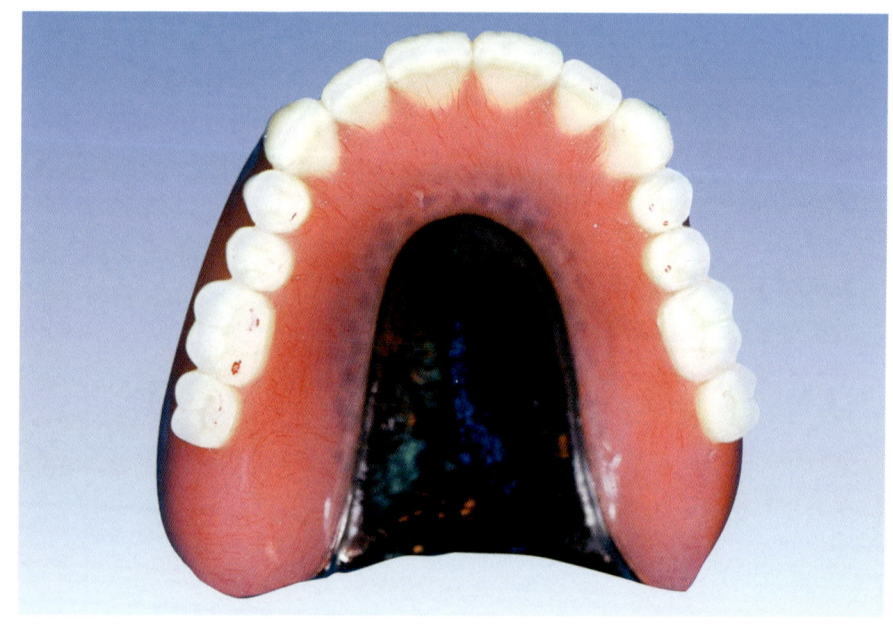

図1-5b そのときの上顎の咬印である．左がほとんどカーボンの咬印がついていない．

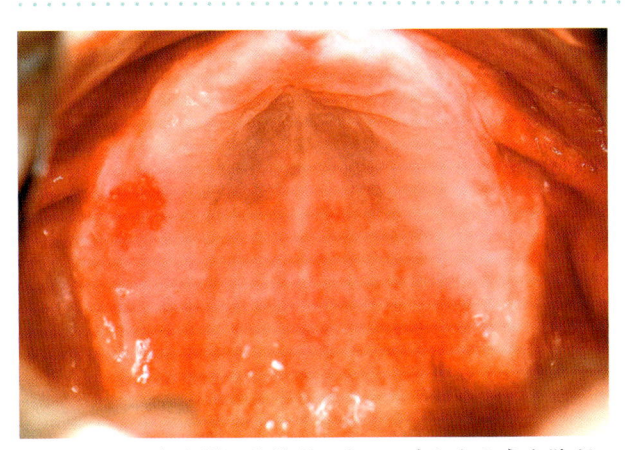

総義歯の不調和／欠損部顎堤上に傷が生じた場合

図1-5c　やはり上顎の歯槽頂の上にこすれたような跡がついていて，傷がみられる．

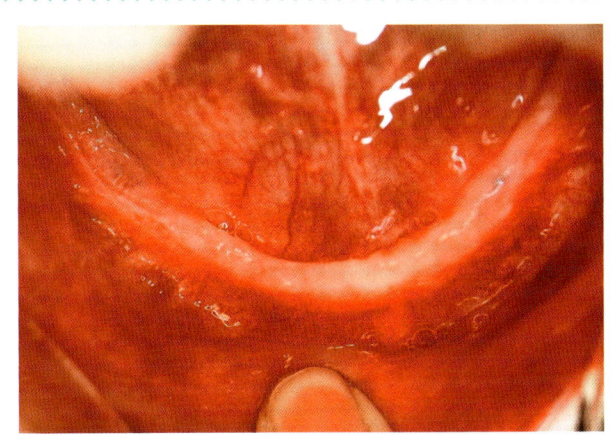

図1-5d　下顎にはほとんど傷がみられない．

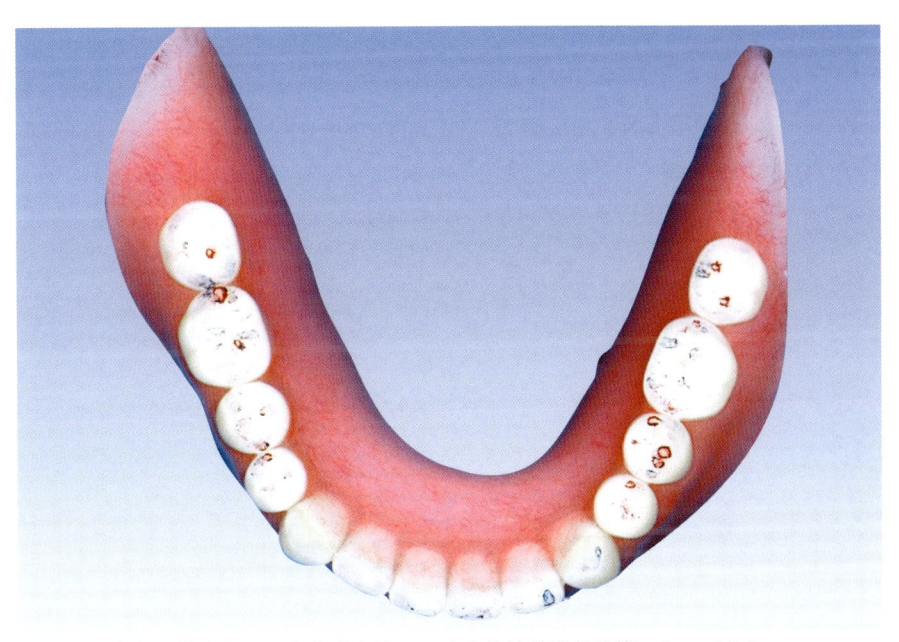

図1-5e　咬合調整を行い，中心咬合位での咬合接触位置が均等になってきた．

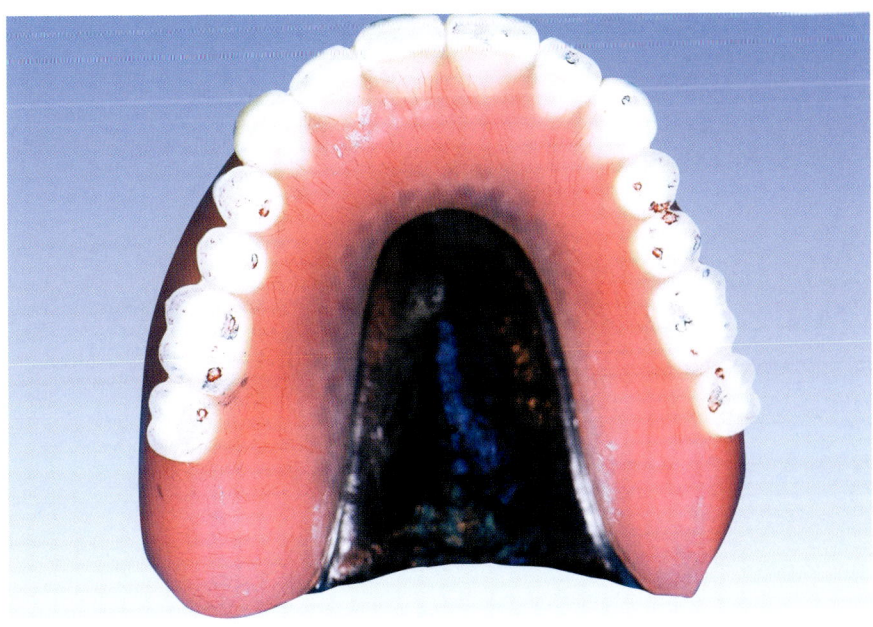

図1-5f　そのときの上顎の咬印である．

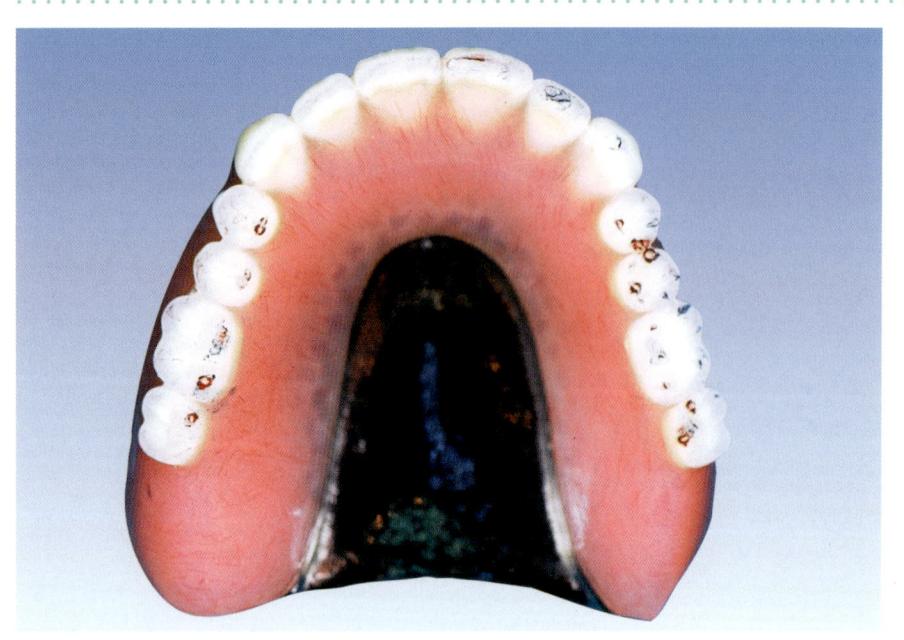

chapter 1 新しく作った総義歯の調整法

図1-5g 最終的な咬合関係である．中心咬合位が赤，側方位が青で示されている．

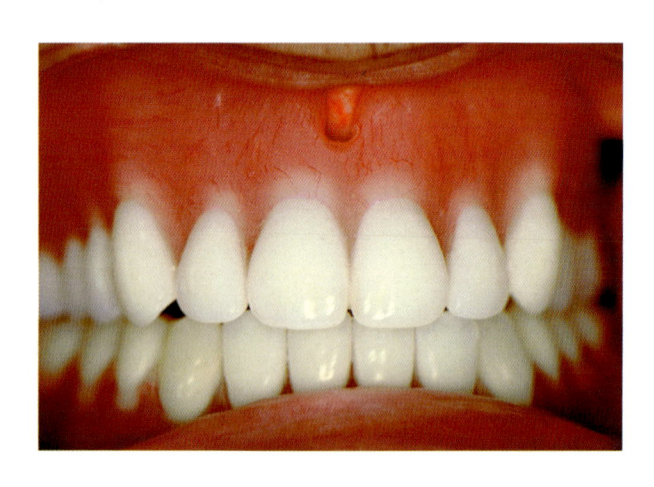

◀図1-5h 最終的な咬合調整が終了した状態での正面観．

3．顎堤粘膜の被圧度に大きな違いがある場合（図1-6）

　機能印象採得が確実に行われていないと，義歯床内面と欠損部顎堤との良好な適合状態が保たれないため，咬合圧下で義歯床があたる部位に傷が生じてしまう．このようなケースでは，義歯装着直後に傷ができるのではなく，3～7日後にできることが多い．つまり何回かの摂食運動により発現してくるのである．

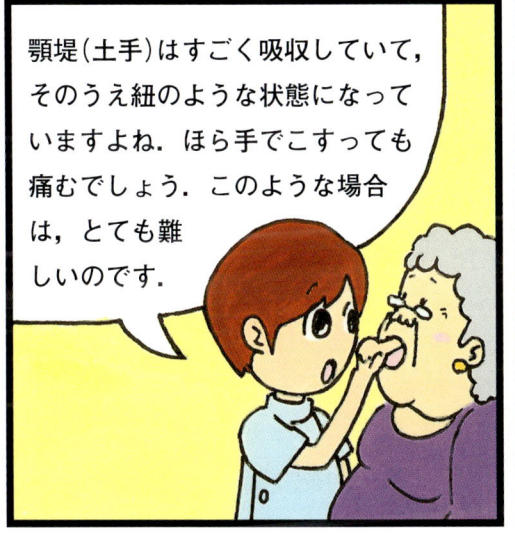

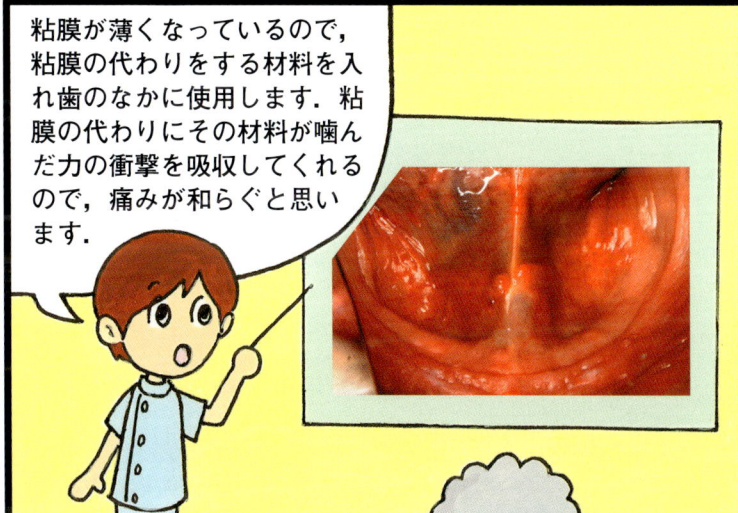

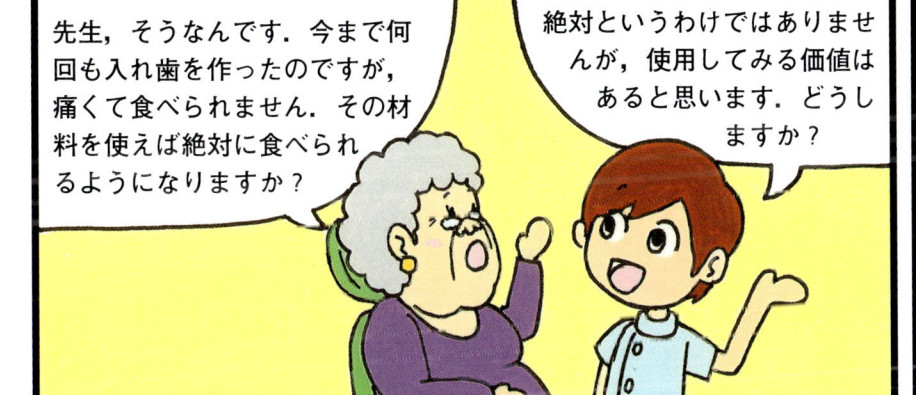

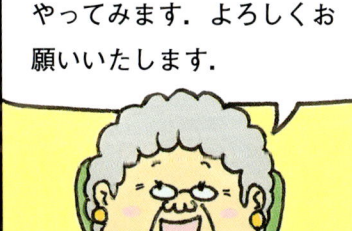

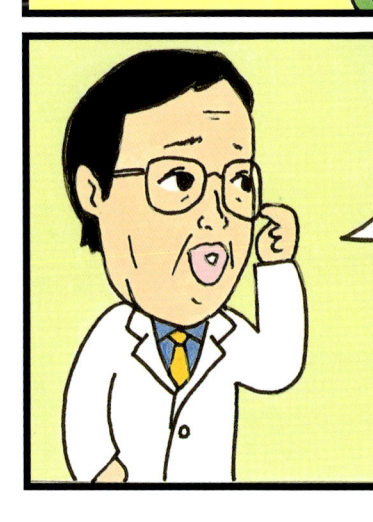

顎堤（土手）はすごく吸収していて，そのうえ紐のような状態になっていますよね．ほら手でこすっても痛むでしょう．このような場合は，とても難しいのです．

粘膜が薄くなっているので，粘膜の代わりをする材料を入れ歯のなかに使用します．粘膜の代わりにその材料が噛んだ力の衝撃を吸収してくれるので，痛みが和らぐと思います．

先生，そうなんです．今まで何回も入れ歯を作ったのですが，痛くて食べられません．その材料を使えば絶対に食べられるようになりますか？

絶対というわけではありませんが，使用してみる価値はあると思います．どうしますか？

やってみます．よろしくお願いいたします．

顎堤の吸収が大きく，なおかつ粘膜が菲薄な場合には，義歯床内面に粘弾性レジンのような粘膜に性状が似た材料を使用することも必要です．ただしこのような材料を使用する際には，確実な機能印象を採得する必要があります．コレクターワックスを使用しないのであれば，ティッシュコンディショナーなど使用して，動的印象（ダイナミックインプレッション）を採るとよいでしょう．動的印象の場合には，間接リベースという形になります．

chapter 1 新しく作った総義歯の調整法

[被圧度の差]

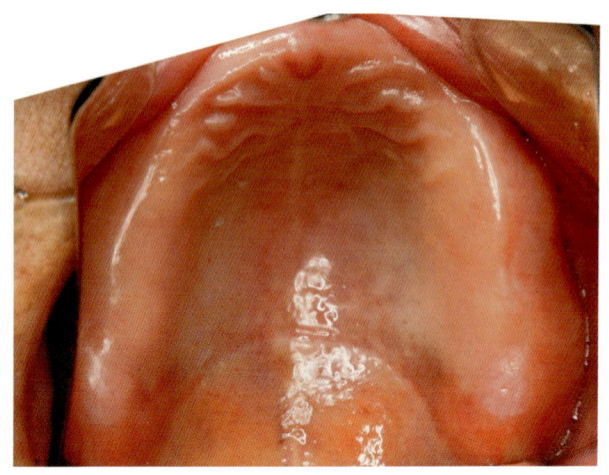

図1-6a 顎堤がしっかりしていて，十分な厚みのある顎堤粘膜の上顎顎堤である．

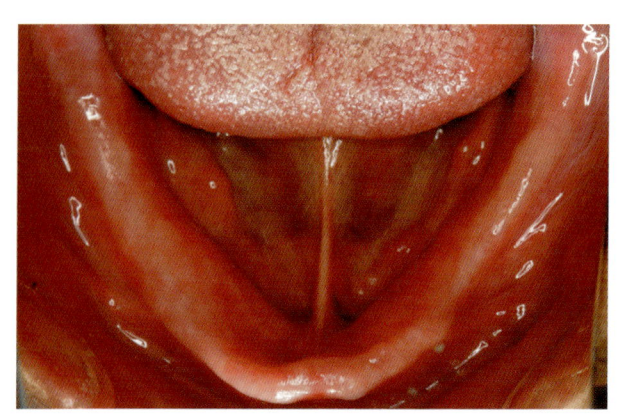

図1-6b 下顎も上顎同様に十分な顎骨および顎堤粘膜があると判断できる．しかし下顎を詳細に観察してみると，ところどころに粘膜の厚みが違っている部位もみられる．

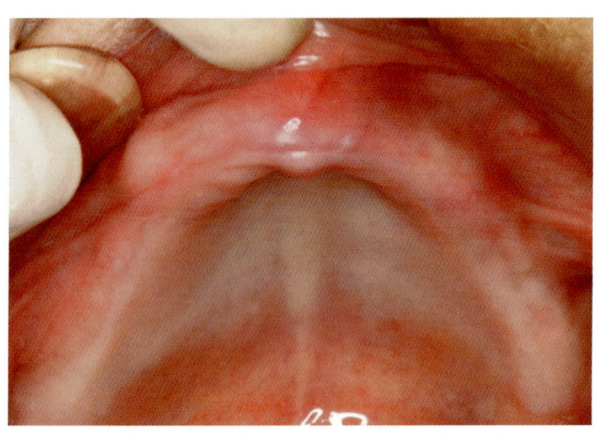

図1-6c 上顎の顎堤の高さはあるが，前歯部に若干のフラビーがみられる．よって前歯部と臼歯部の顎堤では被圧度の差が観察できる．

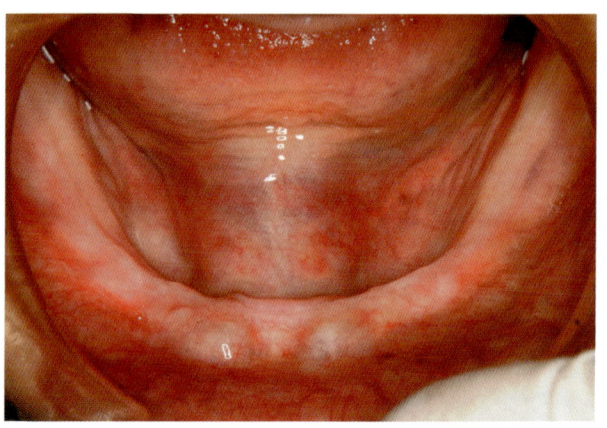

図1-6d 下顎前歯部の粘膜は菲薄になっているので，確実に硬さの差はある．

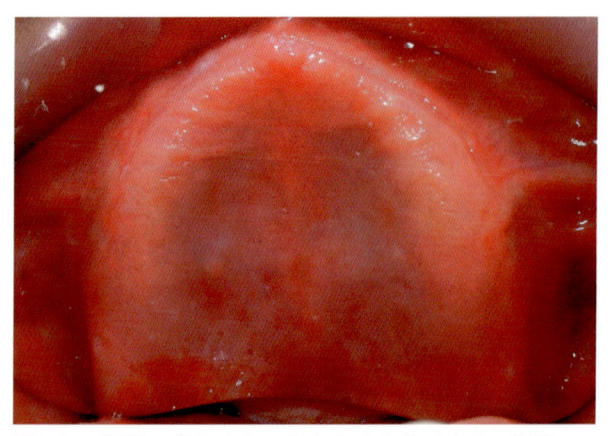

図1-6e 顎堤の高さはないが広さは十分である．顎堤の厚みも十分だが少し厚すぎるので粘膜の被圧度は大きい．

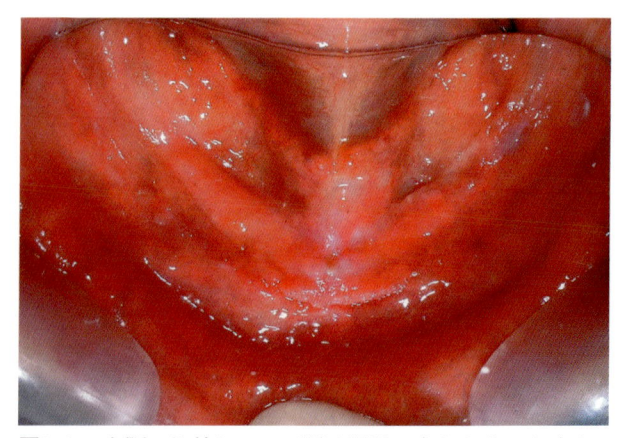

図1-6f 上顎に比較して，下顎は顎堤の高さがまったくない．顎骨の吸収は大きく歯槽頂の被圧度は少ない．

48

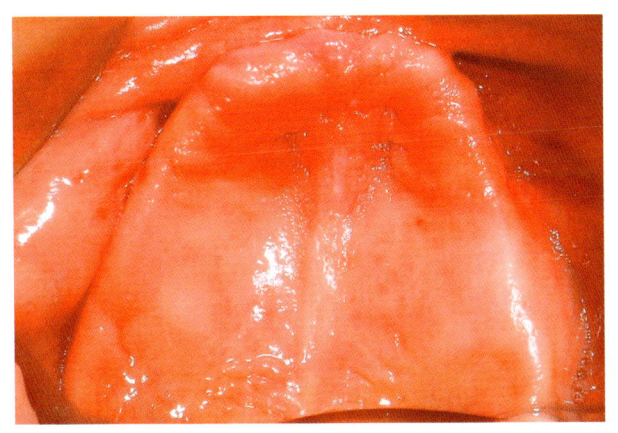

総義歯の不調和／欠損部顎堤上に傷が生じた場合

図1-6g 上顎は確実なフラビーガムである．前歯部と臼歯部での被圧度はまったく違う．

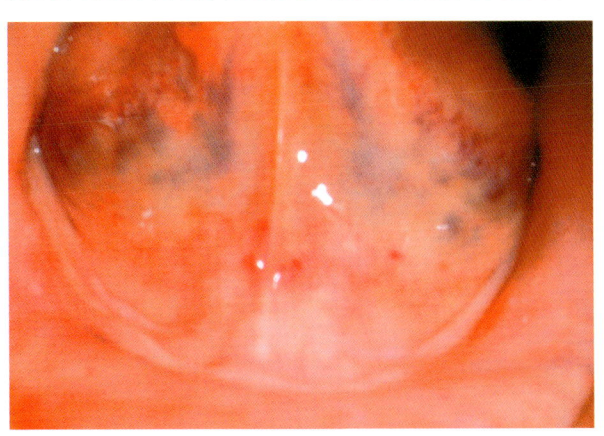

図1-6h 下顎骨の吸収は大きく，歯槽頂の高さや広さはまったくない．

［オペが必要なフラビーガム］

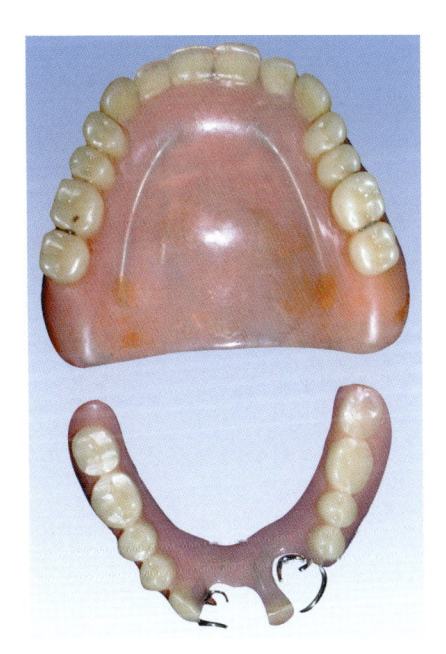

▶図1-6i 初診時の装着義歯．上下顎．

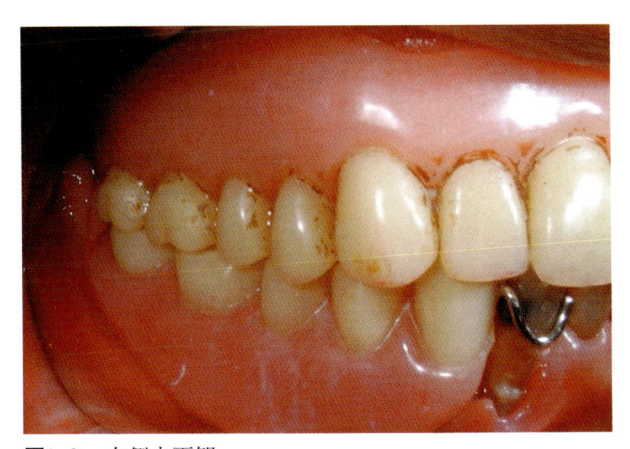

図1-6j 右側方面観．

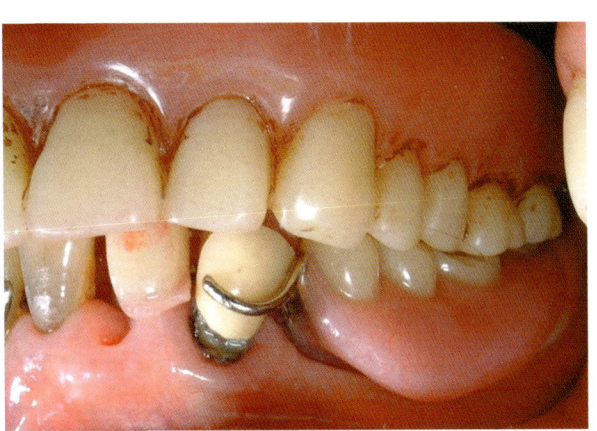

図1-6k 左側方面観．あまり異常な咬合関係ではないが，前歯部の突き上げが多少あるような感じがする．

49

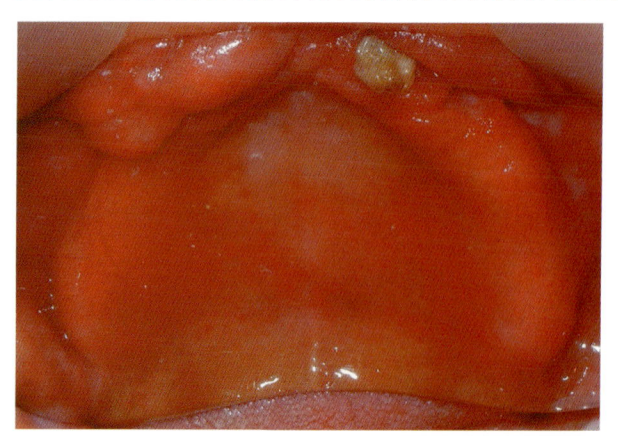

chapter 1 新しく作った総義歯の調整法

図1-6l 上顎顎堤のフラビーガム．この状態で前歯部に遊離骨が確認できる状態であった．

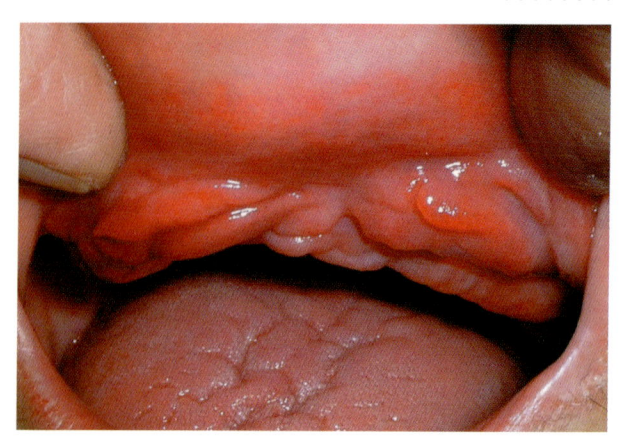

図1-6m 正面観．

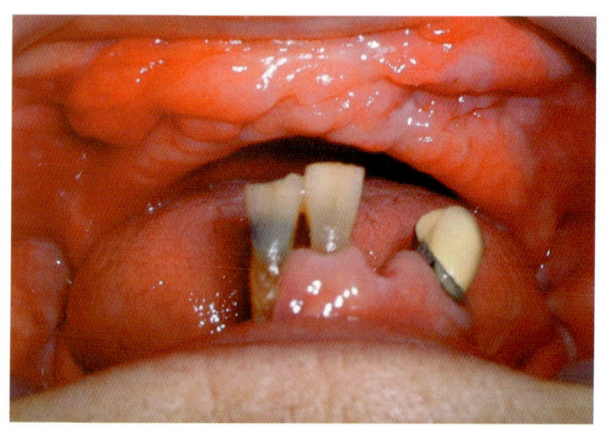

図1-6n 下顎に残存した前歯部が，咀嚼時の前歯部の突き上げの原因になっている．

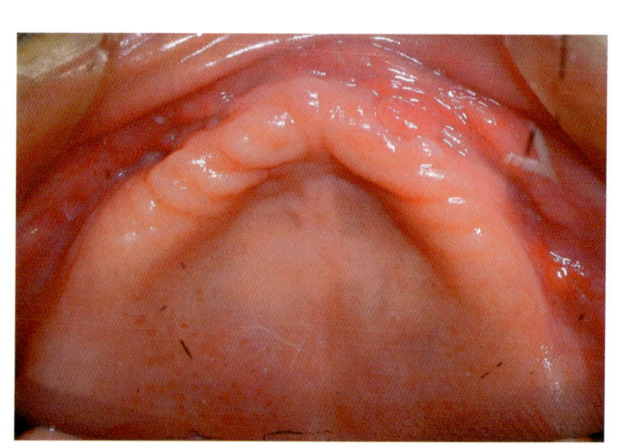

図1-6o 遊離骨を外科手術で除去した．顎堤の高さは減ったが，正常に義歯を装着できる状態になった．

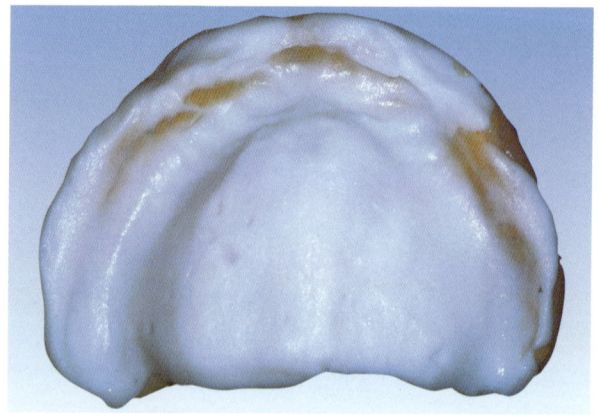

図1-6p 粘膜調整材を使用して咀嚼機能の回復を図った．この状態を動的印象として間接リライニングを行ってもよい．

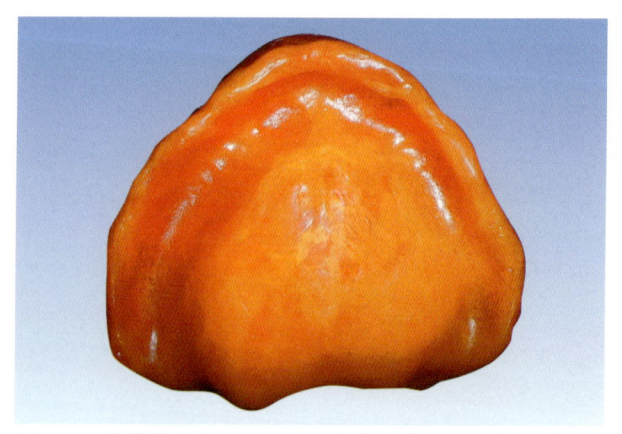

図1-6q 新製義歯用のワックス印象．動的印象採得法で粘膜調整材が呈する印象面と非常に似た印象面が得られる．

4. 極端に顎堤粘膜が菲薄化している場合(図1-7)

　高齢者に多くみられる．確実な機能印象や咬合調整が行われているにもかかわらず，咬合時に疼痛を訴える場合がある．事前の診断で把握しておく必要はあるが，臨床上『言うは易く行うは難し』である．

[顎堤粘膜の菲薄化１]

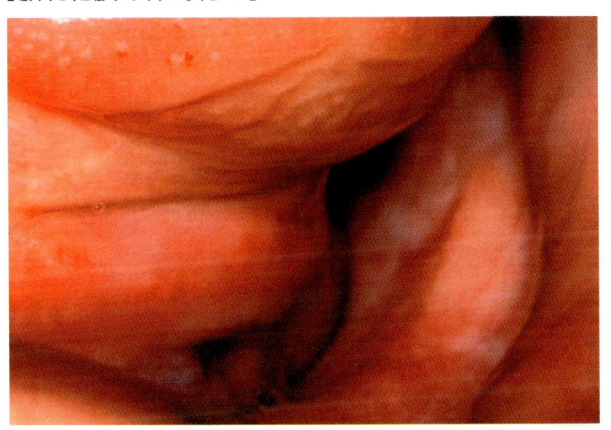

図1-7a　下顎顎堤の前歯部に傷が生じて疼痛が発生した．

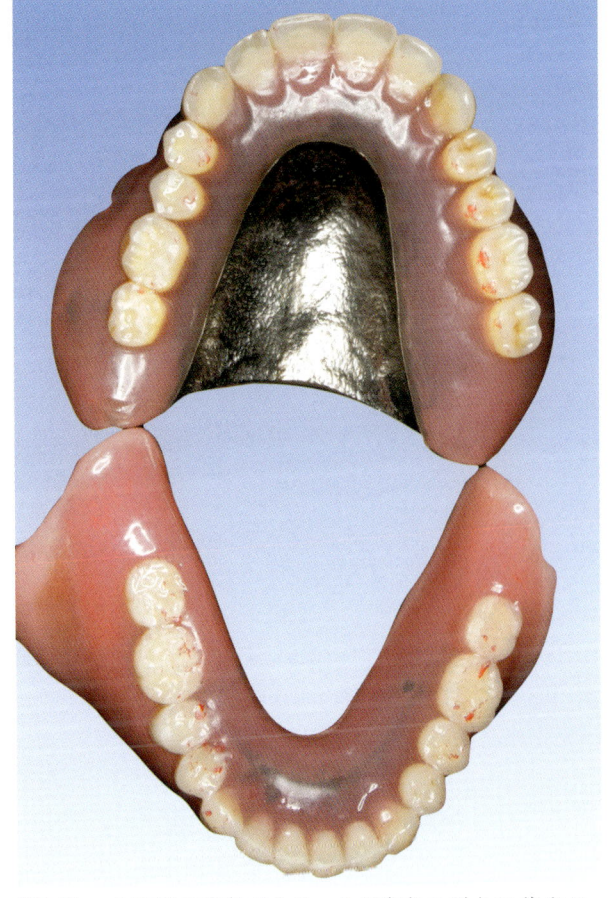

図1-7b　上下顎の咬印である．ただ患者の訴えは義歯が少し動くということであった．

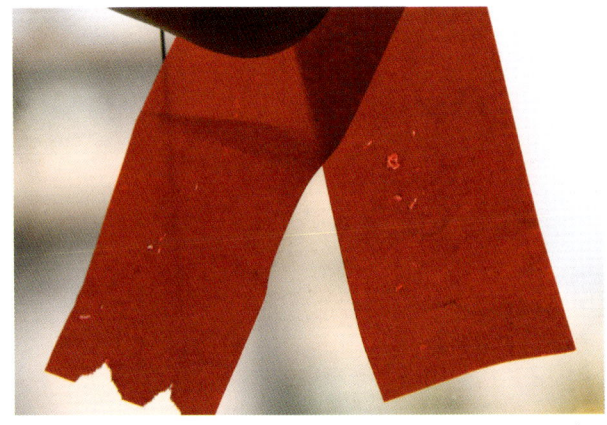

図1-7c　咬合接触時の咬合紙の接触点の抜けである．右にも左にもスクラッチ部分がみられる．

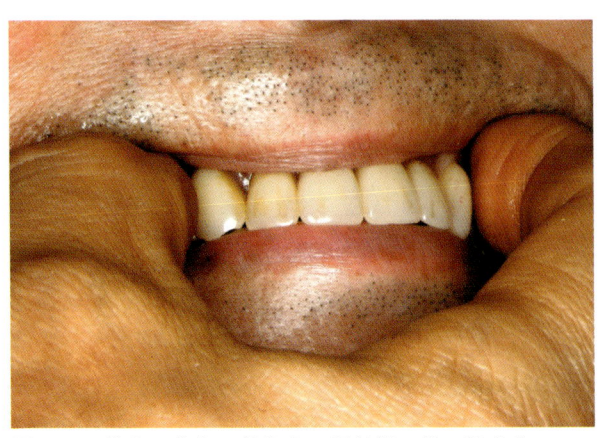

図1-7d　義歯の動きは義歯床の頬側部に指の腹をあてて確認する．

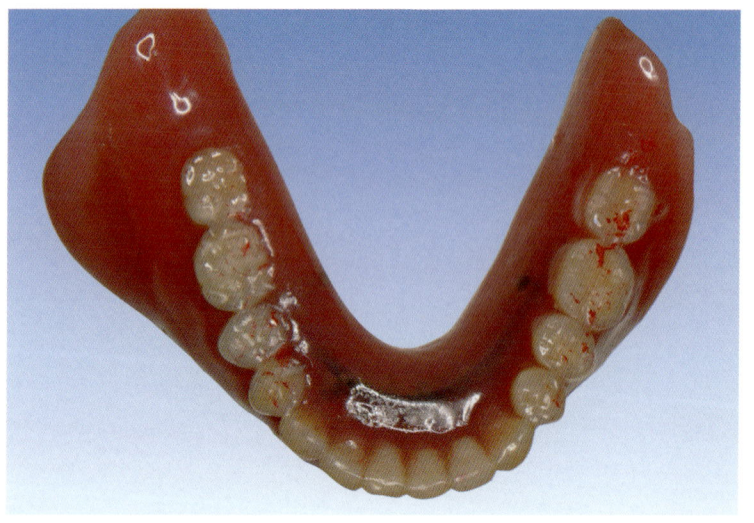

chapter 1 新しく作った総義歯の調整法

図1-7e 咬合調整時の咬印．

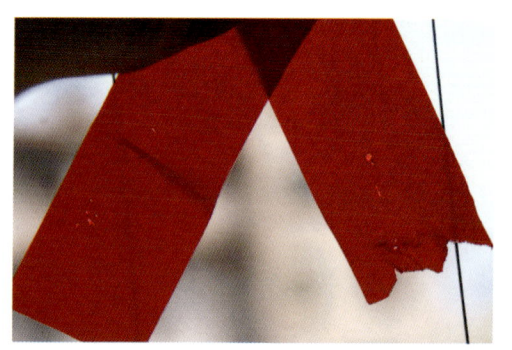

図1-7f そのときの咬合紙の接触点の抜けである．

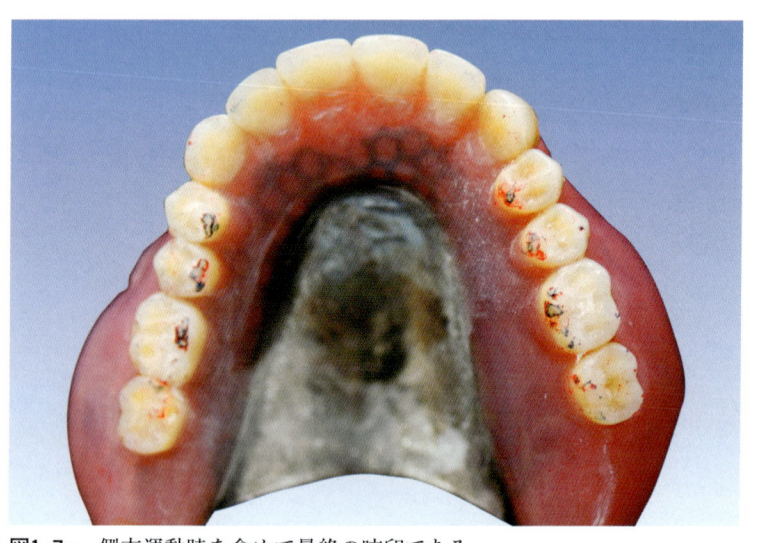

図1-7g 側方運動時を含めて最終の咬印である．

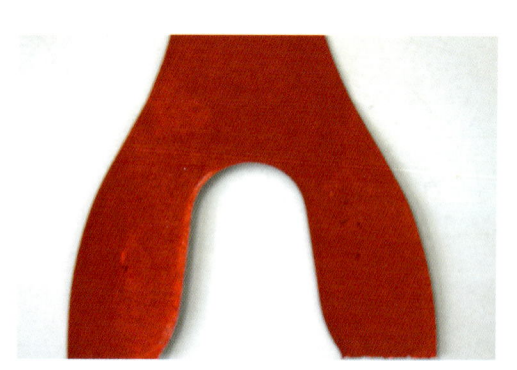

図1-7h その際の咬合紙の抜けである．

対応法
まず咬合の不調和を考えてみる

　人工歯部に示指と拇指の腹をあてて，咬合時の振動の大きさと，その部位の位置を確認してみる．

　咬合音を咬合音測定器，聴診器，または術者の耳で確認するのもひとつの方法である．1点だけが特異に強く接触している場合には，音が小さく左右の音の差も確認できる．またそれほど特異に1点が咬合接触せず，まず1点が接触した後，人工歯咬合面の斜面を滑って咬頭窩に落ち着くような場合には，音がクリアではなく鈍い濁った音がする（清音と濁音の違いを確認）．

　咬合紙を用いて，咬合接触状態が前後左右で調和のとれた状態であるかどうかを確認する．とくに傷が生じている部位で，人工歯の咬合接触が強くなっているか否かを確認する．咬合紙を用いる場合には，その咬合接触部位が印記された人工歯部を確認する．また同時に，咬合紙の方はカーボンが抜けている部位とその抜け方を確認する．このようにスクラッチしている場合は，最初に接触が起きている部分（線）を削除して，滑った後に落ち着いた部分（点）を残しておく．

総義歯の不調和／欠損部顎堤上に傷が生じた場合

[顎堤粘膜の菲薄化2]

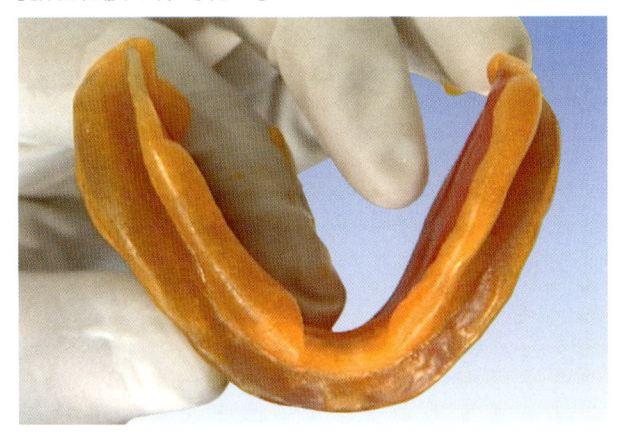

図1-7i 適正に採得されたコレクターワックスでの機能印象面.

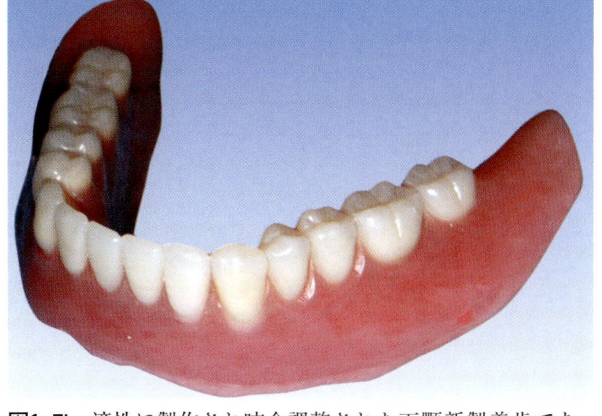

図1-7j 適性に製作され咬合調整された下顎新製義歯である.

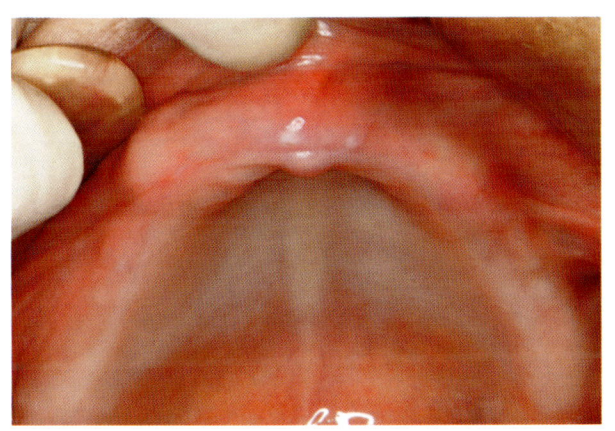

図1-7k 上顎の欠損部顎堤.

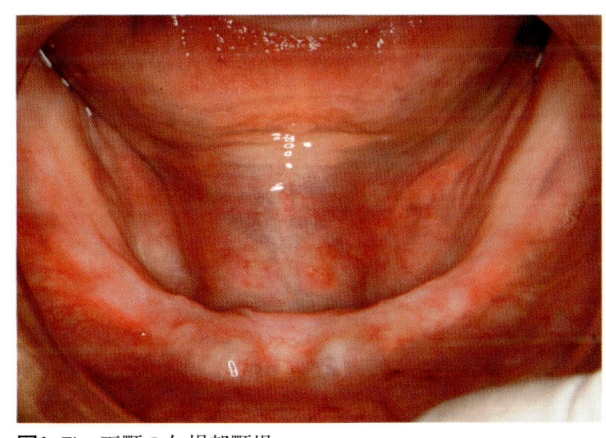

図1-7l 下顎の欠損部顎堤.

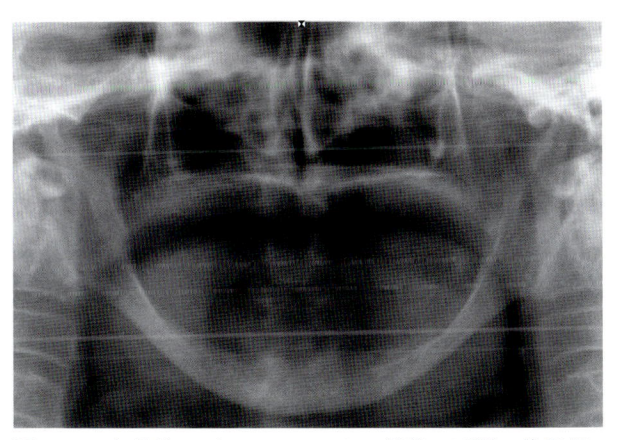

図1-7m 初診時のパノラマエックス線像.下顎の前歯部に過骨した不透過像が2箇所みられる.

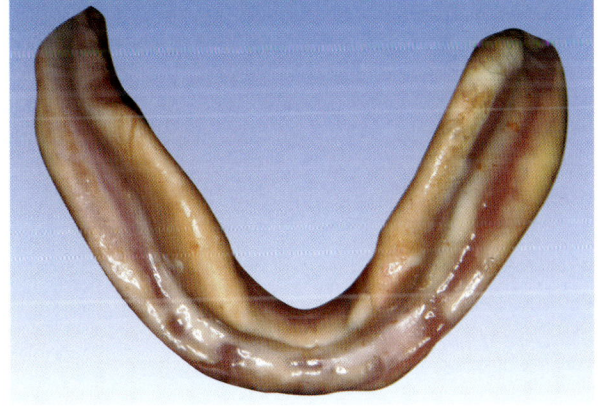

図1-7n 数か月間総義歯を使用した後,若干下顎前歯部に痛みが生じたので粘膜調整を行った.咀嚼時の咬合関係には何ら問題が生じていない.

次に咬合接触が強い場合

　その部位の咬合調整を行い,接触状態を弱くする.咬合接触が強い部分は,咬合紙のカーボンが完全に消えていたり,人工歯に印記されたカーボンの色が白抜きになっていたりするので,その色の変化を確認するようにする.

53

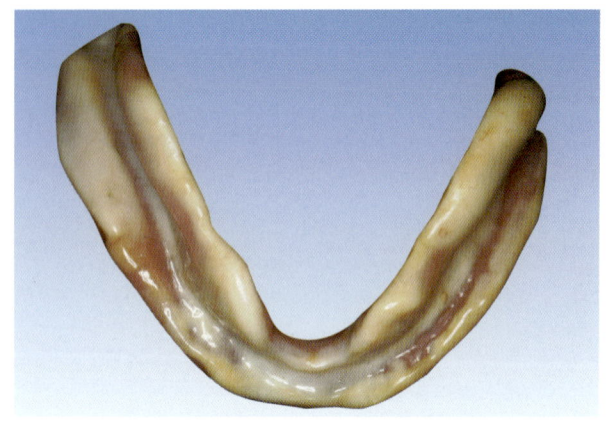

chapter 1　新しく作った総義歯の調整法

図1-7o　適性に粘膜調整が終了した際の義歯床内面である．

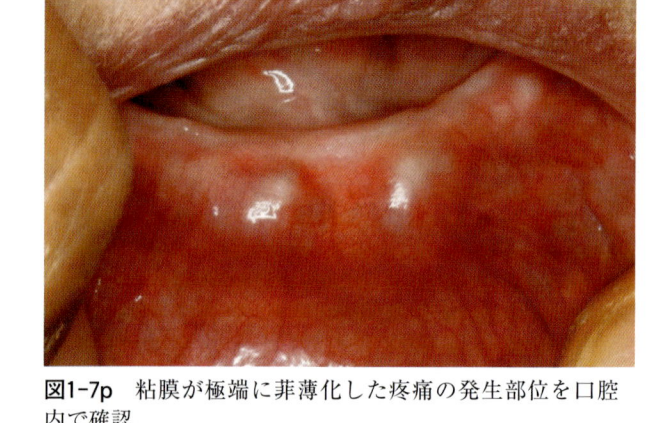

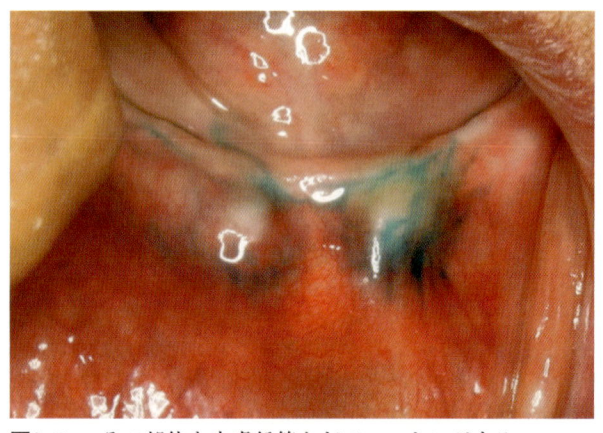

図1-7p　粘膜が極端に菲薄化した疼痛の発生部位を口腔内で確認．

図1-7q　その部位を皮膚鉛筆などでマーキングする．

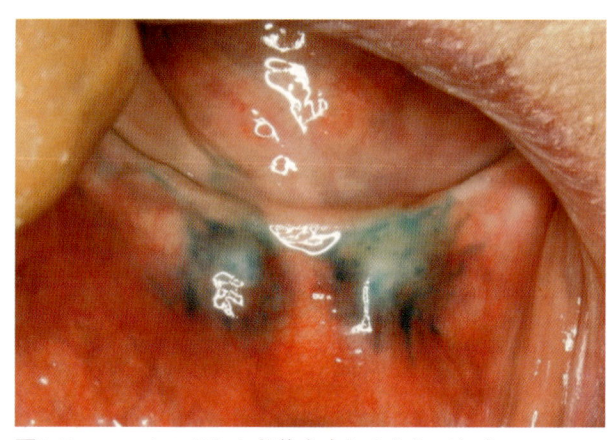

図1-7r　マーキングした部位を少しぬらしておく．

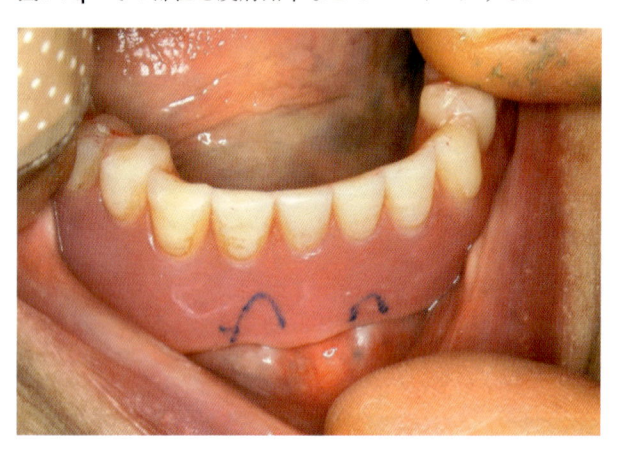

◀図1-7s　義歯床を口腔内に装着してそのマーキングした部位を床内面に反映させ，その部位の小部分をマーキングして少し削り，あたらないように内面に遊びを作る．

次に考えることは，その咬合接触点の配列

　まず人工歯歯列上に規則正しく咬合接触点が配列されているかを調べる．術者が与えた咬合様式にのっとった接触関係になっているかである．筆者はリンガライズドオクルージョンを採用しているので，その様式にのっとっているかを確認する．そして様式どおりに咬合接触関係の調整をした後，最終的にその咬合接触関係を小臼歯部の咬合接触面積を大きくとり，後方臼歯に至る順に接触面積が小さくなるように咬合調整を行う．

総義歯の不調和／欠損部顎堤上に傷が生じた場合

[顎堤粘膜の菲薄化3]

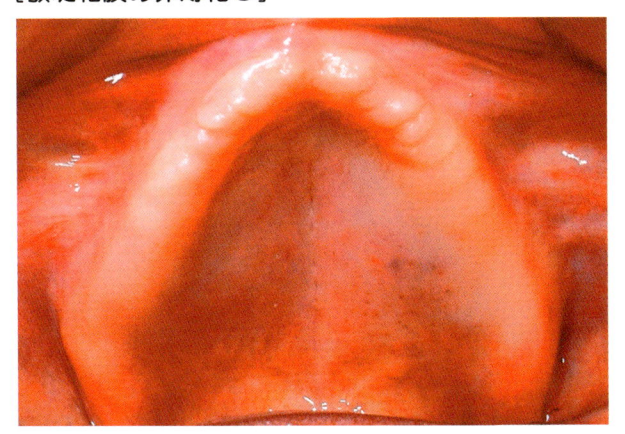

図1-7-1 上顎の顎堤粘膜は大きな被圧度の違いはないように思える．

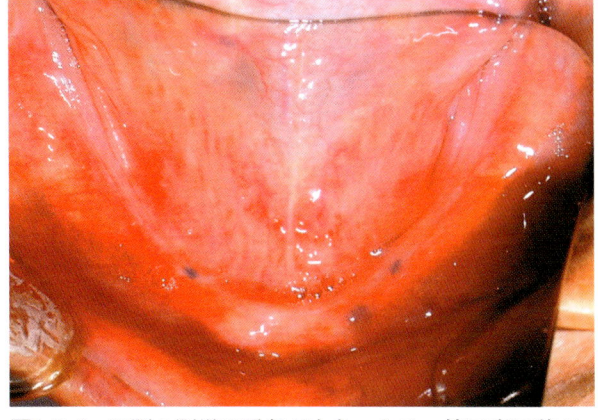

図1-7-2 下顎の顎堤は吸収が大きいため，被圧度に差が認められる．

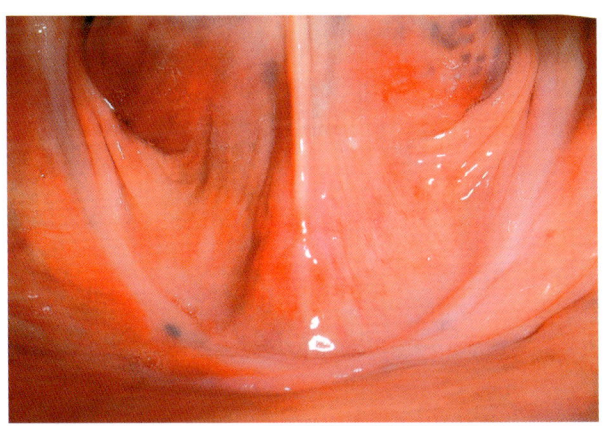

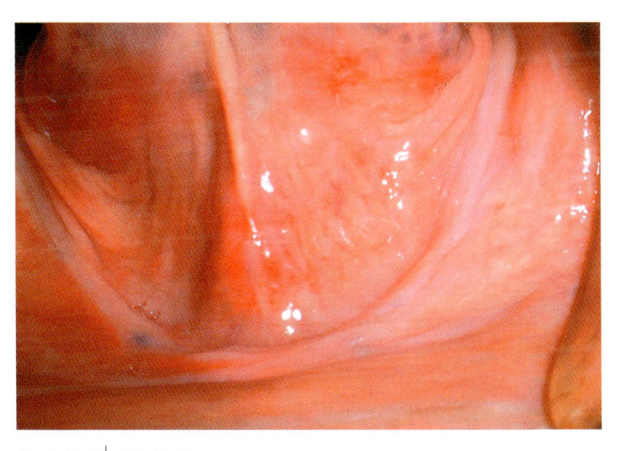

図1-7-3｜図1-7-4
図1-7-5

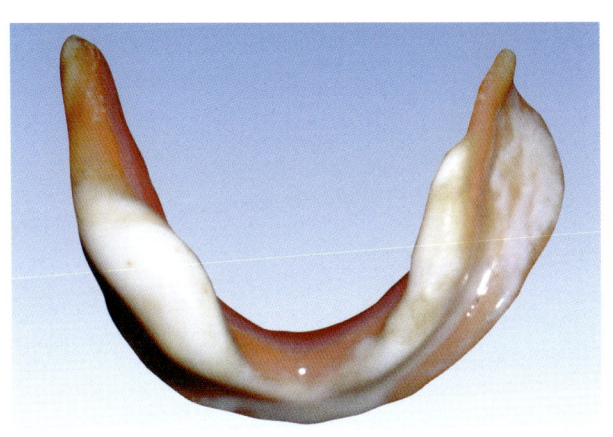

図1-7-3 舌小帯を上に上げると思った以上に顎堤粘膜が引っ張られ，可動粘膜が必要以上に多いことが認められた．
図1-7-4 左の頬粘膜部も可動域が必要以上に大きく，歯槽頂の固有粘膜部の広さはほとんどないことに気づく．
図1-7-5 右の粘膜部も左同様である．

図1-7-6 義歯の動揺が増したため，粘膜調整材を使用して動的印象を行った．

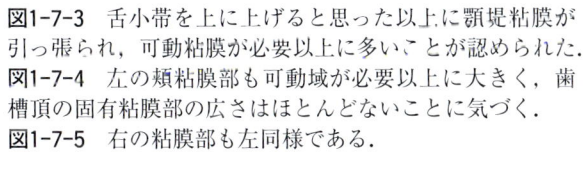

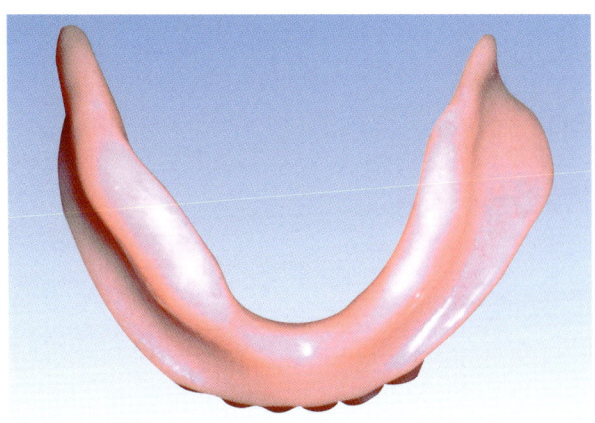

図1-7-7 間接リベース終了．

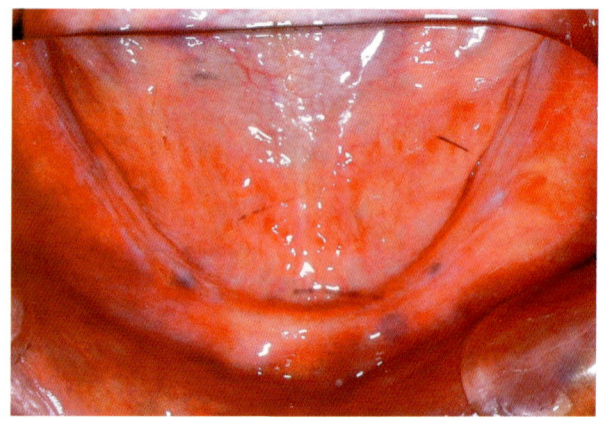

chapter 1 新しく作った総義歯の調整法

図1-7-8 1か月後，下顎顎堤の粘膜に傷が生じて痛みが生じた．

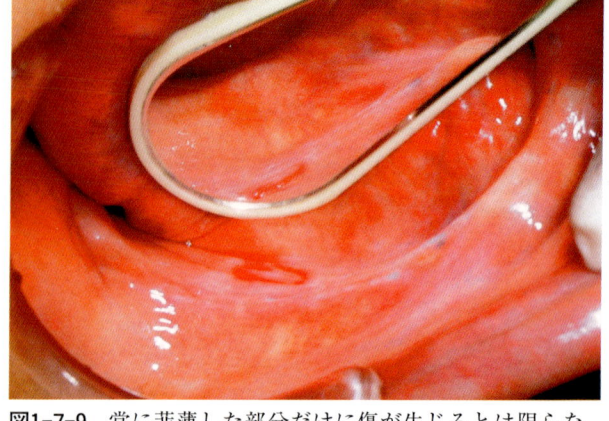

図1-7-9 常に菲薄した部分だけに傷が生じるとは限らない．

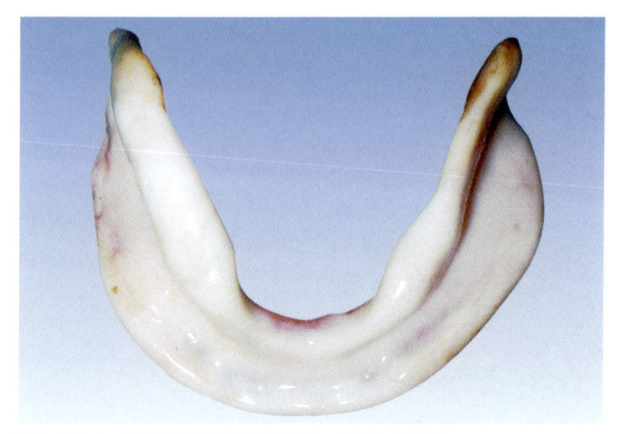

図1-7-10 粘膜調整材を塗布して痛みは消失．

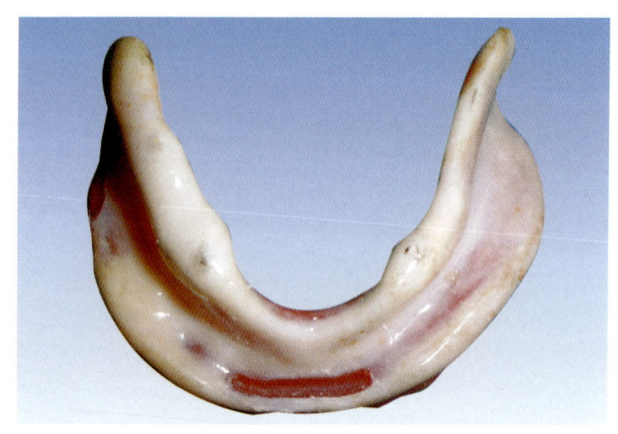

図1-7-11 粘膜調整材の厚みに差がでるのは，顎堤粘膜の被圧度の差に影響される．

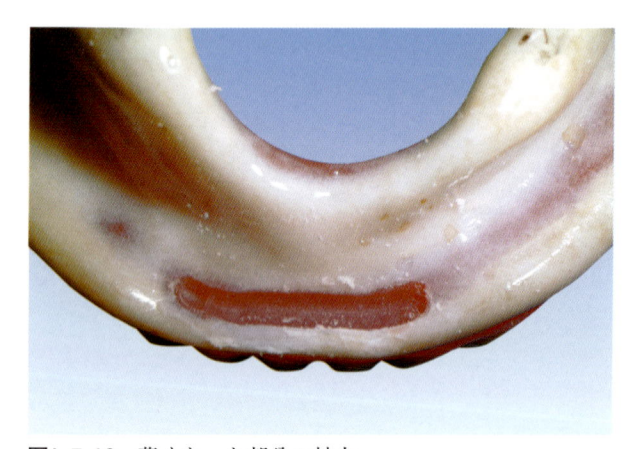

図1-7-12 薄くなった部分の拡大．

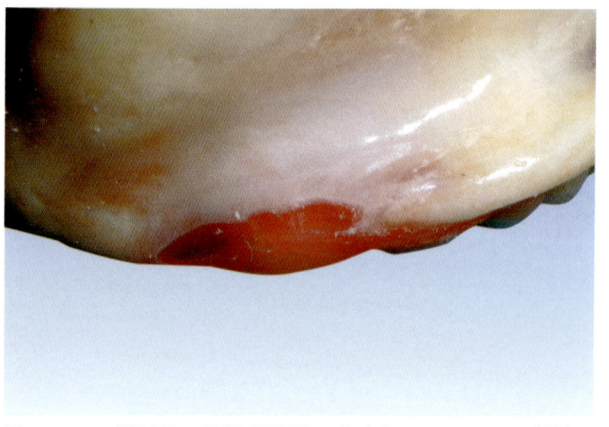

図1-7-13 頰側部の粘膜調整材が薄くなっているため削除しておく．

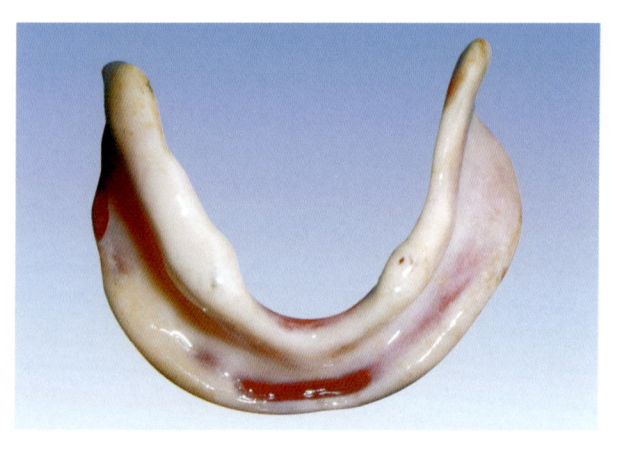

◀図1-7-14 下顎前歯部の歯槽頂の見分けが困難なため，粘膜調整材が薄くなったところは削除して再び粘膜調整材を張り直す．

56

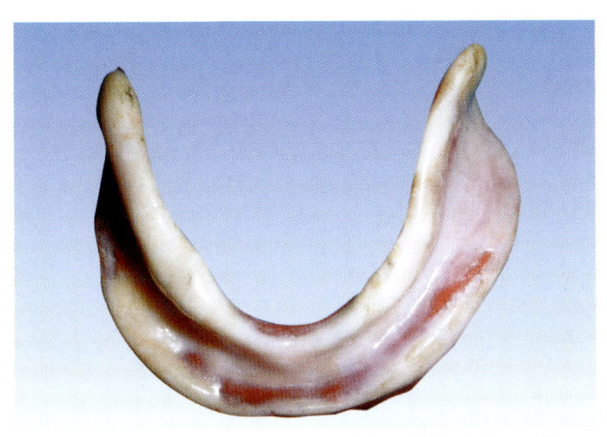

総義歯の不調和／欠損部顎堤上に傷が生じた場合

図1-7-15 まだ粘膜被圧度の差で粘膜調整材の厚みに差が多くでてしまっている．あまりに差が大きいと，リベース終了時に疼痛が生じるケースがあるため，少し気をつけておく．

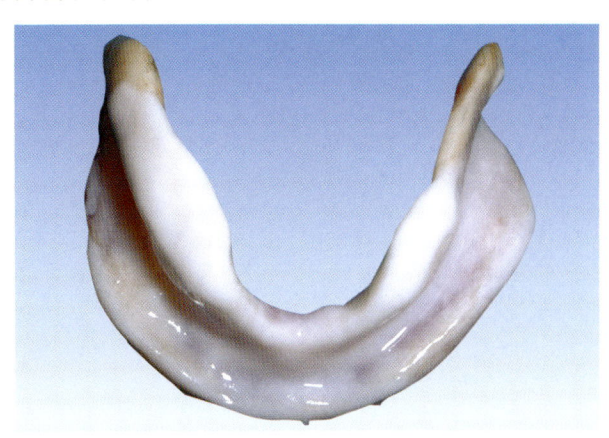

図1-7-16 動的印象終了時の床内面．

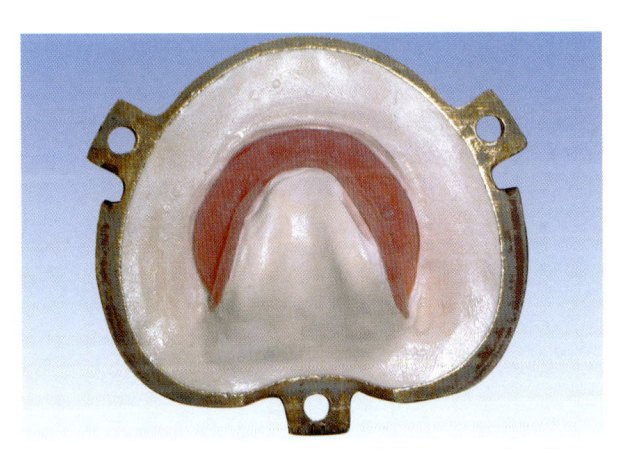

図1-7-17 フラスコ埋没後，粘膜調整材をバーなどで除去した後に義歯床内面の新生面をだしておく．

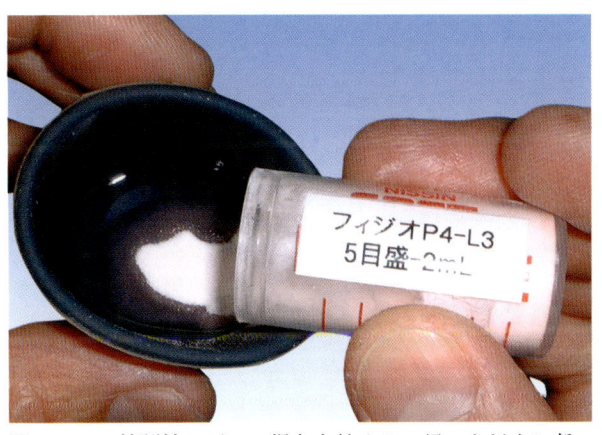

図1-7-18 粘弾性レジンの混和を始める．思った以上に粉液のなじみが悪い．

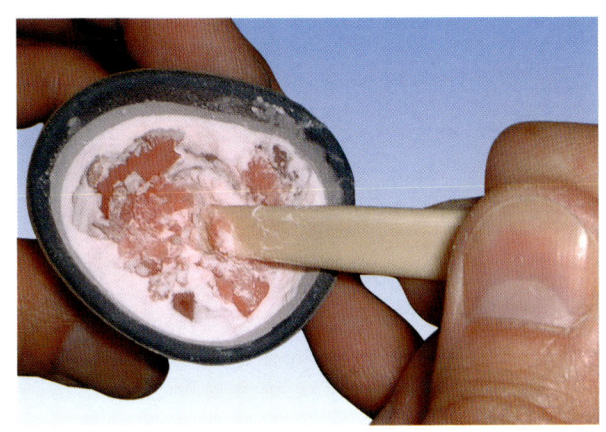

図1-7-19 粉液のなじみは悪い．

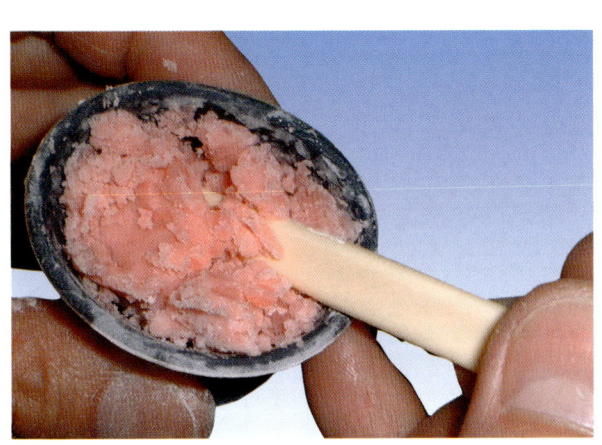

図1-7-20 混和がほぼ終了．この状態で餅状になるまで待つ．

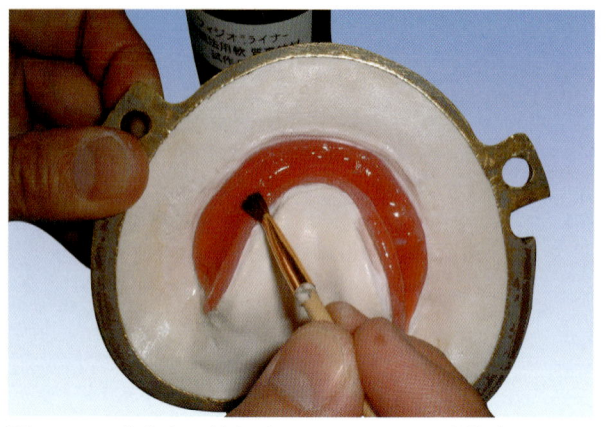

chapter 1 新しく作った総義歯の調整法

図1-7-21 義歯床の新生面にレジンモノマーを塗布しておく．

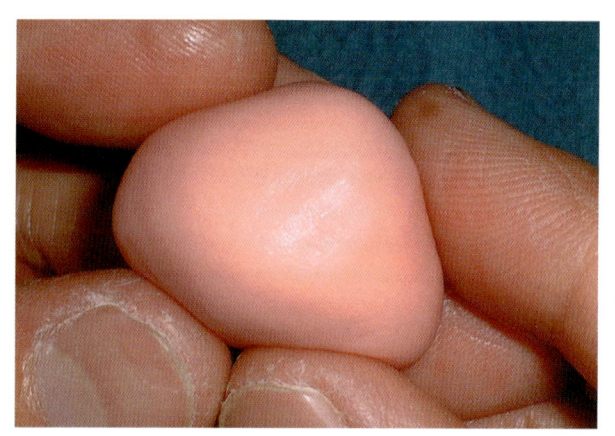

図1-7-22 餅状に予備重合された粘弾性レジン．

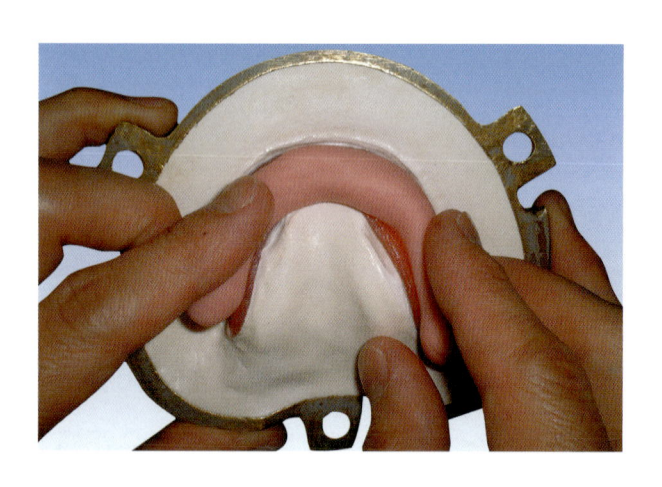

図1-7-23	図1-7-24
図1-7-25	

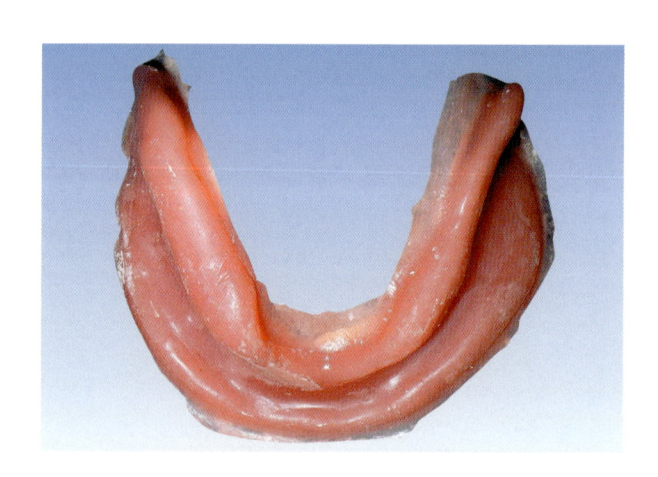

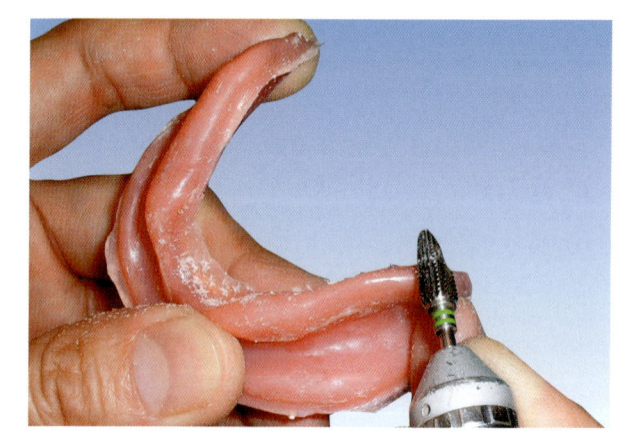

図1-7-23 粘弾性レジンのリベース材を填入．粘膜が菲薄であるため，失われた顎堤粘膜と同様の性状を示す粘弾性レジンをリベース材として採用する．
図1-7-24 重合終了後の義歯床内面．
図1-7-25 バリをトリミングする．

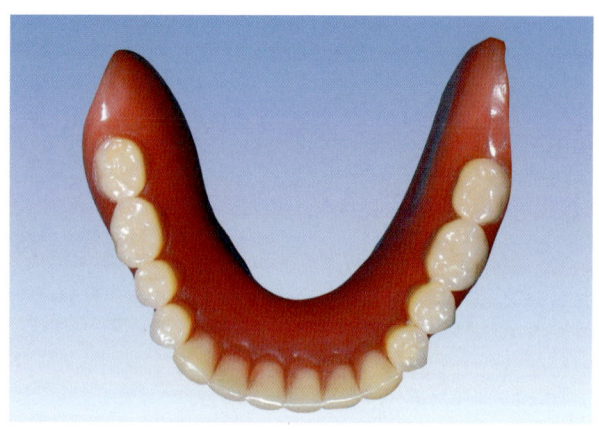

図1-7-26 リベース終了後の咬合面観．

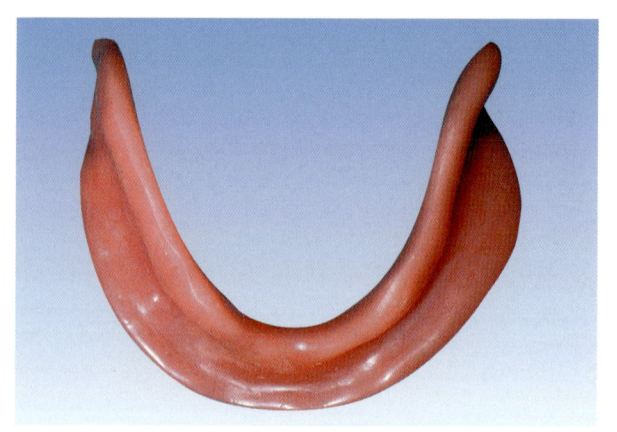

図1-7-27 間接リベース終了後の義歯内面観．

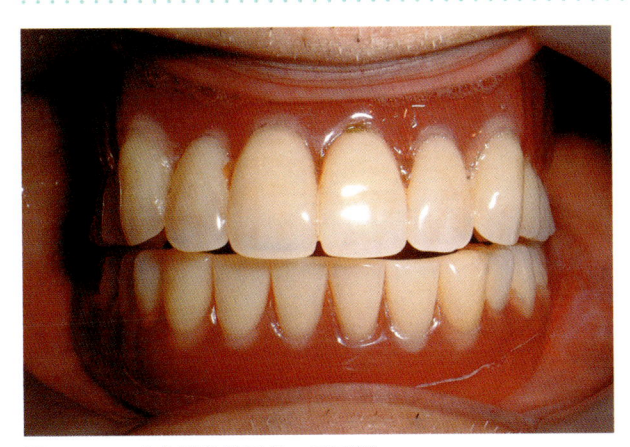

総義歯の不調和／欠損部顎堤上に傷が生じた場合

図1-7-28　咬合調整終了後の正面観.

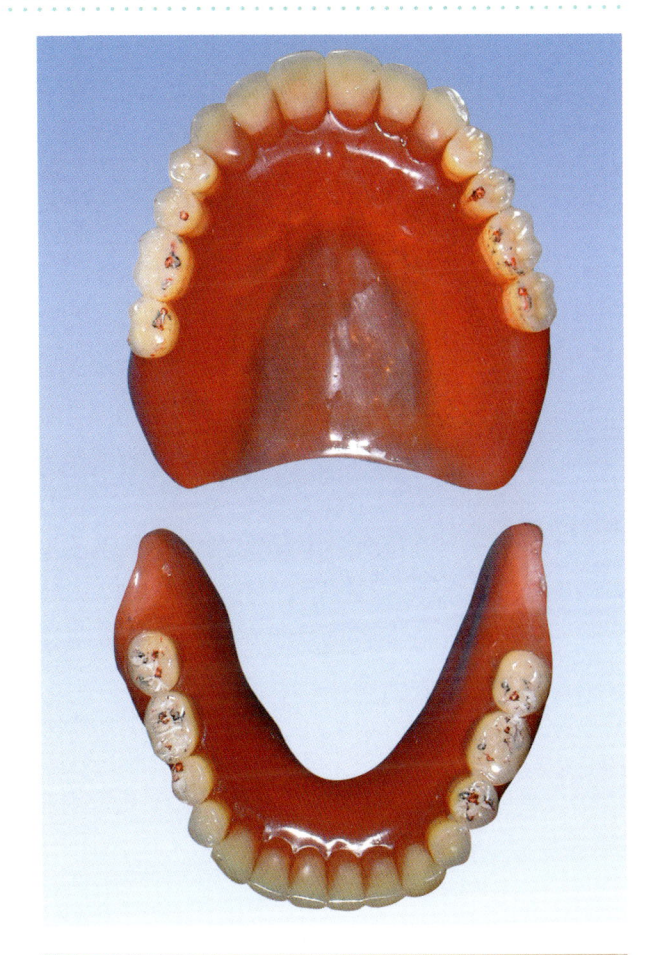

▶図1-7-29　適正に咬合調整が行われたときの咬印である.

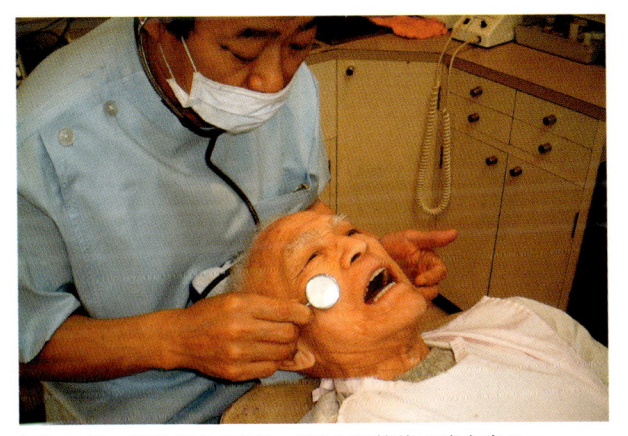

図1-7-30　聴診器を使用して咬合調整後の咬合音のチェックをしておく.

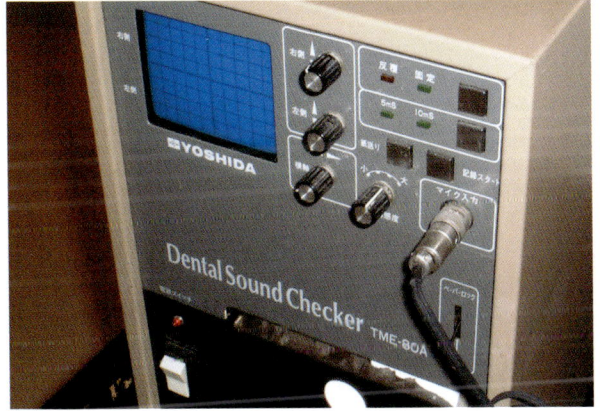

図1-7-31　サウンドチェッカー(ヨシダ)を用いて，その咬合音をオシロスコープに収め保存しておくと次のための資料にもなる.

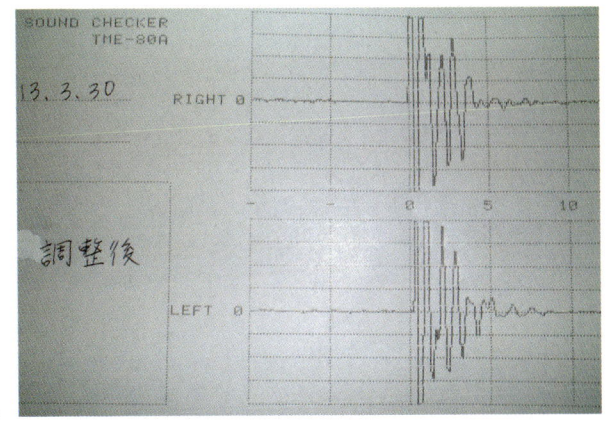

▶図1-7-32　その波形を印刷しておく.

59

chapter 1　新しく作った総義歯の調整法

咬合調整を行ったにもかかわらず，疼痛が消失しない場合

　ここで初めて義歯床内面の調整(削除)に移行する．その手順としては，まず傷のある部位を皮膚鉛筆などでマーキングして，義歯床内面にその部位を印記する．近年フィットチェッカーのようなホワイトシリコーンを義歯床内面に塗布した後，咬合させフィットチェッカーの色が消失した部位を，義歯床が強く顎堤粘膜と接している部位とする方法がある．

　この方法を選択した際には，粘膜の被圧度の違いを注意して使用しないと，菲薄な部分だけが抜けてくることが多い．固いものと固いものの適合を確認する際には，非常に便利であるが，どうも固いものと柔らかいものとの適合を柔らかいものを利用して確認することは，術者の経験が大きくかかわってくる．

印記された床内面を削除後，ティッシュコンディショナーで粘膜調整

　削除した義歯床内面量が正しいか否かを，傷の痛みの消失で判断すると誤るケースがある．つまり多く削除すれば疼痛は消失するかもしれないが，他の部分に新たな疼痛が発現する可能性がでてくる．よって筆者は床内面を削除した後は，ゲル化のまま長期間推移するティッシュコンディショナーを用い，粘膜調整を兼ねて義歯床の顎堤粘膜との適合を必ず図ることにしている．

1週間経過観察し，傷が消失したら動的印象を行い，間接リライニング

　ティッシュコンディショナーによる動的印象は，確率の高い機能印象になりうると考えられるので，顎堤粘膜と義歯床の適合は高いといえるであろう．

間接リベースを行う際の注意点

　せっかく確率の高い機能印象を採得してあるので，義歯床材料に置き換える際に(レジンの重合時)，変形が生じにくい重合方法(低温重合，粘弾性レジン使用など)を考える必要がある．またリライニングを行う際には，できる限り重合変形量が少ないことが望ましいのと，失われた組織(顎堤粘膜)が有する性状が粘弾性であることから，粘弾性レジンを応用することも選択肢の一つである．この方法は，顎堤粘膜が薄く被圧度が小さい場合には，より有利であると考えられる．

POINT

　このトラブルへの対応方法は，まず咬合の不調和を解決した後に，義歯床内面を調整することである．

歯肉頰移行部に傷が生じている場合

　このようなケースでは，咀嚼，咬合時に疼痛が発現するというよりは，口腔内に試適した段階で患者が痛みを訴えることが多い．そして「頰粘膜方向，または外側に大きい感じがする」，「大きな感じがする」などのような訴え方をすることがある．そして傷口の形はナイフで切ったような形態になる特色がある．よってそのトラブルの解消には，あまり時間を要さないと考えられる．

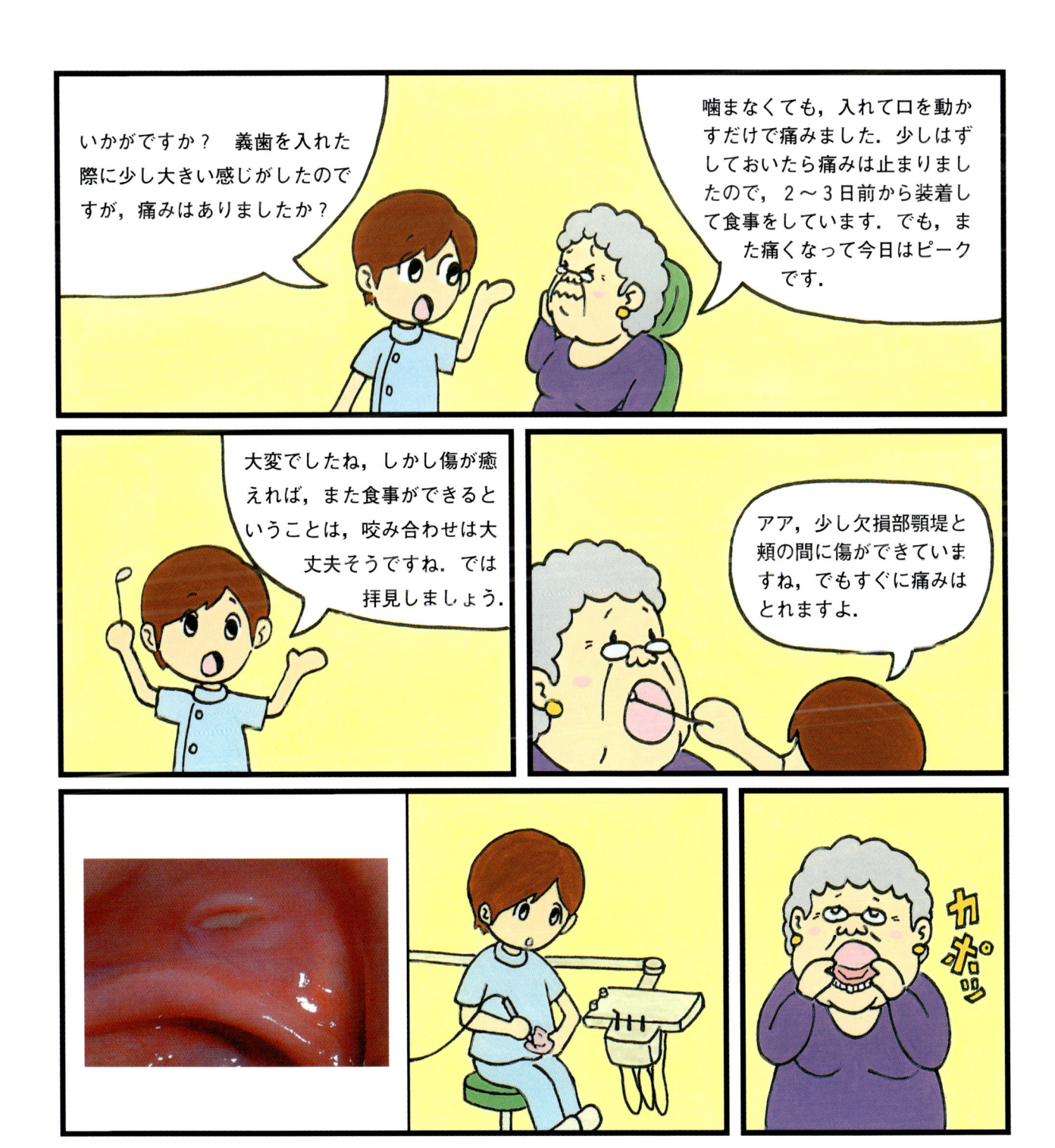

いかがですか？　義歯を入れた際に少し大きい感じがしたのですが，痛みはありましたか？

噛まなくても，入れて口を動かすだけで痛みました．少しはずしておいたら痛みは止まりましたので，2～3日前から装着して食事をしています．でも，また痛くなって今日はピークです．

大変でしたね，しかし傷が癒えれば，また食事ができるということは，咬み合わせは大丈夫そうですね．では拝見しましょう．

アア，少し欠損部顎堤と頰の間に傷ができていますね，でもすぐに痛みはとれますよ．

カポッ

61

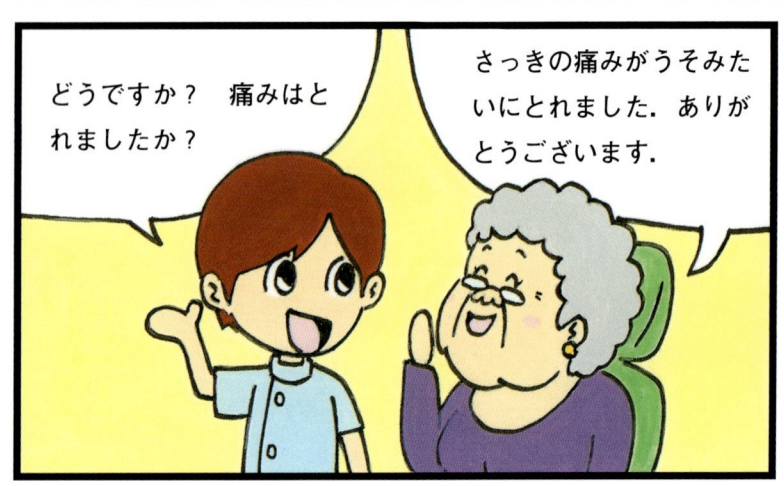

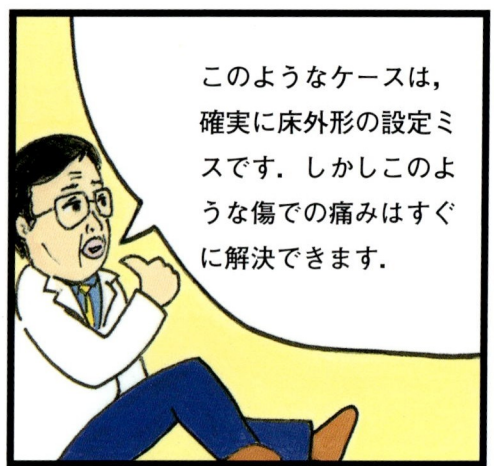

chapter 1 新しく作った総義歯の調整法

原因
1．概形印象の不適正（図1-8）
　　概形印象を行う際に，既製トレーが大きかったり印象材のフローが悪すぎたりすると，口腔内の可動部を押したままの印象が採得されてしまう．概形印象を行った後に，その模型によって個人トレーを製作してしまうと，どうしても大きな個人トレーができてしまうため，義歯床の大きさは不適正になってしまう．当然のことであるが，既製トレーの形が不適正のまま義歯を製作すれば，床外形は不適正のままである．

2．機能印象採得時の筋形成が不適正
　　適切な概形印象が採得されていないと，次のステップで作成される個人トレーが不適正になるため，大きめまたは小さめの顎堤粘膜の印象が採得されてしまう．その際，大きく採れてしまうと軟組織である可動粘膜を押さえ込んでしまい，義歯床が大きくできてしまう．また筋形成が不適正であっても，前述と同様に義歯床が大きくなることがある．

対応法
新製義歯を試適し，歯肉頬移行部を異常に加圧していないかを調べる
　　両側の小臼歯部人工歯咬合面を片手の示指と中指で同時に押さえて，頬粘膜を外側に引っ張ってみる．引っ張っている頬粘膜と義歯床が接している部分が白く止血された状態になっていれば，義歯床が歯肉頬移行部を異常に加圧しているサインである．

歯肉頬移行部に切り傷：傷に接する義歯床をマーキング後，適正に削除
　　口腔内に試適する際に傷口を目で確認しながら，義歯を口腔内に装着していくときに義歯床で傷が隠れる部位をマーキングしておく．

総義歯の不調和／歯肉頰移行部に傷が生じている場合

[顎堤粘膜の傷]

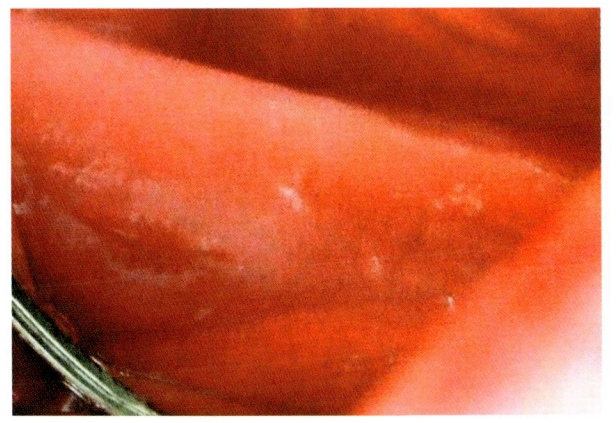

図1-8a　顎堤の右下大臼歯部の舌側に傷が生じた．

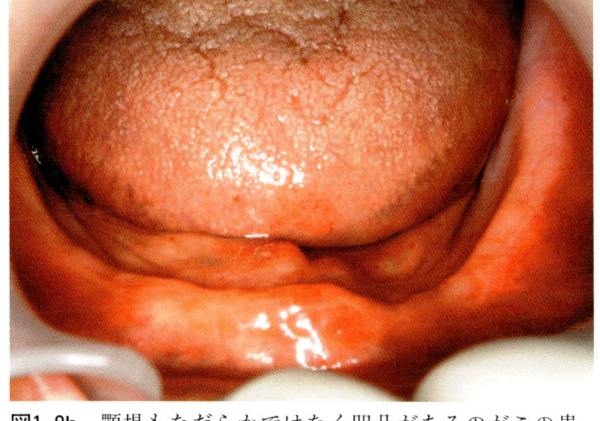

図1-8b　顎堤もなだらかではなく凹凸があるのがこの患者の特色である．

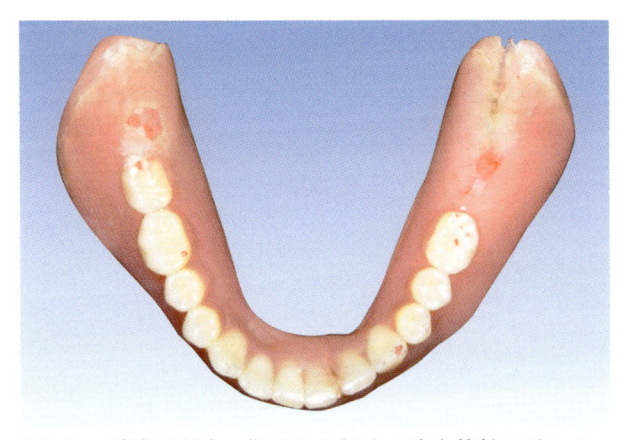

図1-8c　咬合関係も，傷がある部分の咬合接触が強いことが確認できる．

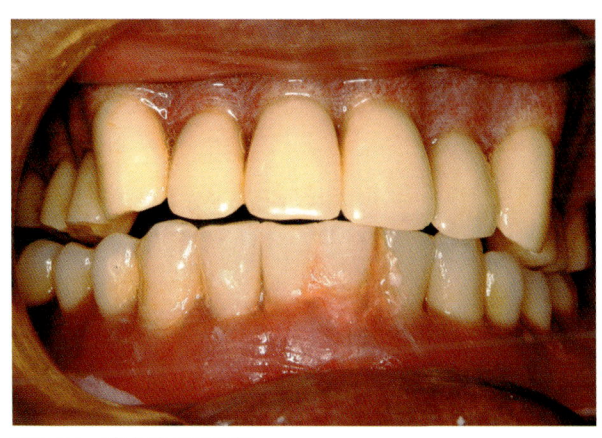

図1-8d　咬合時の正面観．

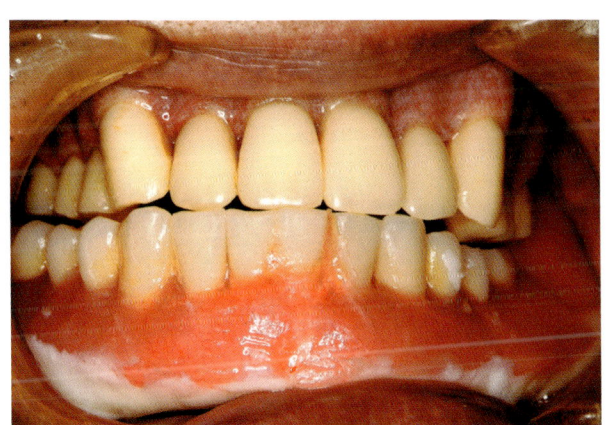

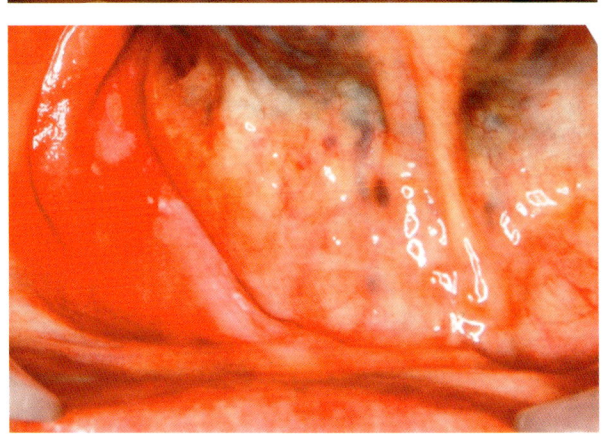

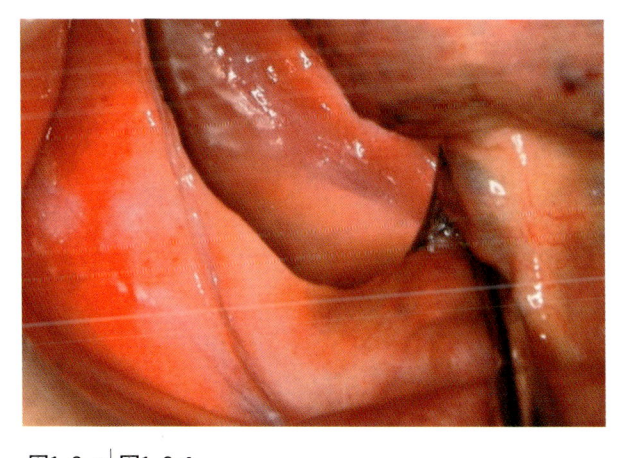

図1-8-e	図1-8-f
図1-8-g	

図1-8e　粘膜調整を行った状態での咬合時の正面観．
図1-8f　まだ傷が残っているので粘膜調整と咬合調整を続けた．
図1-8g　顎堤粘膜の傷は徐々に消失してきた．

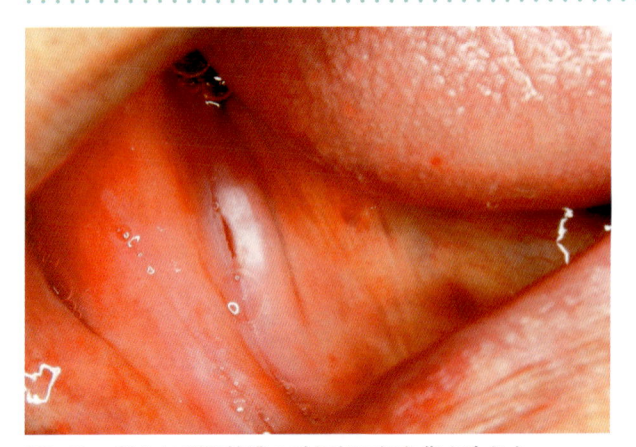

chapter 1 新しく作った総義歯の調整法

図1-8h 新たに顎堤粘膜の舌側部に切り傷が生じた.

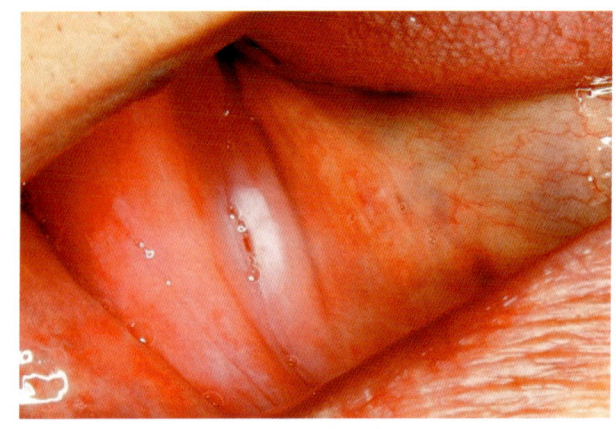

図1-8i 鋭くナイフで切ったような傷.

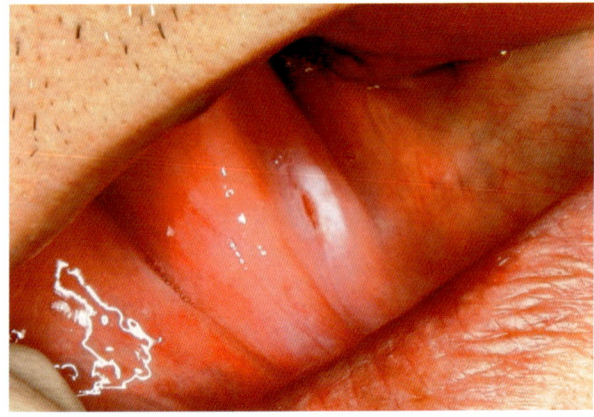

図1-8j 義歯床の長さは特別に異常がない.

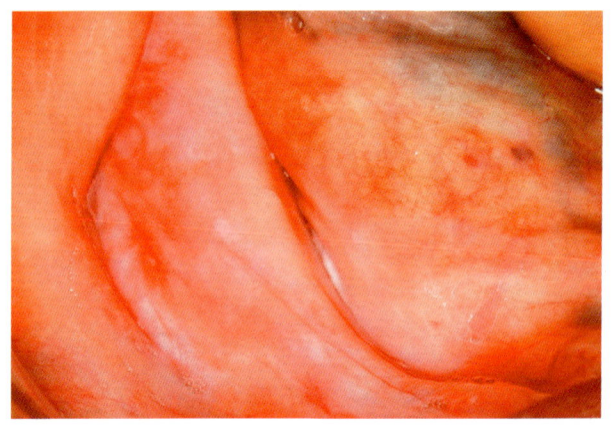

図1-8k 粘膜調整を行ったが消失しない.

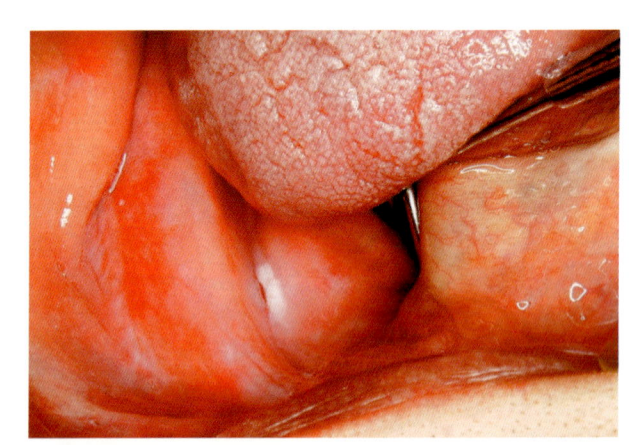

▶図1-8l 傷の部位は同じ位置である. 2週間たっても消失しない.

図1-8m 義歯床の頬側部に指の腹をあてて, 咬合時の義歯の動きを確認.

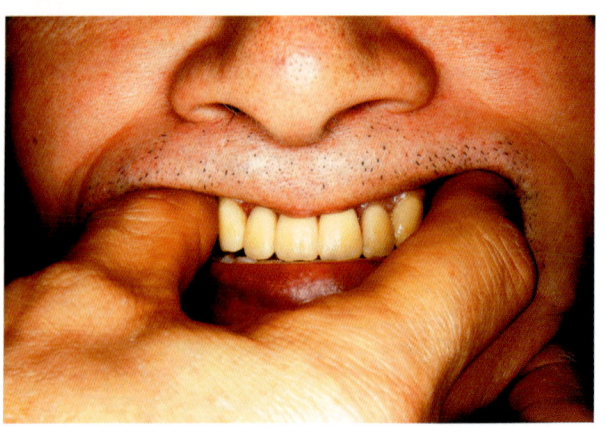

図1-8n 大臼歯部から小臼歯部へと指の位置を変えながらチェックすると, 咬合時に前方に動いているのが確認できた.

64

総義歯の不調和／歯肉頬移行部に傷が生じている場合

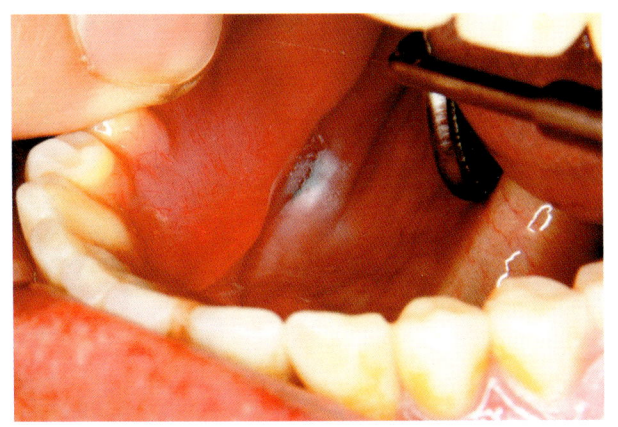

図1-8o　傷が確認できる程度に義歯床を削除する．

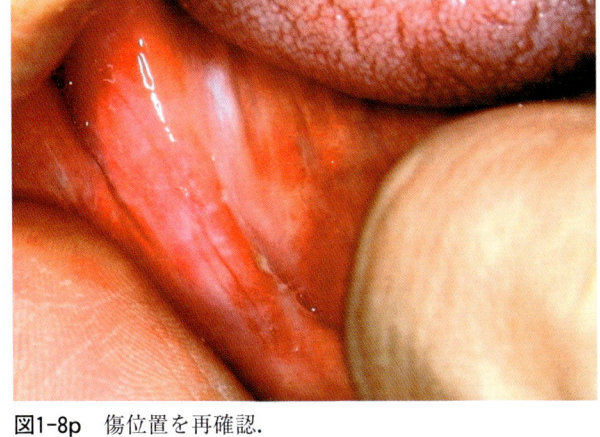

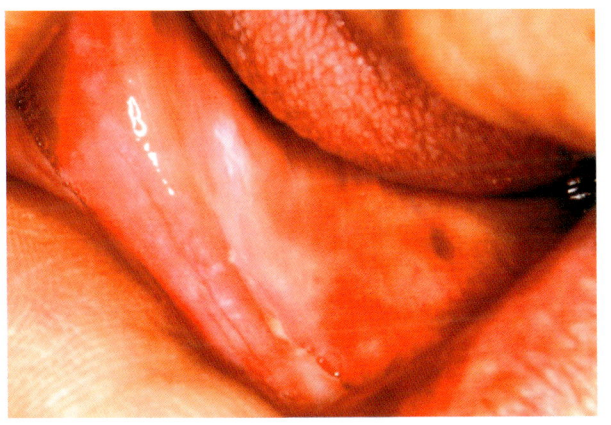

図1-8p　傷位置を再確認．

図1-8q　粘膜調整後1週間でほぼ消失．

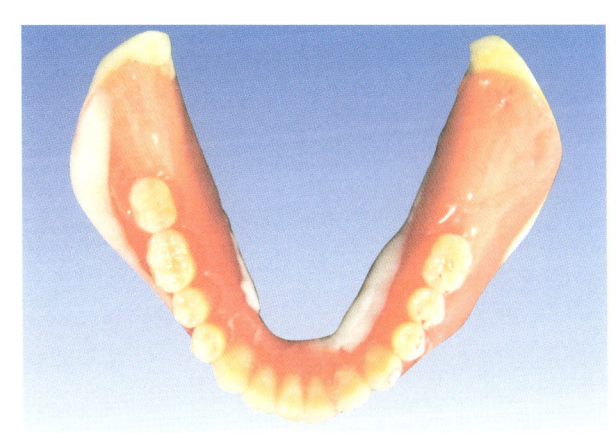

図1-8r　粘膜調整を行うと同時に咬合調整も行った．

◀図1-8s　2週間後には傷も徐々に癒えてきた．

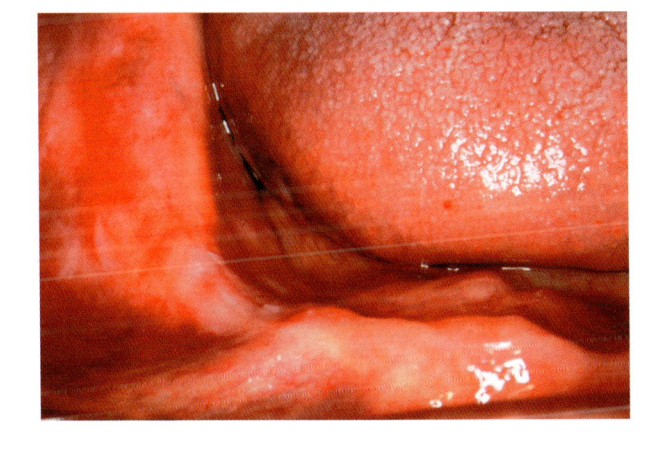

図1-8t　咬合状態と粘膜調整材のチェック．

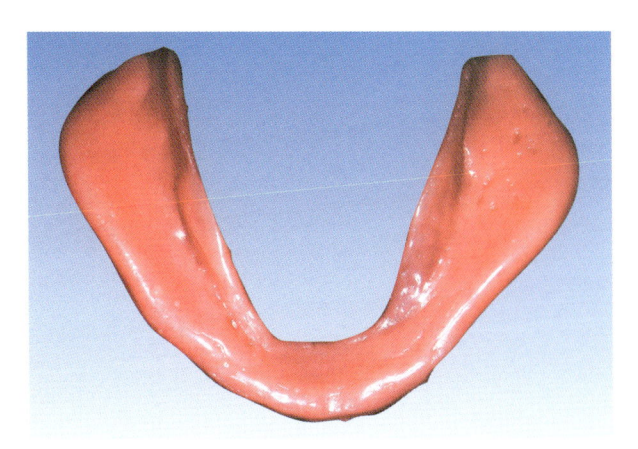

図1-8u　間接リベース終了後．

義歯床の削除：裂傷部が義歯床の外にでるまで少しずつ削除

徐々に削除していき，最終的にはその傷口が義歯装着時に義歯床の外側に目で確認できるようになったときに，削除を終了する．またその際に可動粘膜を反転させて義歯床にその傷が触れないことを確認しておく．

技工操作：通常の場合，その調整で傷は癒えて確実に咀嚼機能を回復する．

もし大きく削除しすぎた場合には，ティッシュコンディショナーや床延長ができるレジンを用いて適正な床外形に修復する必要がある．床の延長を行うには，ベースプレートタイプのレジンを用いると簡便に行うことができる．またティッシュコンディショナーを用いた場合には，リライニングする以外に床の延長はできないであろう．

頬粘膜にナイフで切ったような傷ができた場合には，義歯床を削除していくのだが，一度に多くの削除をせず少しずつ削除していく．必ず削除した後に，義歯を装着して傷が義歯床の外側にきているかを確認する．

頬粘膜，舌に咬傷が生じる場合

義歯装着当日に患者が「頬粘膜や舌を噛む」というトラブルを訴えるケースは非常に少なく，装着翌日から以後1週間くらいの間に訴えてくることが多い．よって義歯装着当日には，術者が咬合時の人工歯同士の被蓋関係を確認し，頬粘膜や舌を噛まないようにしておかなければならない．また装着時は適正な被蓋関係であっても，咬合調整後に不適正な状態になるケースもあるので十分な注意を払う必要がある（図1-9）．

原因

1．不適正な被蓋関係（オーバージェット）を人工歯に与えた場合

義歯製作時に技工サイドにおいては，十分に人工歯配列に注意を払って行っているため，一般的にいわれているチークバイトになっているケースはほとんどないといってよい．しかし口腔内に装着してみると片側で，上下顎人工歯の頬側咬頭同士が咬合していることがある．その際に反対側は必要以上にオーバージェットがついていることがある．これは咬合採得時に左右側でエラーが起きていることが原因であると考えられる．

2．義歯床後方縁端部において，上下顎の床同士が接近している場合

上下顎の義歯床の後方部が極端に接近する場合には，時として咬合が低いことがある．また義歯床後方縁端が長すぎる場合にもこのようなエラーが起きるが，技工操作時に確認できるので咬合器上で確認しておく．

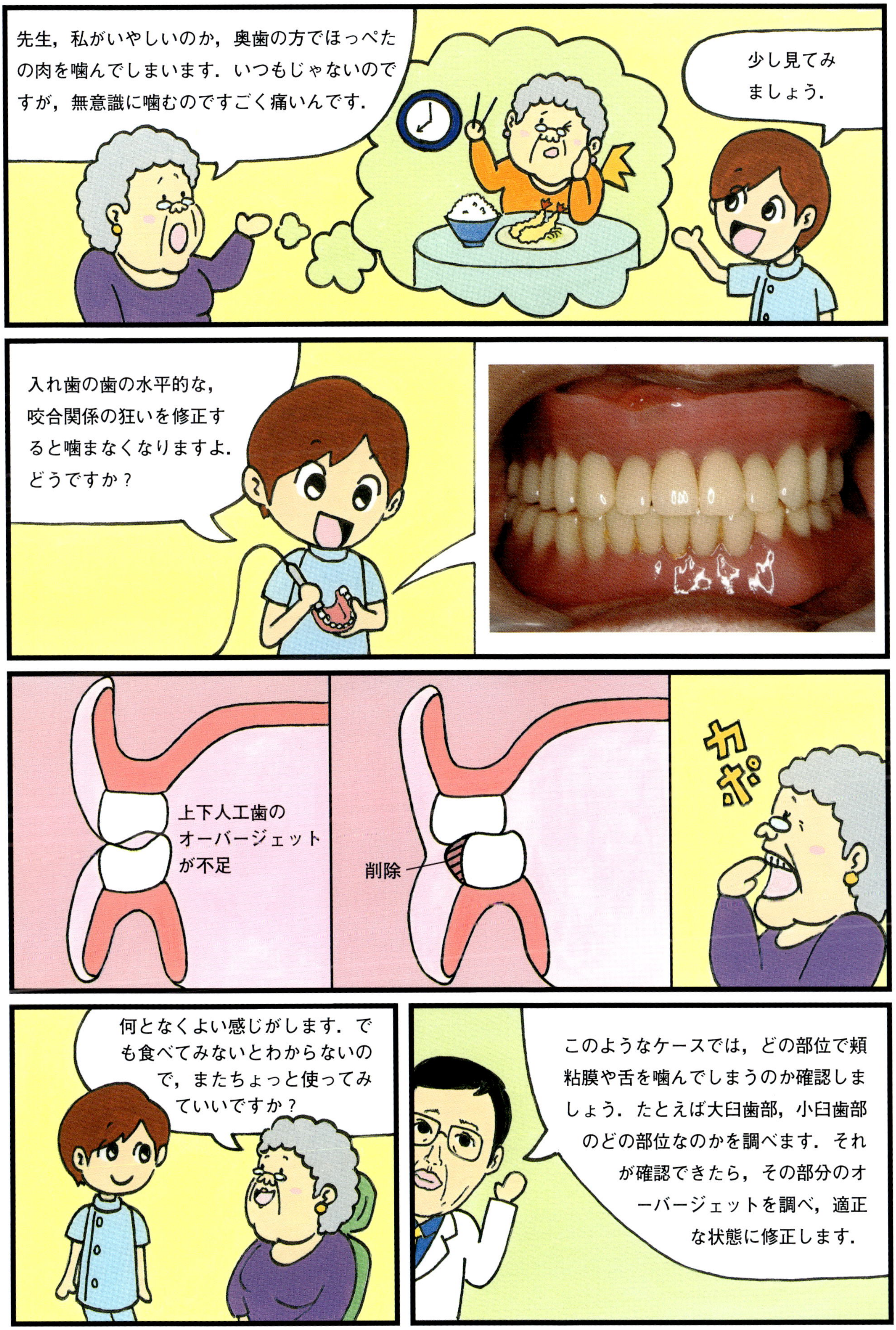

総義歯の不調和／頬粘膜，舌に咬傷が生じる場合

先生，私がいやしいのか，奥歯の方でほっぺたの肉を噛んでしまいます．いつもじゃないのですが，無意識に噛むのですごく痛いんです．

少し見てみましょう．

入れ歯の歯の水平的な，咬合関係の狂いを修正すると噛まなくなりますよ．どうですか？

上下人工歯のオーバージェットが不足

削除

カポ

何となくよい感じがします．でも食べてみないとわからないので，またちょっと使ってみていいですか？

このようなケースでは，どの部位で頬粘膜や舌を噛んでしまうのか確認しましょう．たとえば大臼歯部，小臼歯部のどの部位なのかを調べます．それが確認できたら，その部分のオーバージェットを調べ，適正な状態に修正します．

chapter 1 新しく作った総義歯の調整法

［チークバイト］

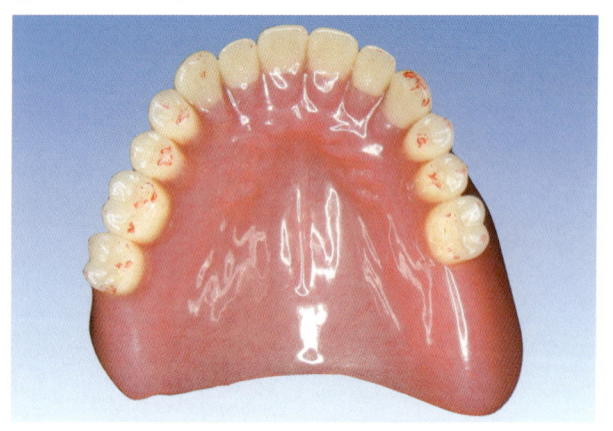

図1-9a　適正に咬合調整された上顎総義歯咬合面観.

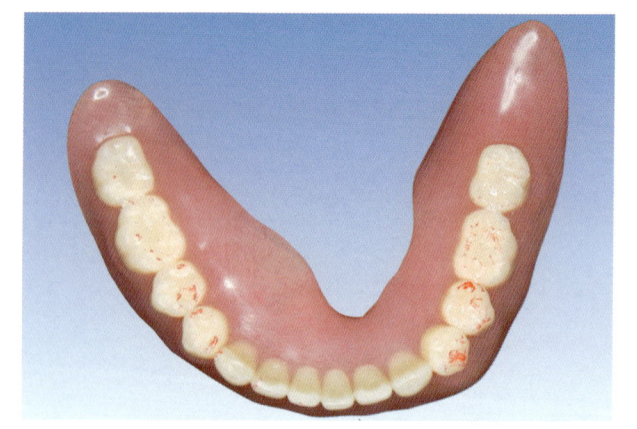

図1-9b　下顎の咬合面観. 少し右側最後方臼歯の遠心辺縁隆線から義歯床後方縁端までの距離が少ないことが気になる.

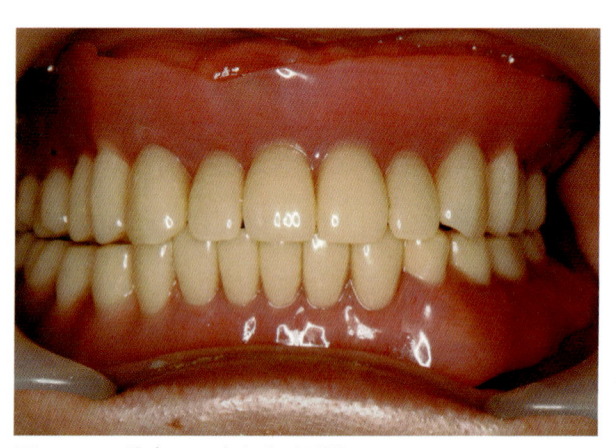

図1-9c　口腔内での咬合時正面観.

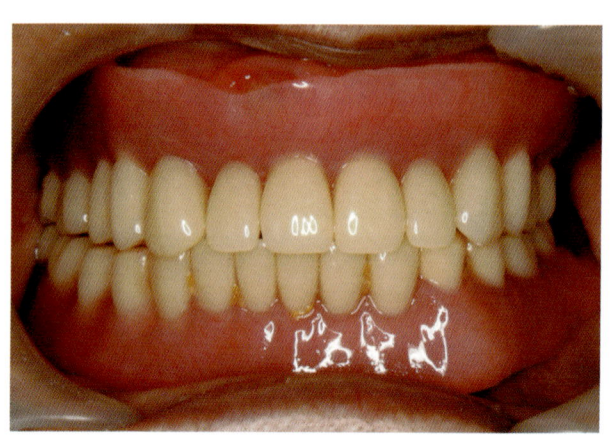

図1-9d　右側臼歯部の頬粘膜の咬傷は，この時点で認められない.

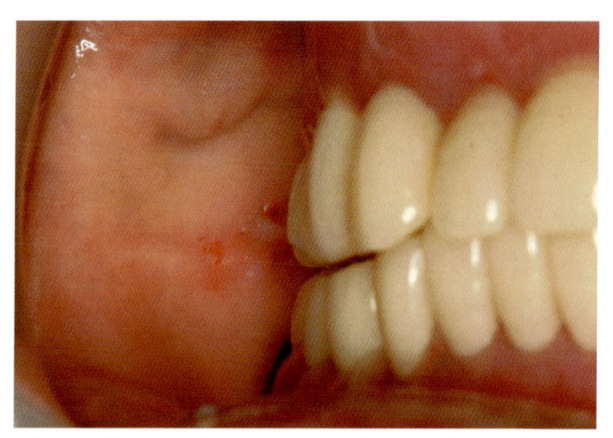

図1-9e　約1か月後に再来院した際には，右側臼歯部頬粘膜に咬傷が認められた.

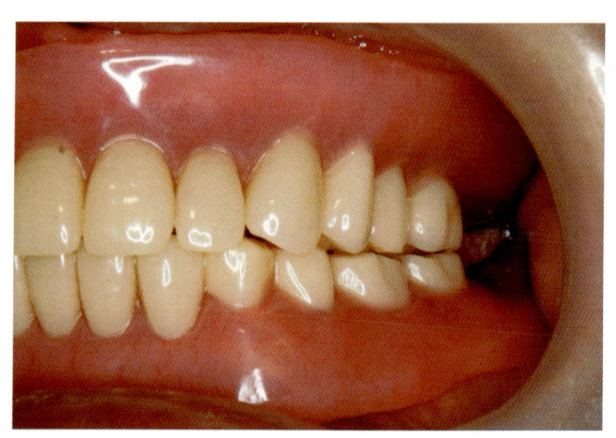

図1-9f　左側には傷が認められない. オーバージェットは左右で違うことが確認できる.

68

総義歯の不調和／頬粘膜，舌に咬傷が生じる場合

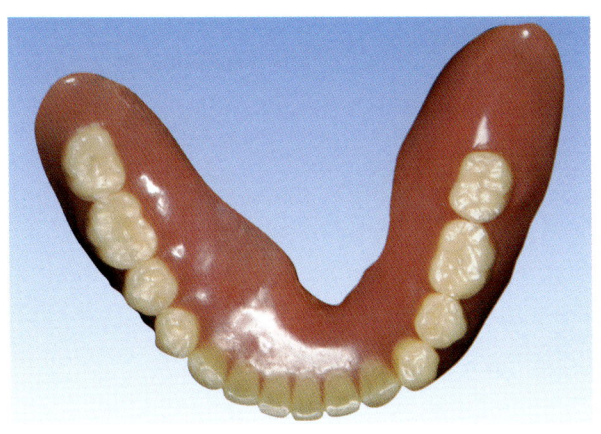

図1-9g　下顎義歯の咬合面観をみると，左右臼歯部の頬舌径には差がないことが認められる．

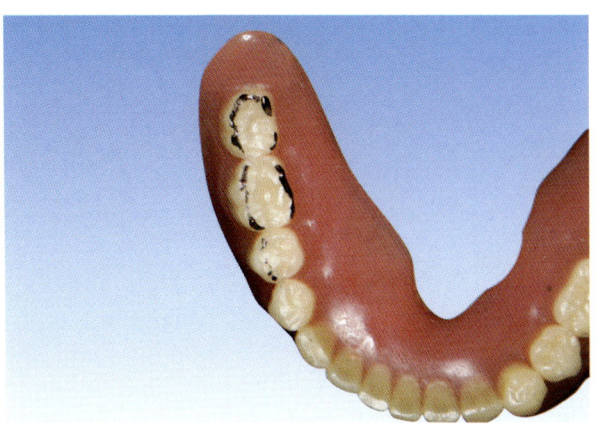

図1-9h　黒くマーキングしたところまで頬舌径を削除することでチークバイトを解消する．

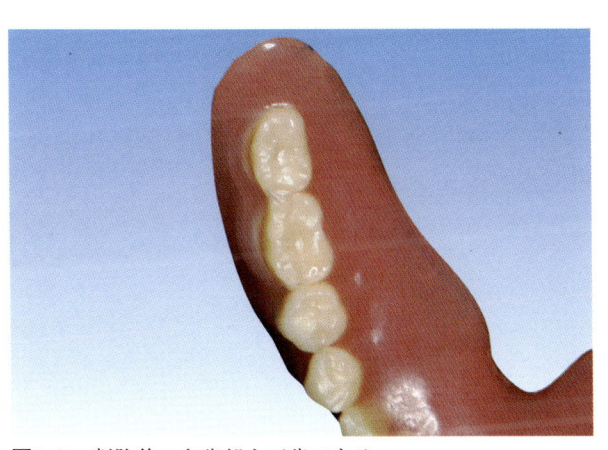

図1-9i　削除後の臼歯部人工歯である．

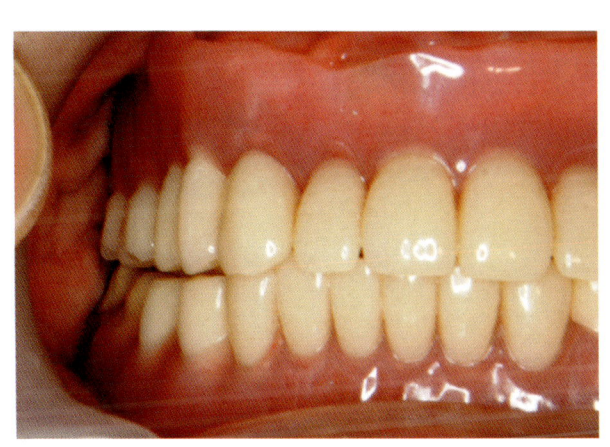

図1-9j　削除後口腔内で咬合させたときの右側側方面観．チークバイトは解消されている．

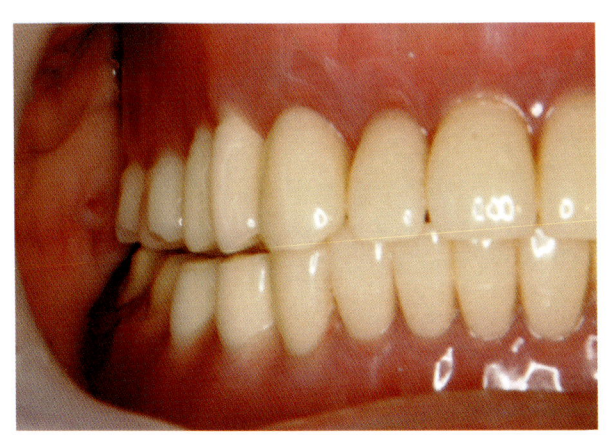

図1-9k　右への側方運動させた際の咬合関係で，頬粘膜は噛み込んでいない．

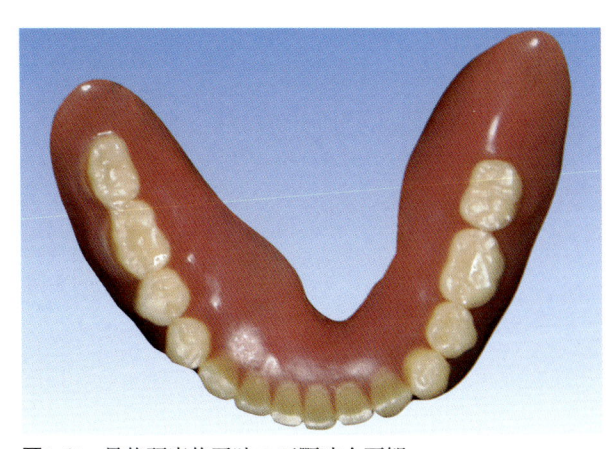

図1-9l　最終研磨終了時の下顎咬合面観．

69

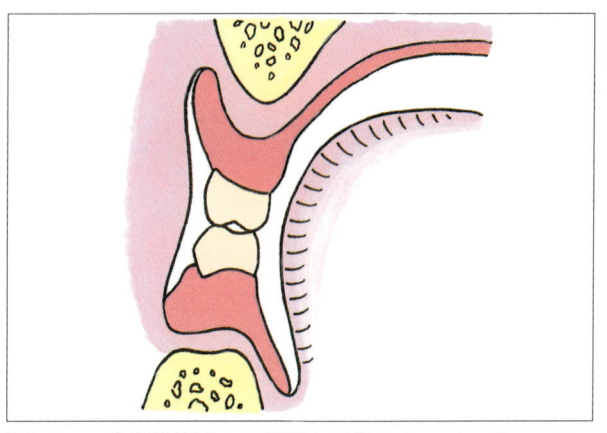

chapter 1　新しく作った総義歯の調整法

図1-9m　義歯装着時の上下顎人工歯のオーバージェットが不足しているかどうかを確認する．

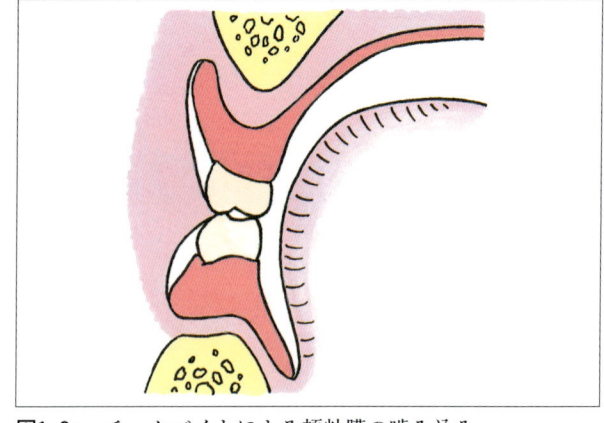

図1-9n　チークバイトによる頬粘膜の噛み込み．

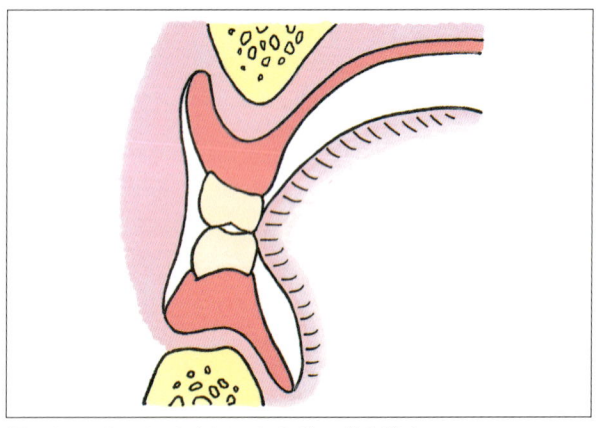

図1-9o　チークバイトによる舌の噛み込み．

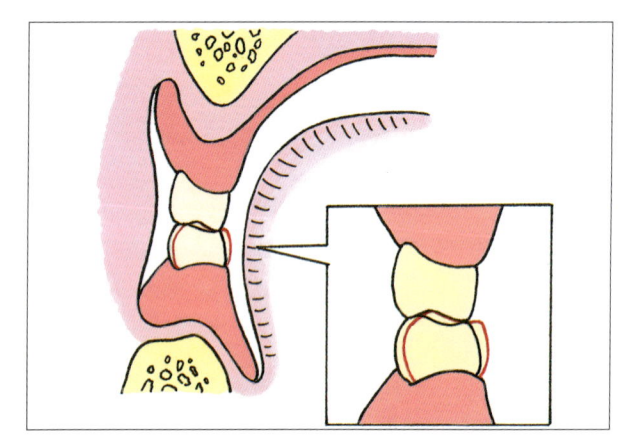

図1-9p　人工歯の頬側を削除し，舌側では必要ならばレジンを築盛する．

対応法

①まず咬傷部位を確認して，義歯装着時の上下顎人工歯のオーバージェットが不足しているかどうかを確認する．
②次に人工歯の頬側を削除して，適正なオーバージェットを付与する．
③咬合紙にて咬印を確認して，舌側に必要最低限の咬合面の幅径が確保されているかを確認する．
④確保されていればそのままでよいが，確保されていなければ硬質レジンなどを築盛して幅径を回復しておく．
⑤義歯床後方縁端が上下顎で接近しすぎている場合には，頬粘膜を引っ張って確実に術者の目で確認する必要がある．
⑥接近している場合には，まず上下顎の義歯床後方縁端の厚みがある方から削除していくが，どうしてもどちらかの義歯床が薄くなりすぎて，長さまでも調整しなければならなくなってしまうときには，与えた咬合高径が不適正である場合があるので十分注意すること．その際には高径を上げなくてはならない．

POINT
原因はひとつではなく，いろいろなことが絡み合っていることが多くあるので，絡み合った糸をほぐしていくように，わかるところから順番に解決していく必要がある．

総義歯の不調和／咬合の不調和が生じている場合

咀嚼時の義歯の動揺

　義歯の動揺と一口にいっても，生理的な動き（ダイナミックス）と，異常な動き（ムーブメント）とがあることを理解しておかなければならない．あまりに判断しづらい現象なので，筆者はその動きによって咀嚼機能に影響を及ぼすか否かを判断することにしている．

　ひとつの例をあげてみよう．患者の訴えのなかに『義歯が動いて外れる』というのがある．この場合，とくに部分床義歯から総義歯へと移行した場合に多いのだが，総義歯を手で動かしてはずしてみたり，舌で陰圧を陽にしたりして，『ほら，はずれた』ということがある．しかし『咀嚼機能時（食事をしているとき）には，義歯が動いて食べられないということはない』というような訴えの場合には，まず間違いなく義歯は正常に機能しているので，"総義歯とはどういうメカニズムで口腔内に吸着しているか"をていねいに説明してあげればよいであろう．

咬合の不調和が生じている場合

先生，何もしないときには義歯は落ち着いていますが，食べると，入れ歯が動いて外れやすくなります．

ちょっと拝見しましょう．

では，ちょっと噛んでみてください．

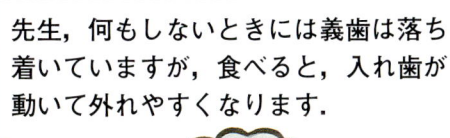

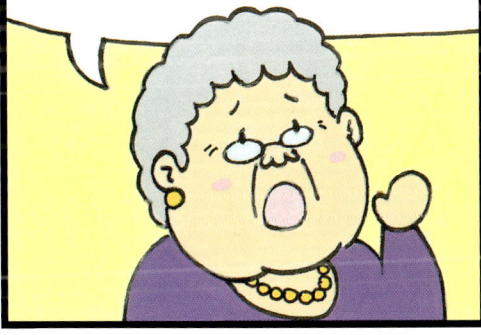

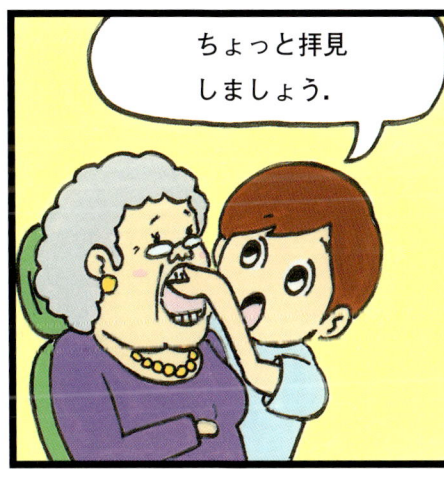

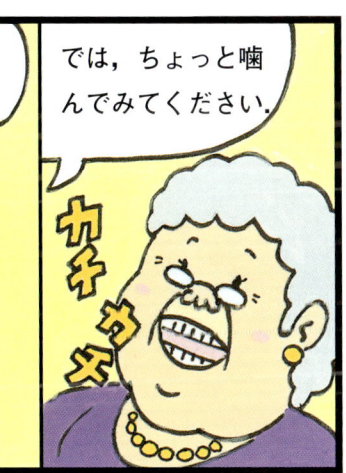

ああ，本当ですね，咬み合わせる前は，きちっと吸着しているのに，咬み合わせたあと少し吸着力が不足しますね．

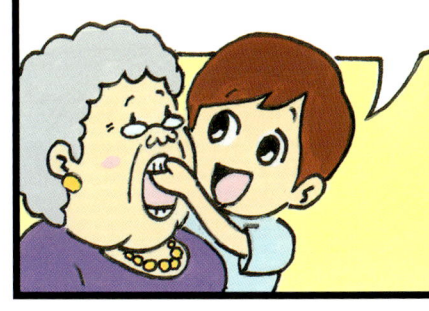

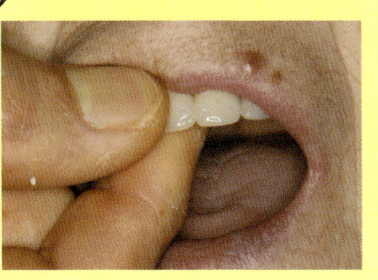

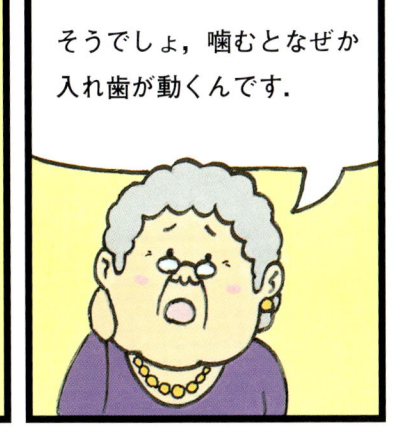

そうでしょ，噛むとなぜか入れ歯が動くんです．

71

chapter 1 新しく作った総義歯の調整法

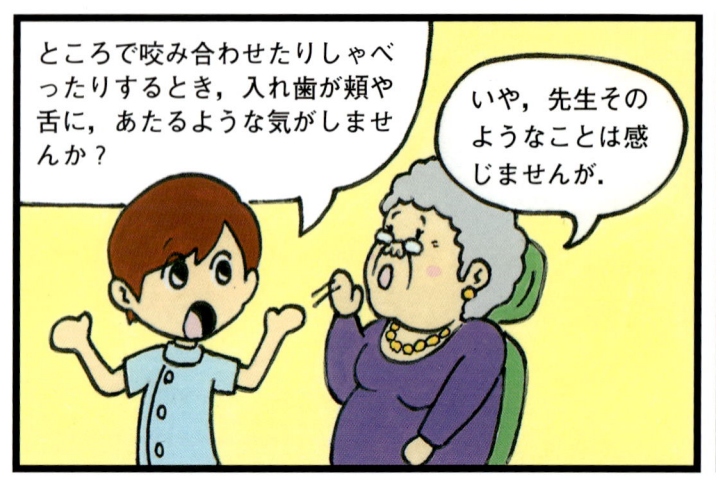

では、ちょっと咬み合わせてみてください．ああ，やはり咬み合わせの狂いがでていますね！　噛むと同時にあたらず少しずれてあたる場所があるのです．

ところで咬み合わせたりしゃべったりするとき，入れ歯が頬や舌に，あたるような気がしませんか？

いや，先生そのようなことは感じませんが．

自分の歯ですと，少しぐらいのずれは，それぞれの歯が少し動いて補正してくれます．しかし入れ歯のずれは，入れ歯全体の動きとして現れてしまうので，入れ歯が外れやすくなってしまいます．

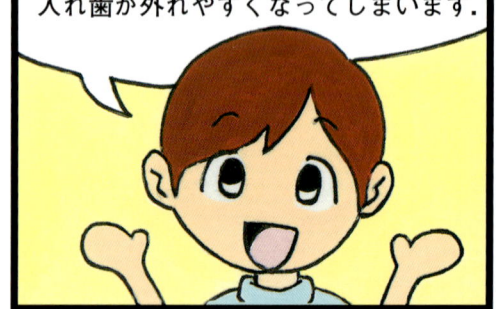

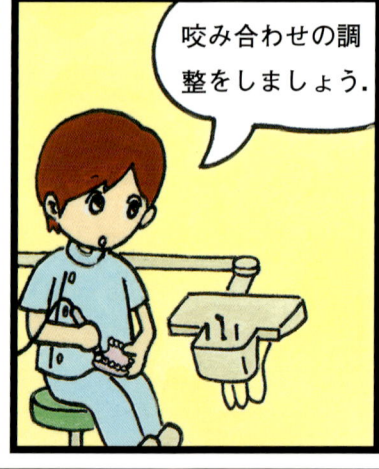

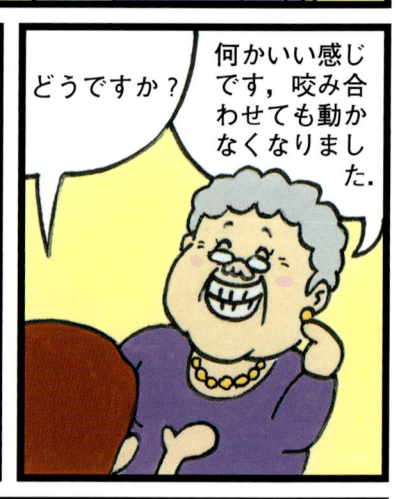

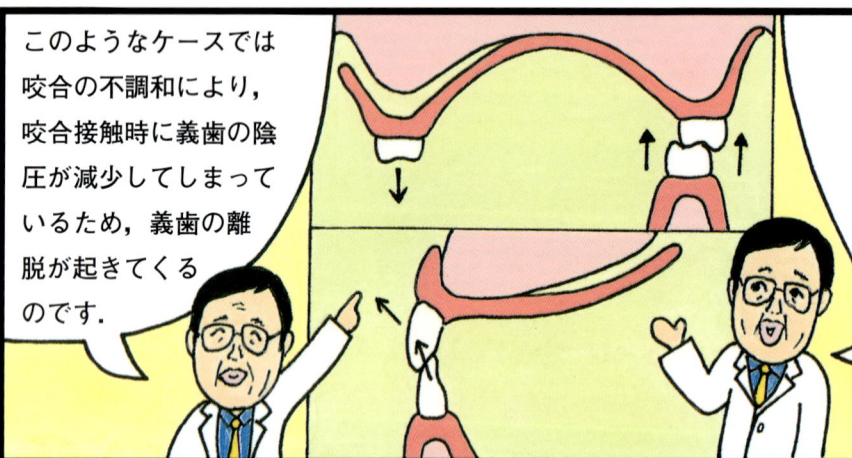

咬み合わせの調整をしましょう．

どうですか？

何かいい感じです，咬み合わせても動かなくなりました．

このようなケースでは咬合の不調和により，咬合接触時に義歯の陰圧が減少してしまっているため，義歯の離脱が起きてくるのです．

それと義歯はひとつの剛体なので，人工歯の咬合のずれを調整できず，義歯全体の動きになってしまいます．天然歯ではそれぞれの歯根膜が咬合時の若干のずれを調整します．この2者の違いを術者と患者ともども理解する必要があります．

原因
1．咬合調整の不調和，不適正（図1-9）
　人工歯配列を含めてほとんどの原因は，咬合調整の不適正である．側方運動時の前歯または臼歯の早期接触が考えられるが，とくに多いのは上顎前歯部の舌面が前方運動時に，早期接触を起こしていることが原因の場合である．

2．義歯床縁が長すぎる
　生理的な咀嚼運動時に義歯床縁が長すぎるために，義歯を離脱させる方向に力

がかかるので，義歯が必要以上に動き離脱してしまう．

対応法
①適正な咬合調整を行う

方法としては，与えた咬合様式にのっとって調整を行う．その際，小臼歯部での接触は確実にして，前方位での咬合接触は避ける．

②義歯床縁の長さを適正に保つ

これは空口時に残存諸組織を運動させて，義歯床がその運動を阻害させないかを確認しておく．もし阻害するような場合には，少量ずつではあるが運動を阻害しなくなるまで削除し続ける．

顎堤粘膜と義歯床内面との不適合

原因
義歯製作用の機能印象が採得できていないか，不正確なために義歯床と顎堤粘膜との間に空間が生じてしまい，陰圧を持続できなくなってしまう．そのため咀嚼時に義歯の脱落が生じてしまう．

対応法
機能印象が確実に行われていないために生じるエラーなので，それを補うためにリベーシングが必要になる．その方法には，直接法と間接法がある．直接法を採用した場合には，機能時の顎堤粘膜の変化を，床内面に再現しているか否かは定かでない．よって正確な再現方法は間接法によるリベーシングである．

ティッシュコンディショナーを用いた動的印象採得を行った後，リベースを行うことになる．そうでなければ最初から確実な機能印象を採得したうえで，義歯の新製をしなければならない．また義歯床縁が異常に長い場合には，その削除も必要になってくるし，短い場合には延長が必要になる．どちらにしても空口時に残存諸組織の機能運動を行いながら，肉眼でその状態を観察しなければならない．

顎堤との吸着力不足が生じている場合

原因
1．概形印象が不適正
そのため義歯床内面と欠損部顎堤との間の陰圧が確保できなくなってしまった．

2．機能印象が不適正
そのため義歯床内面と欠損部顎堤との適合精度が悪く，陰圧が保てない．

3．人工歯同士における咬合の不調和
咬合の不調和が原因で，咬合時に一部分に大きな力が加わり，義歯の動揺を助長してしまい，陰圧を保てず義歯が脱落してしまう．

対応法

①概形印象時にまず，適正な既製トレーを選択して印象することと，印象採得時の筋形成を的確に行う．そのためには，どのような印象材でもよいが，アルジネートよりは可逆的熱可塑性のブラウンコンパウンドのようなものの方が，やり直しや修正が容易であると考える．

②概形印象が適切に採られていても，そこから次のステップである個人トレーの製作過程で，その外形線が不適正では，前項で述べたようなエラーが生じる．しかし外形が適正であっても，最終的な筋形成などの機能印象が不適切であってもエラーが生じるので，ある程度印象材のフローが低い状態で，加圧しながら粘膜印象と筋形成を同時に行うとよい．

③静的な状態で陰圧が得られても，咬合時に咬合の不調和のために義歯が動揺して陰圧が得られない場合には，適正な咬合調整が必要になる．とくに注意して観察するのは，前歯群の早期接触である．これについては咬合紙によって確認することもできるが，指の腹を人工歯にあててその振動を確認するのも，有効な手段の一つである．

Chapter 2

使っている総義歯の修理調整法

chapter 2 使っている総義歯の修理調整法

旧義歯の修理方法

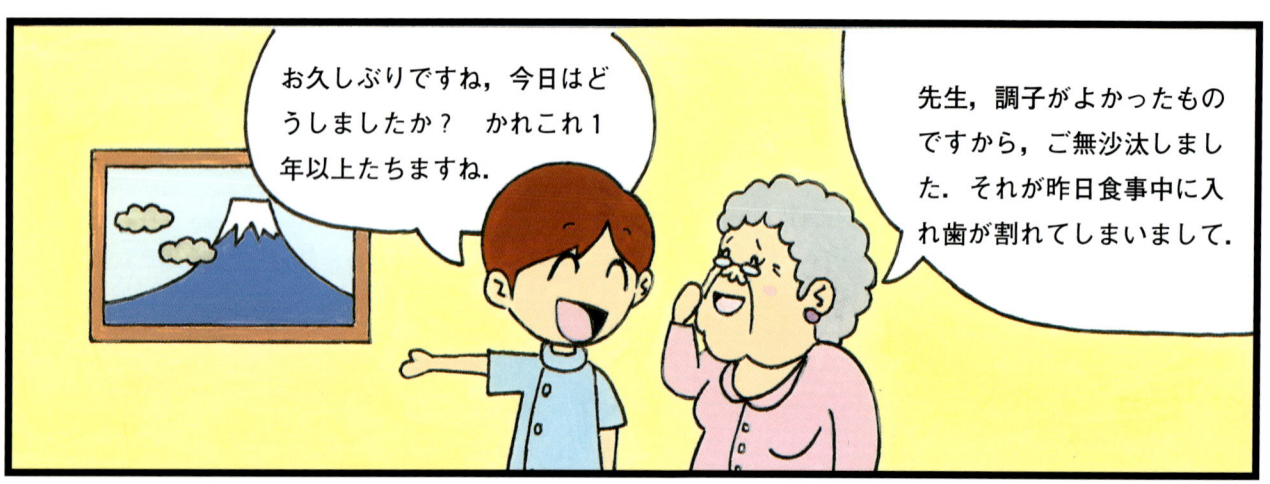

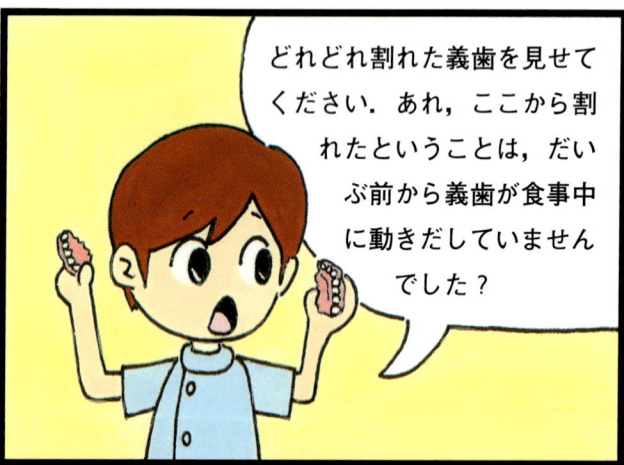

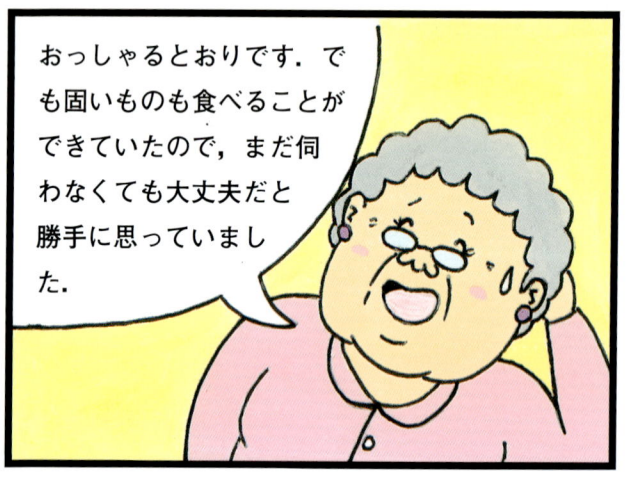

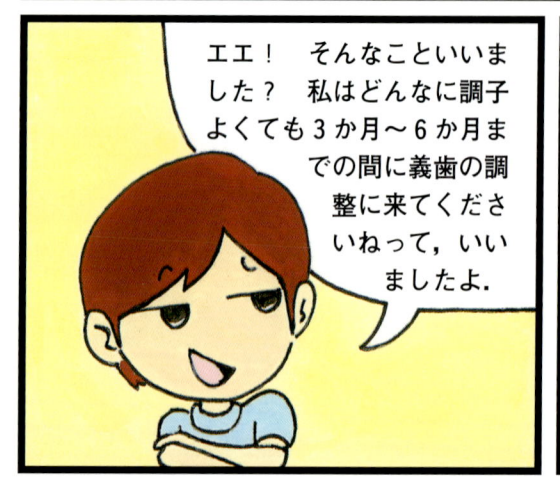

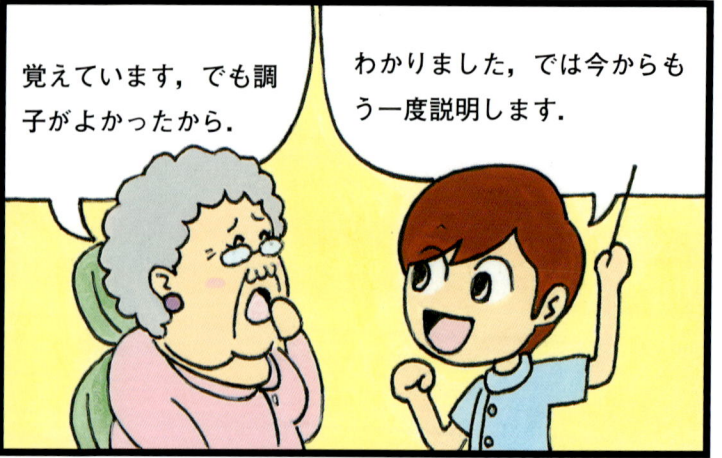

総義歯の修理方法

お久しぶりですね，今日はどうしましたか？ かれこれ1年以上たちますね．

先生，調子がよかったものですから，ご無沙汰しました．それが昨日食事中に入れ歯が割れてしまいまして．

どれどれ割れた義歯を見せてください．あれ，ここから割れたということは，だいぶ前から義歯が食事中に動きだしていませんでした？

おっしゃるとおりです．でも固いものも食べることができていたので，まだ伺わなくても大丈夫だと勝手に思っていました．

エエ！ そんなこといいました？ 私はどんなに調子よくても3か月～6か月までの間に義歯の調整に来てくださいねって，いいましたよ．

覚えています，でも調子がよかったから．

わかりました，では今からもう一度説明します．

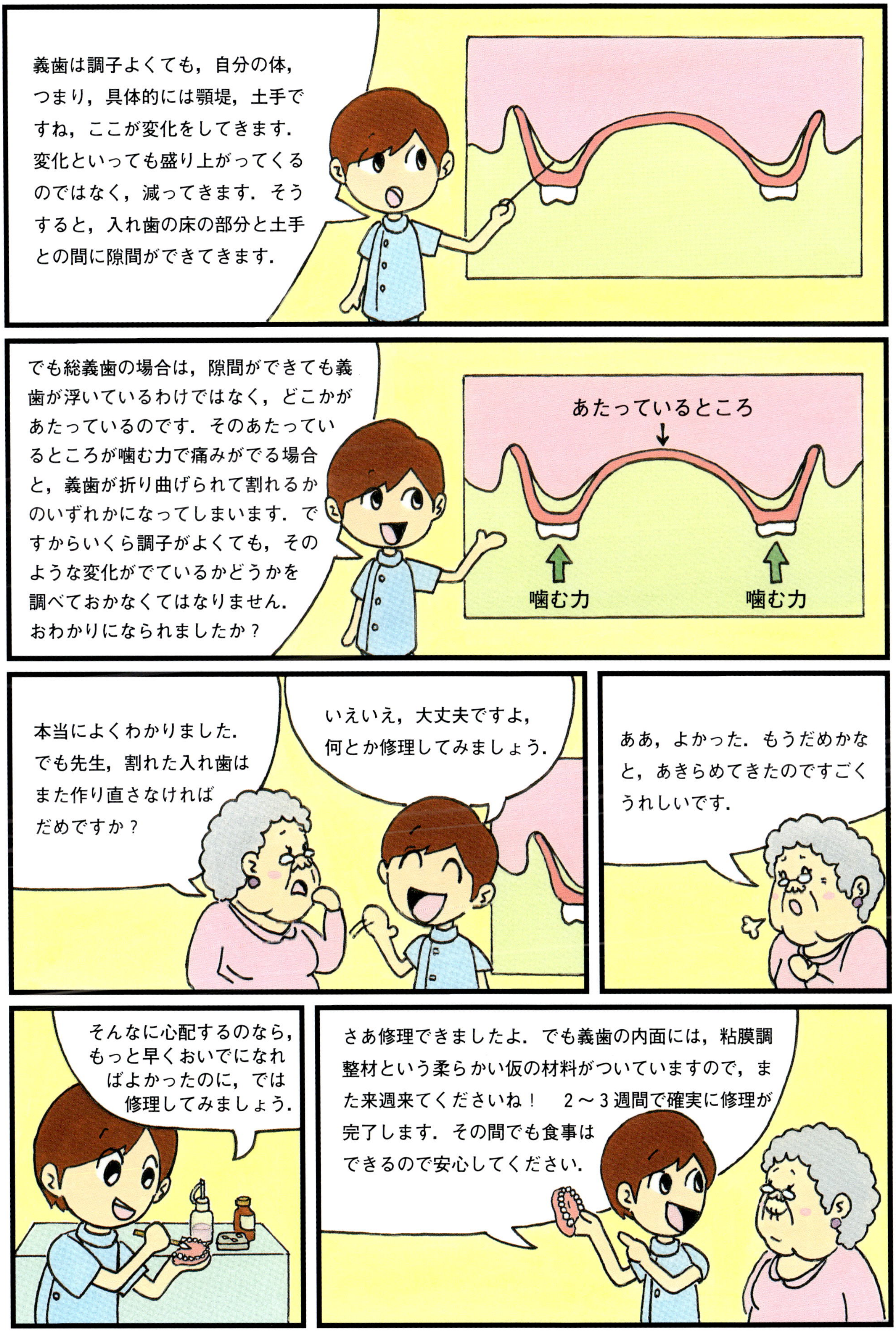

総義歯の修理方法

義歯は調子よくても，自分の体，つまり，具体的には顎堤，土手ですね，ここが変化をしてきます．変化といっても盛り上がってくるのではなく，減ってきます．そうすると，入れ歯の床の部分と土手との間に隙間ができてきます．

でも総義歯の場合は，隙間ができても義歯が浮いているわけではなく，どこかがあたっているのです．そのあたっているところが噛む力で痛みがでる場合と，義歯が折り曲げられて割れるかのいずれかになってしまいます．ですからいくら調子がよくても，そのような変化がでているかどうかを調べておかなくてはなりません．おわかりになられましたか？

あたっているところ
噛む力　噛む力

本当によくわかりました．でも先生，割れた入れ歯はまた作り直さなければだめですか？

いえいえ，大丈夫ですよ，何とか修理してみましょう．

ああ，よかった．もうだめかなと，あきらめてきたのですごくうれしいです．

そんなに心配するのなら，もっと早くおいでになればよかったのに，では修理してみましょう．

さあ修理できましたよ．でも義歯の内面には，粘膜調整材という柔らかい仮の材料がついていますので，また来週来てくださいね！　2〜3週間で確実に修理が完了します．その間でも食事はできるので安心してください．

chapter 2 使っている総義歯の修理調整法

義歯床の破折

義歯床後縁部の破折（図2-1）

原因
①義歯床後方縁端が破折するケースで一番多く考えられるのは，まずその部位が薄くなっていたこと．
②落として破折．
③上下顎の義歯床同士が接触している．

対応法
①咬合に問題がない場合，破折部位は即時重合レジンを用いて修復をする．
②床縁部が薄くなっている場合には，上下顎の床縁部が薄くなっていない方（破折していない方）を少し削除して，①と同様に修理をする．

修理方法
①粉液タイプの即時重合レジンの場合は，筆積みではなく，あらかじめダッペングラス，またはラバーカップのなかで混和して餅状になるまで待つ．
②餅状の即時重合レジンを棒状にして，義歯の破折したところへ口腔内で足していく．
③口腔内で硬化後，口腔外へだして研磨する．

技工操作：破折線が入っただけ，または破折片がある場合には，その破折部分を即時重合レジンにより筆積み法で修理する．その際，口腔内に義歯を装着して，レジンを塗布したら咬合させて硬化を待つ．口腔内で保持しておいた方が，破折部がずれることが少ない．硬化後，通法にしたがって研磨する．

［義歯床の破折修理1］

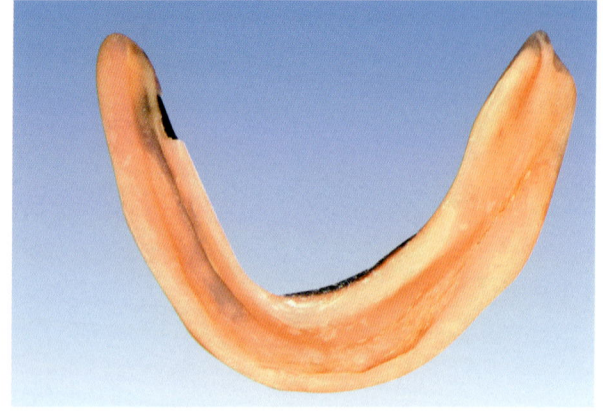

図2-1a 右下の義歯床部分が破折してしまった．

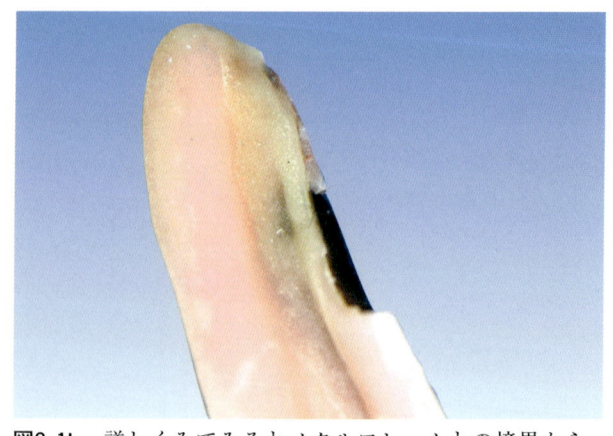

図2-1b 詳しくみてみるとメタルフレームとの境界から破折している．

総義歯の修理方法／義歯床後縁部の破折

　義歯床が破折して即時重合レジンを後から塗布して修理する場合には，塗布する部位を十分モノマーなどに浸してから，レジン泥になった即時重合レジンを塗布した方がよい．また一度破折した部位は破折しやすいので，強度を上げるためにグラスファイバーなどを使用することも必要である．

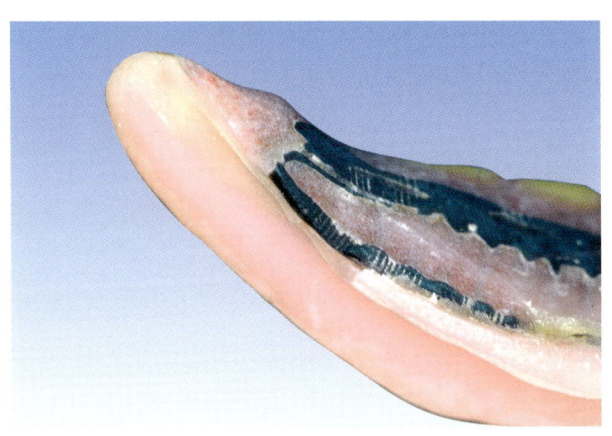

図2-1c　修理のためある程度削除した義歯床．金属部分にはメタルプライミングを行っておく．

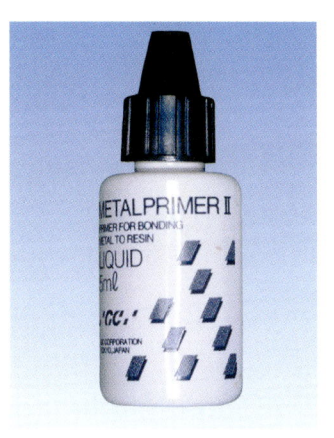

図2-1d　金属のプライマー（ジーシー）．

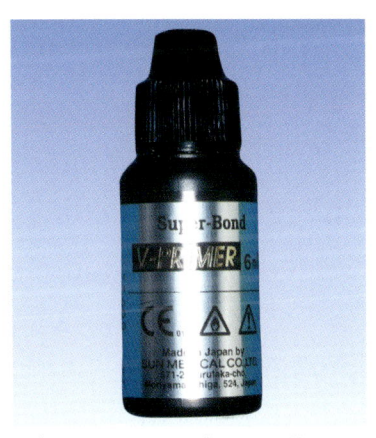

図2-1e　貴金属も可能な金属プライマー（サンメディカル）．

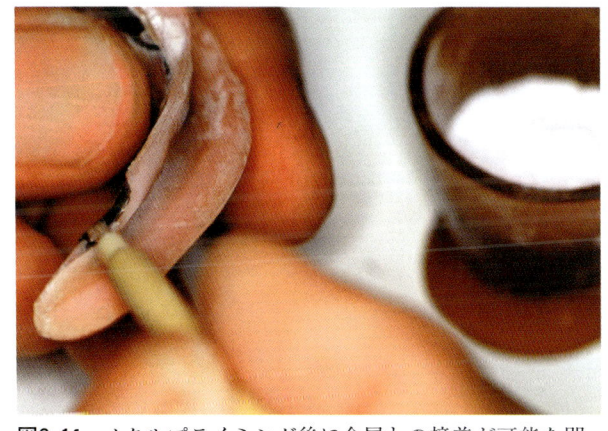

図2-1f　メタルプライミング後に金属との接着が可能な即時重合レジンのメタファースト（サンメディカル）を使用して内面に塗布しておく．

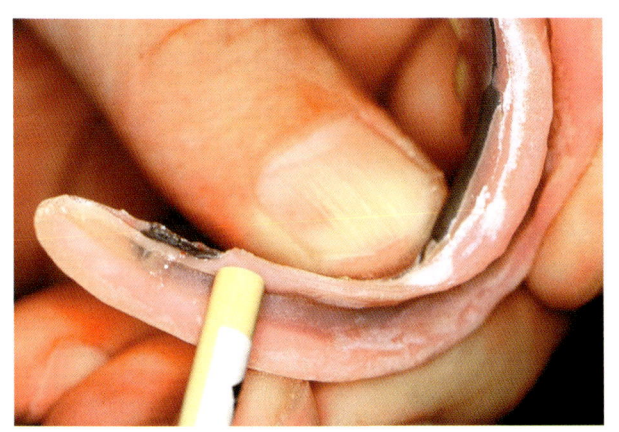

図2-1g　処理後，塗布部分が乾くのを待つ．

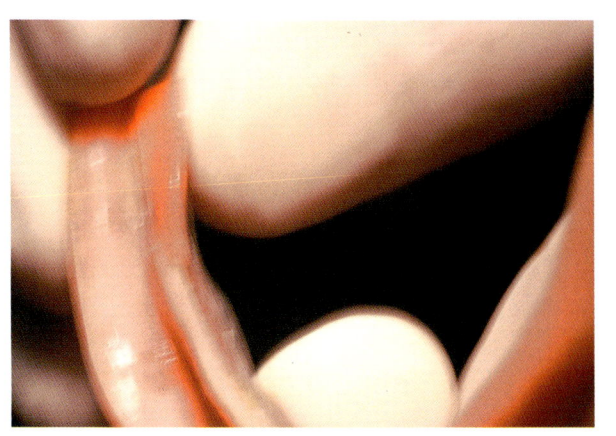

図2-1h　光重合型のベースプレートタイプレジンのトライアド（デンツプライ）を使用して修理を行う．

chapter 2 使っている総義歯の修理調整法

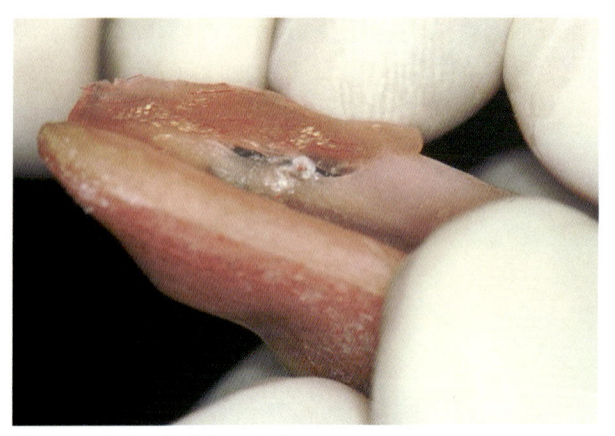

図2-1i 確実に塗布しておく．

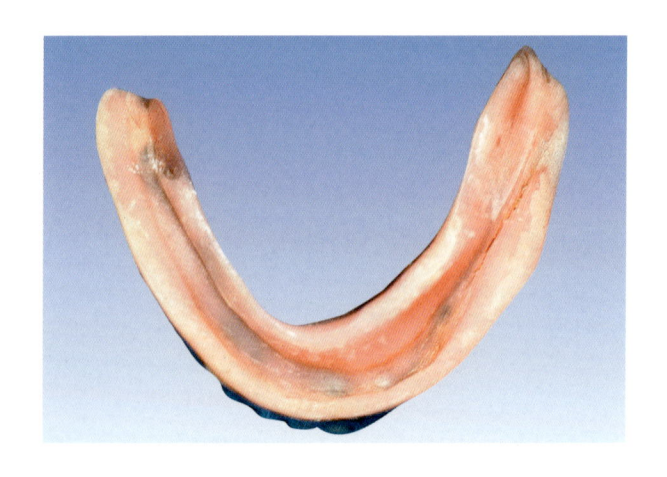

図2-1j 口腔内に試適して適正な大きさかを確認する．

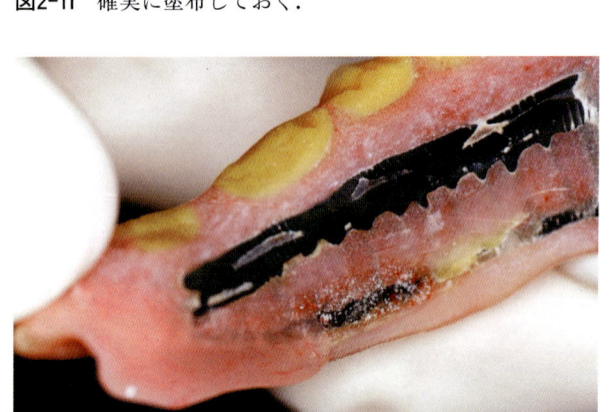

図2-1k 大きさが決定されたとこである．

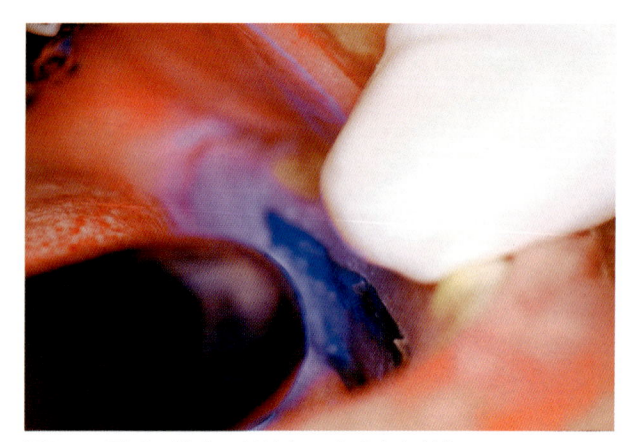

図2-1l 再び口腔内に試適して光重合を行う．

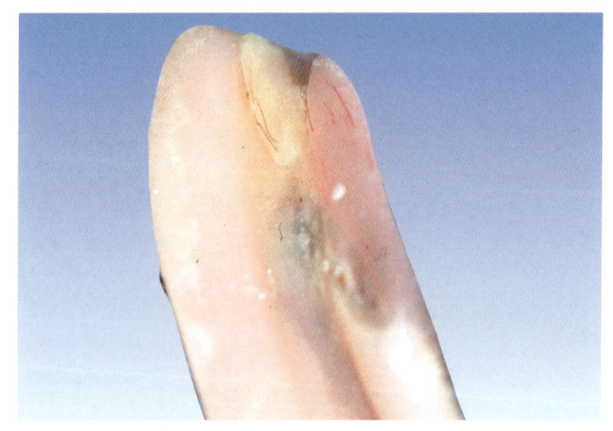

図2-1m 重合終了．

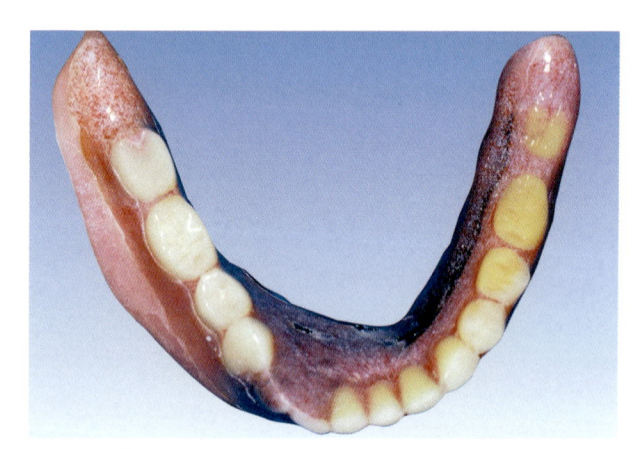

図2-1n 終了後の咬合面観．

◀図2-1o 終了後の義歯床内面．

80

総義歯の修理方法／義歯床後縁部の破折

[義歯床の破折修理２]

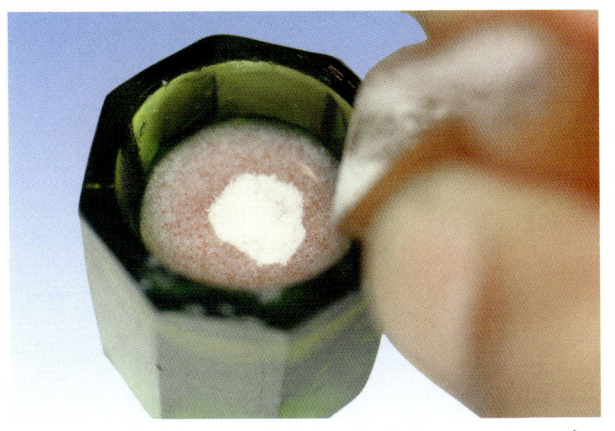

図2-1p　即時重合レジンをあらかじめダッペングラス内で混和しておく．

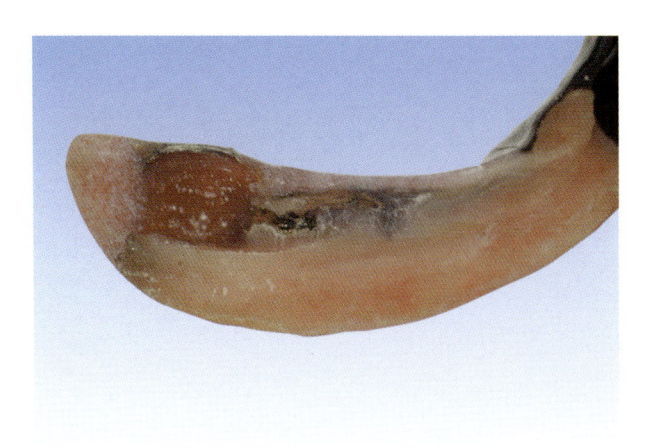

図2-1q　破折した義歯床はあらかじめ前処置をしておく．メタル部分にはメタルプライマーを塗布しておく．

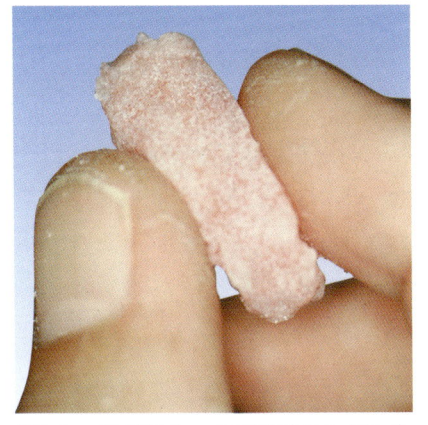

図2-1r　餅状になった即時重合レジンを破折した部分の形状に合わせて形作っておく．

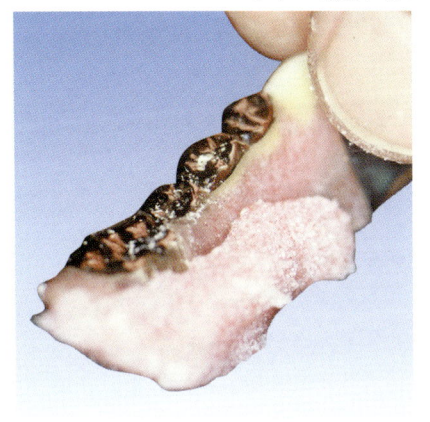

図2-1s　破折した部分に圧接して床を伸ばす．

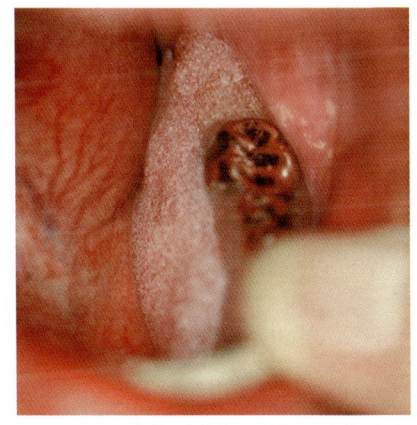

図2-1t　口腔内で顎堤の形状に合わせながら硬化を待つ．

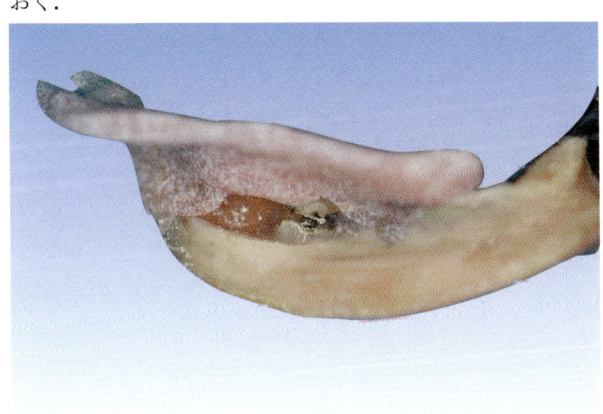

図2-1u	図2-1v
図2-1w	

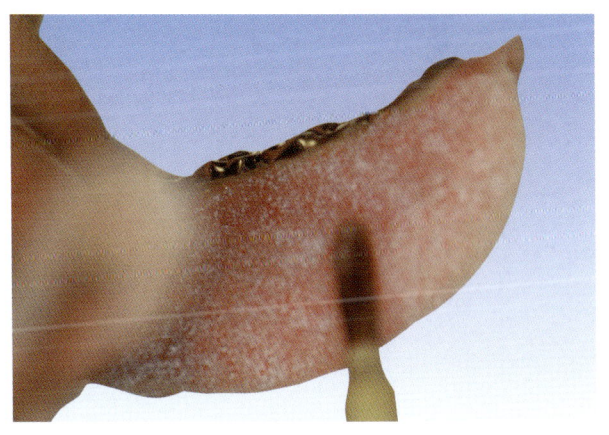

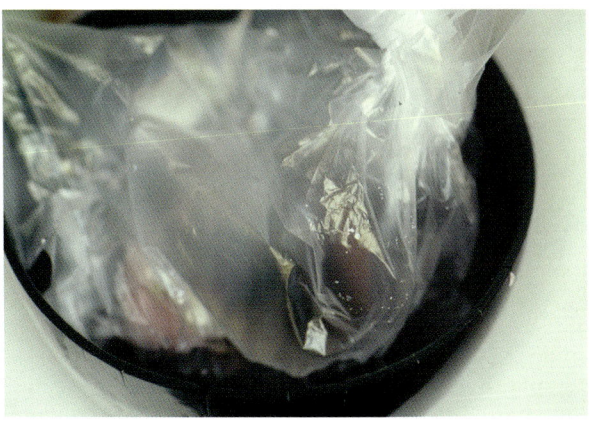

図2-1u　硬化終了後口腔外にだす．
図2-1v　内面はいじらず床の外面に筆積み方で床外形を修正する．
図2-1w　未重合部分を確実に少なくするためにぬるま湯に漬けて硬化を促進する．

81

chapter 2　使っている総義歯の修理調整法

義歯床正中部からの破折（図2-2）

原因
①顎堤に吸収が生じて，義歯床内面と欠損部顎堤との適合精度が悪くなり，同時に咬合圧が両側に加わることで破折する．
②長期間リコールをせず義歯を使用している．

対応法
①破折線部を即時重合レジンにて修理を行うが，破折部の接着を終了した後，補強線などを使用するとよい．
②できる限り定期的にリコールをして適合精度をチェックしておく．

修理方法
　まず破折部は，即時重合レジンを用いて口腔内で接着する．その後，舌側部から補強線を入れるスペースを設けて，金属補強線にて修理する．この際には必ず金属の補強線をレジンとの接着が可能なように，4 METAでメタル処理をしておくこと．この処理がないと補強線とレジンが接着せず，せっかく入れた補強線部分に応力が集中して，レジンが破折しやすくなってしまう．
　新しい材料としては，メタルフリーのブリッジなどを製作する際に使用するグラスファイバーなどを利用すると，補強線より強度も期待できる．金属であろうがグラスファイバーであろうが，どちらにしてもスーパーボンドのような接着性レジンと，即時重合レジンを併用するとより確実に修理ができる．そして義歯部分を修理した後に，リベースのような処置を行って義歯と顎堤粘膜との適合精度を回復しておかなければ，義歯がまた破折してしまう．

POINT
　リベース処置は，できればティッシュコンディショナーを用いてダイナミックインプレッションを行った後，間接リベースを行うと適合精度がより正確に保てる．リベース後は，確実な咬合調整が必要になる．レジンを用いて修理やリベースをどんなに適正に行っても，レジン部の重合変形が生じるので，咬合の不調和が生じる可能性がある．そのため適正な咬合調整はいつも必要になってくる．

総義歯の修理方法／義歯床正中部からの破折

[義歯床正中部からの破折]

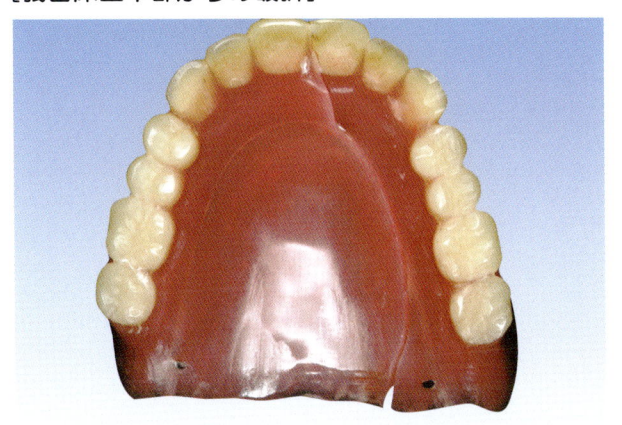

図2-2a 上顎総義歯の正中部から左の金属の補強線に沿って破折線が走っている．

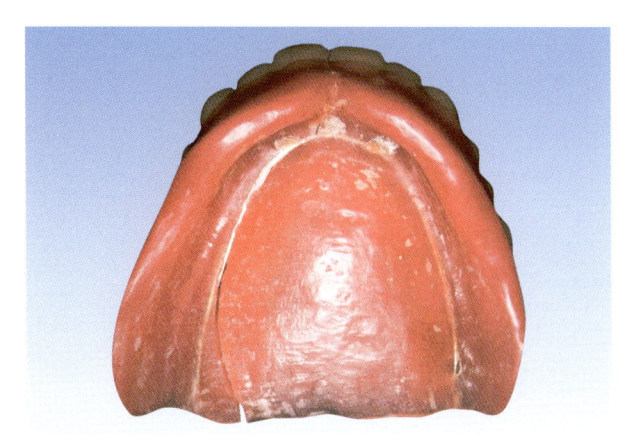

図2-2b 補強線と床用レジンが化学的に接着していなければ，応力が集中して破折する．

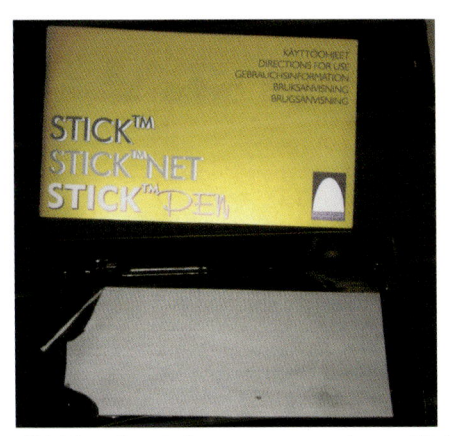

図2-2c 使用するネット状のグラスファイバー（井上アタッチメント）．

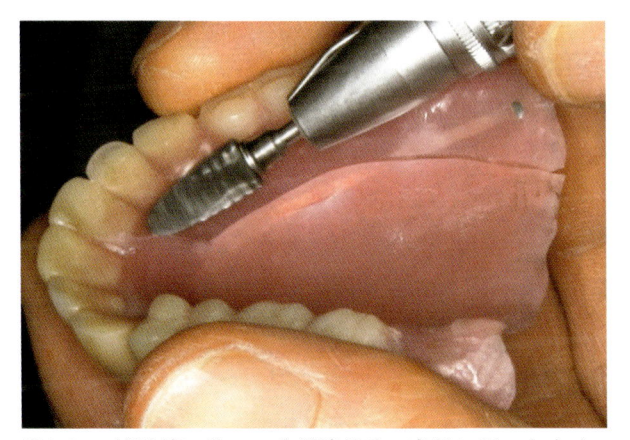

図2-2d 補強線に沿って破折線部分の床用レジンを広く削除しておく．

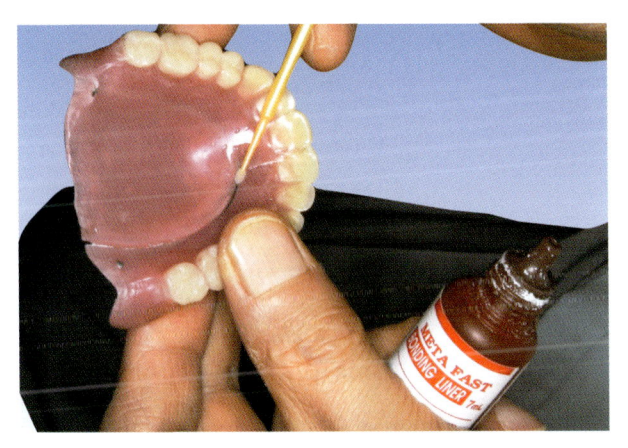

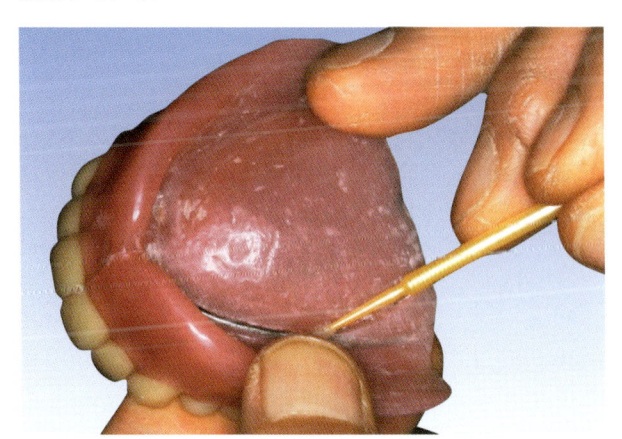

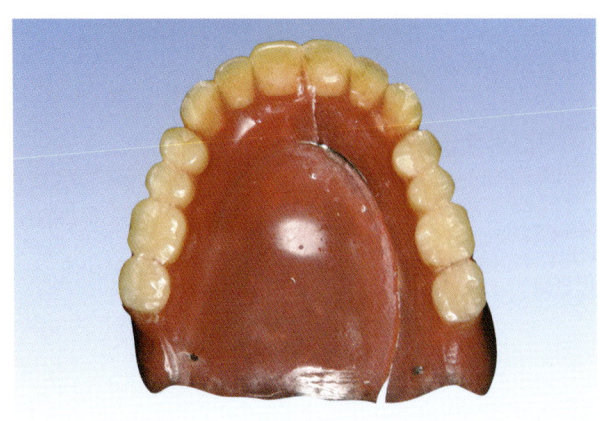

図2-2e	図2-2f
図2-2g	

図2-2e 修理には金属との接着が可能でエビデンスを持つ4METAを含むメタファースト（サンメディカル）の金属プライマーを補強線に塗布する．
図2-2f 同様に義歯床内面も削除しておく．同様にメタルプライマーを塗布する．
図2-2g 処理が終了した義歯．

chapter 2 使っている総義歯の修理調整法

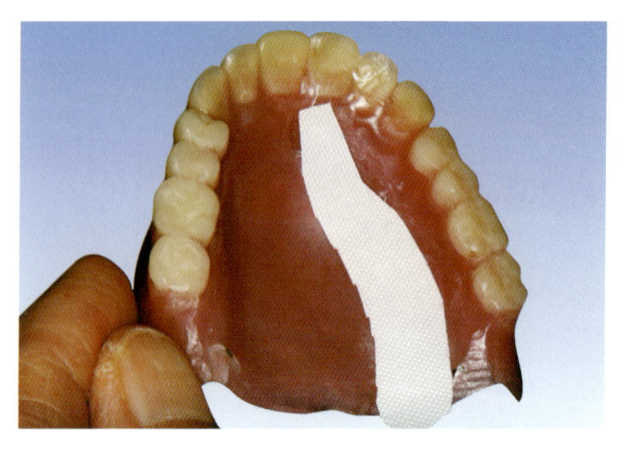

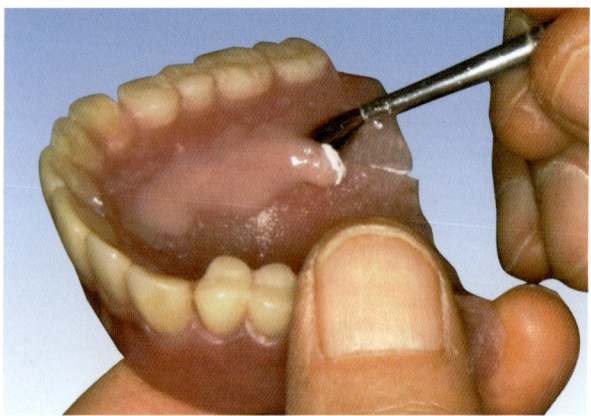

図2-2h グラスファイバーを破折した形にあらかじめトリミングしておく．

図2-2i 義歯床内面にメタファーストをあらかじめ筆積み法でレジン泥を塗布しておく．

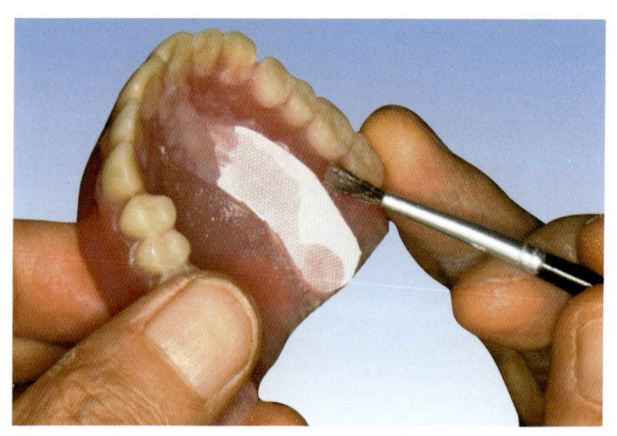

図2-2j グラスファイバーネットをレジン泥の上に設置し，上からメタファーストレジンを筆で塗布していく．

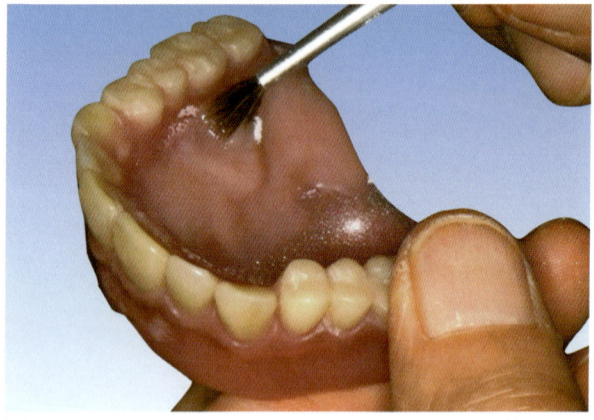

図2-2k グラスファイバーの上部とその周辺にも塗布していく．

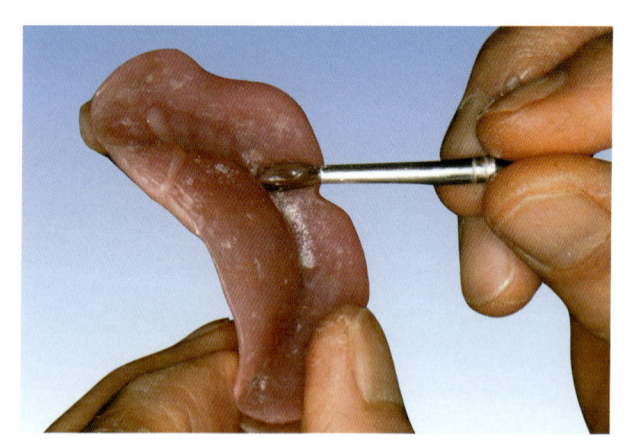

図2-2l 床内面も同様に行う．

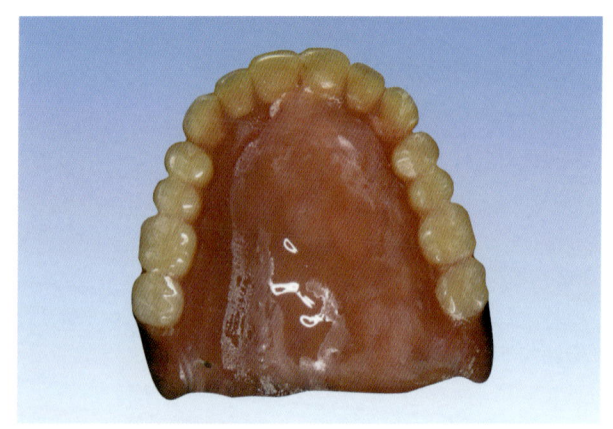

図2-2m レジン塗布終了．

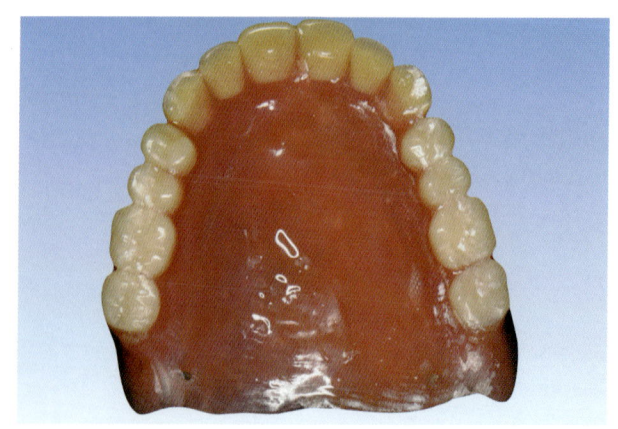

図2-2n 研磨終了．

84

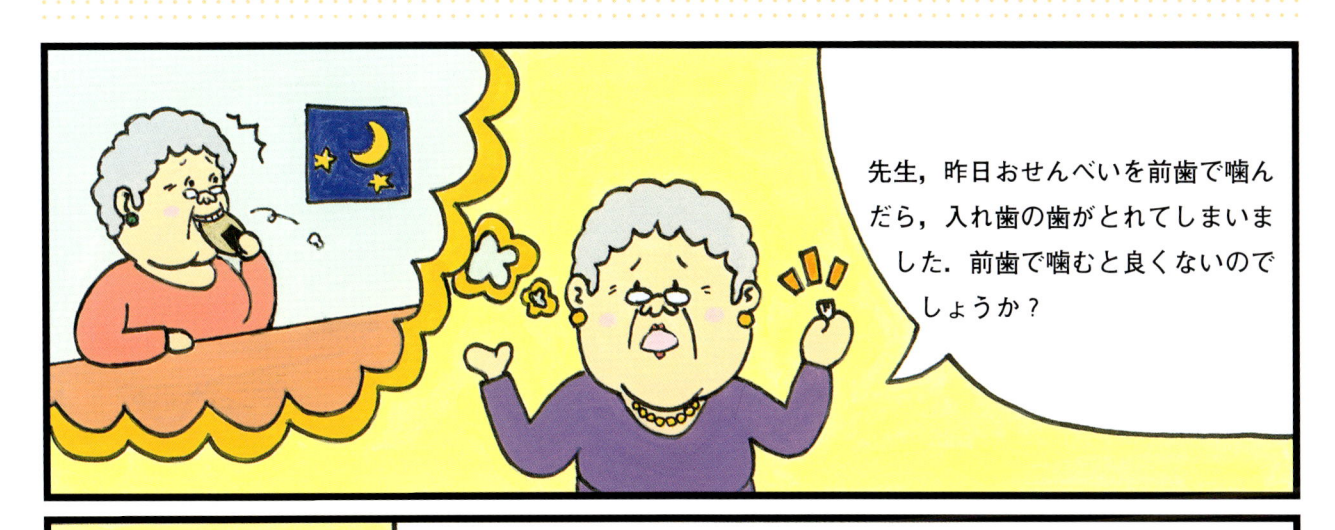

総義歯の修理方法／義歯床正中部からの破折

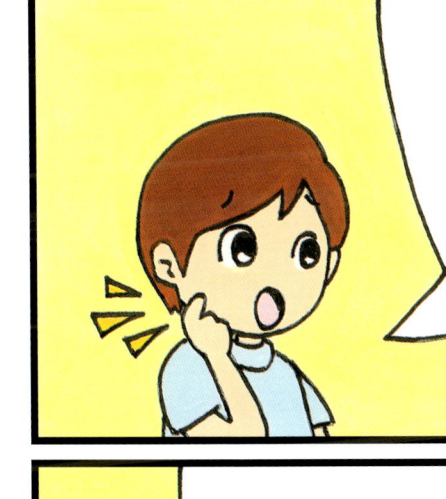

先生，昨日おせんべいを前歯で噛んだら，入れ歯の歯がとれてしまいました．前歯で噛むと良くないのでしょうか？

あまり良いことではないですね．まあ人工歯が欠けたのはしょうがないにしても，総義歯の場合は前歯で噛む癖をつけてしまうと，外れやすくなるし，上の前歯の顎堤が緩んできてしまうので，できれば奥歯を使う癖をつけてくださいね．では，修理をしましょう．

人工歯の破折や脱落，チッピングは，前歯をより多く使用する場合に起きてきます．また前歯部の咬合においては，中心咬合位や側方時での早期接触も原因のひとつです．

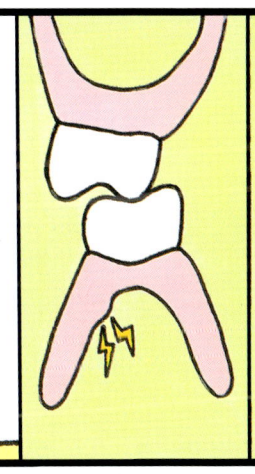

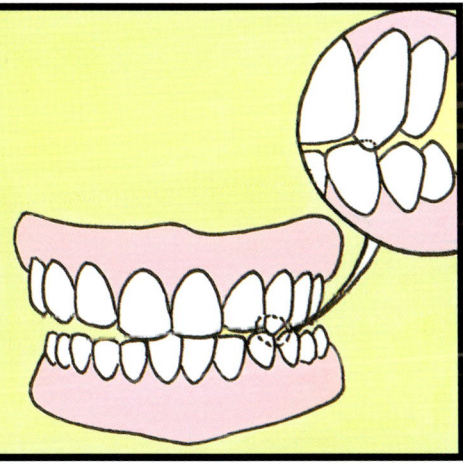

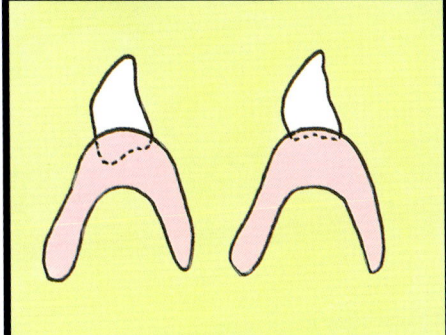

脱落に関しては，人工歯の基底部と床用レジンとの接着が不足しているケースが多いのです．硬質レジンやポーセレンティースの場合には，接着しづらいので十分に気をつけましょう．できれば基底部にアンダーカットなどを設けて機械的な維持力を付与するのがコツです．

85

chapter 2　使っている総義歯の修理調整法

人工歯部の破折（図2-3）

原因
①咬合の不調和，とくに側方時の早期接触．
②人工歯と床用レジンの機械的，化学的接着力の不足．
③咬合調整時にレジン層が薄くなって機械的な強度不足．

対応法
・人工歯は，即時重合レジンを用いて床に接着．
・咬合採得をできる限り正確に行い，咬合調整の量を少なくして，人工歯の機械的強度を保つ．
・人工歯の基底部に機械的な維持部を設ける．

修理方法
　臼歯部ならば，バーを用いてアンダーカットを基底部に付与して即時重合レジンで口腔外で接着する．前歯部のチッピングに関しては，アクリリックレジン歯ならば即時重合レジンでもよいが，硬質レジンの場合は新しい人工歯を使用するか，硬質レジンで人工歯を成型する．修理終了後，咬合調整をすると元のように，薄くなってしまう場合には配列位置を変える必要がでてくる．

［人工歯のチッピング修理］

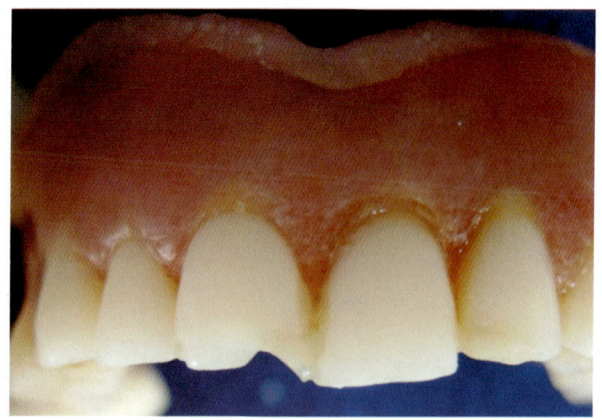

図2-3-1　人工歯の前歯がチッピングしてしまった場合，落として破折させたのではない限り，咬合に何らかの問題があると考えられる．

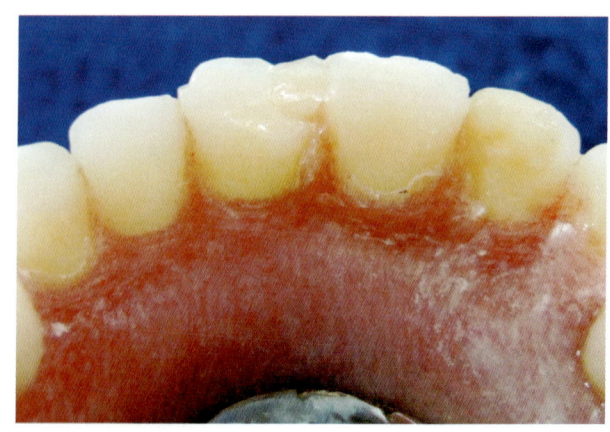

図2-3-2　舌側部も確認しておく．

総義歯の修理方法／人工歯部の破折

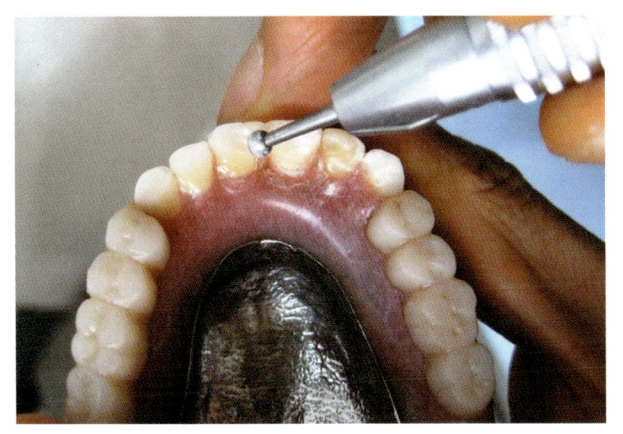

図2-3-3 硬質レジンの人工歯破折部分の新生面をバーなどでだしておく.

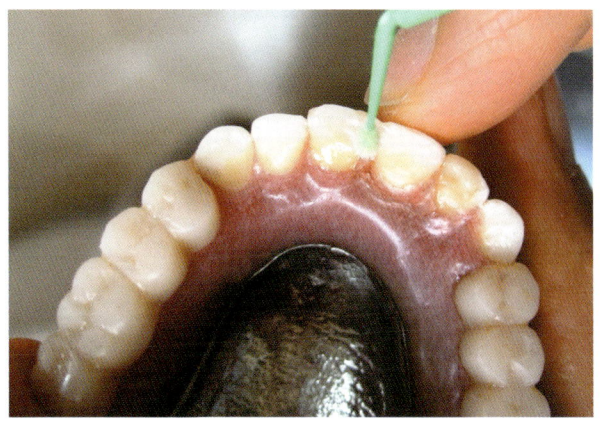

図2-3-4 硬質レジンのボンディング材を塗布して,光重合を行う.

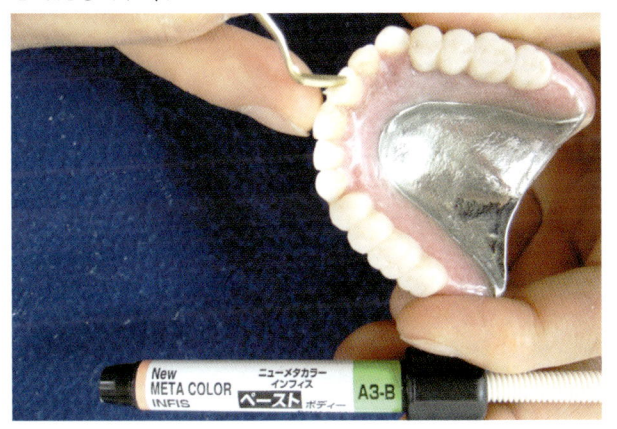

図2-3-5 硬質レジンのペーストを利用して,人工歯の修理を行う.

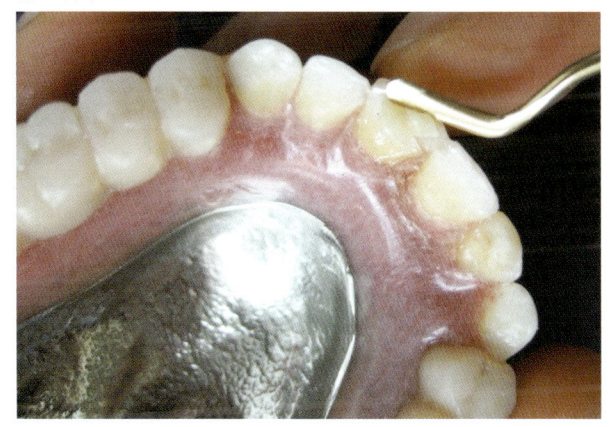

図2-3-6 形態修正を行う.

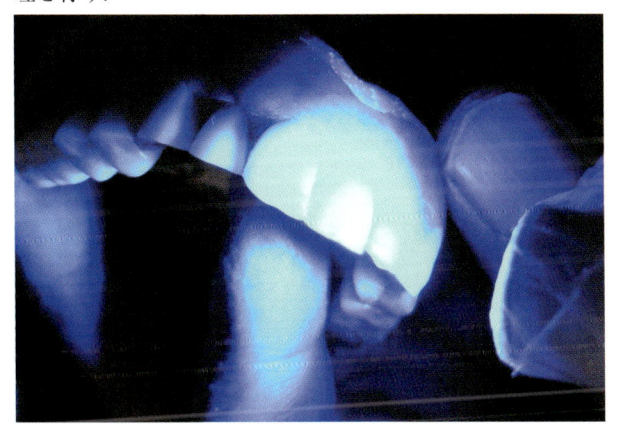

図2-3-7 ポータブル光重合器であらかじめ重合しておく.

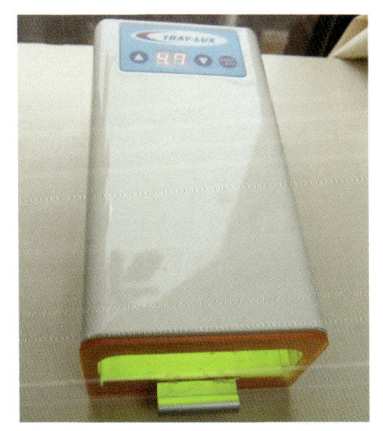

図2-3-8 硬質レジン専用の光重合器である.

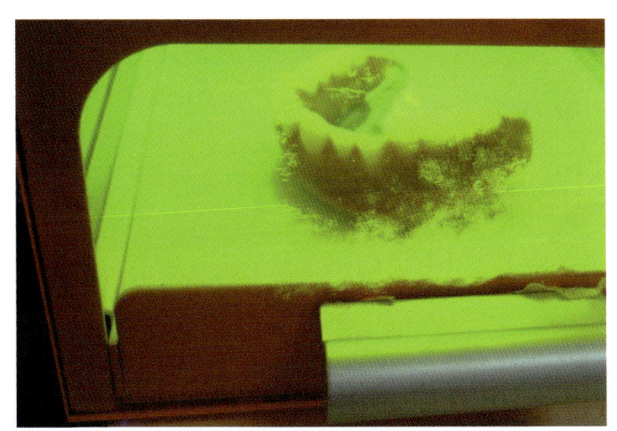

図2-3-9 予備重合の後,専用重合器内で最終重合を行う.

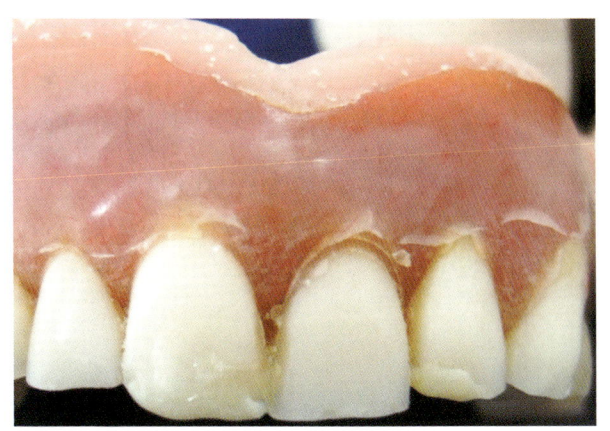

図2-3-10 重合終了後の人工歯.

87

chapter 2 使っている総義歯の修理調整法

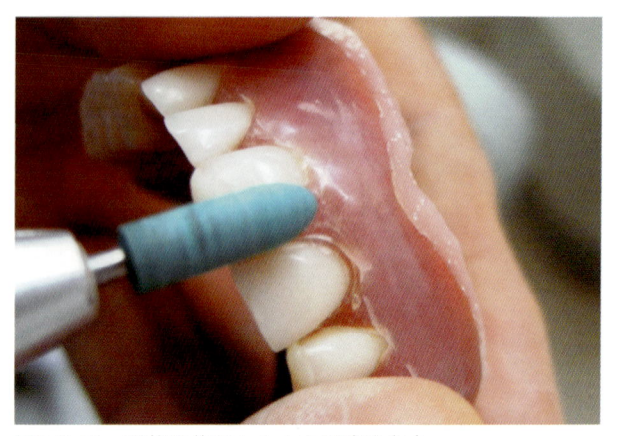

図2-3-11 形態を修正しながら研磨を行う．

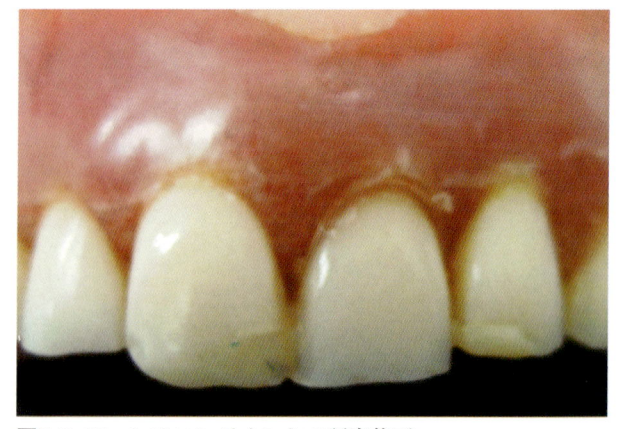

図2-3-12 シリコンポイントで研磨終了．

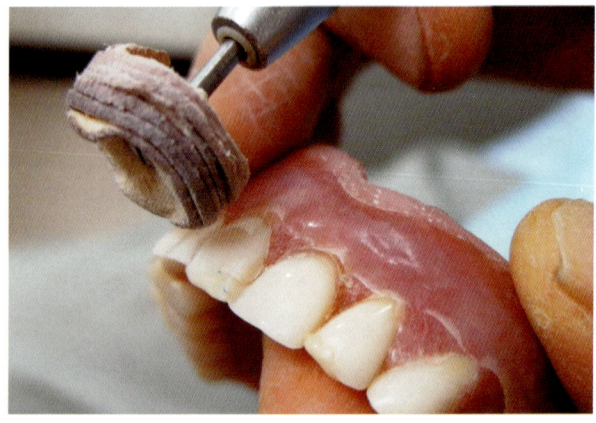

図2-3-13 最終的にバフを利用して，バフ研磨を行う．

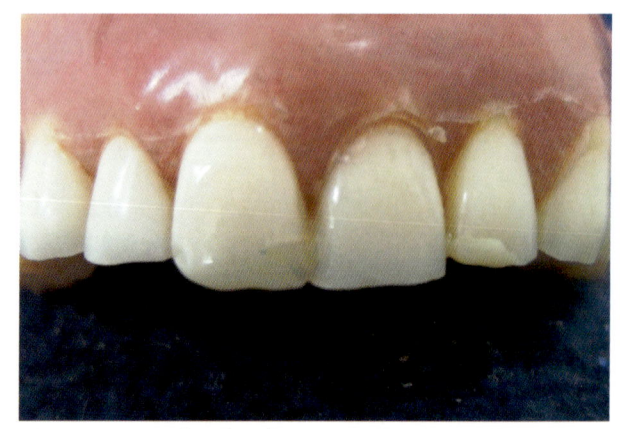

図2-3-14 人工歯の修理終了．その後，咬合調整は通法どおり行う．

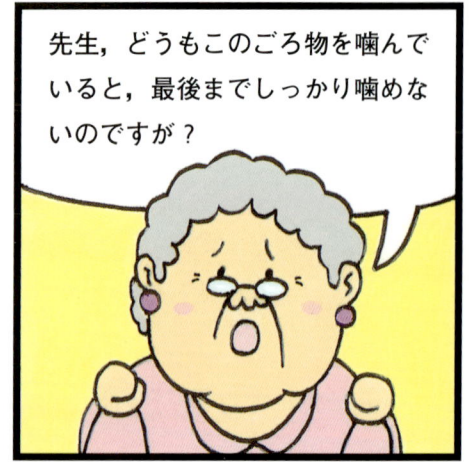

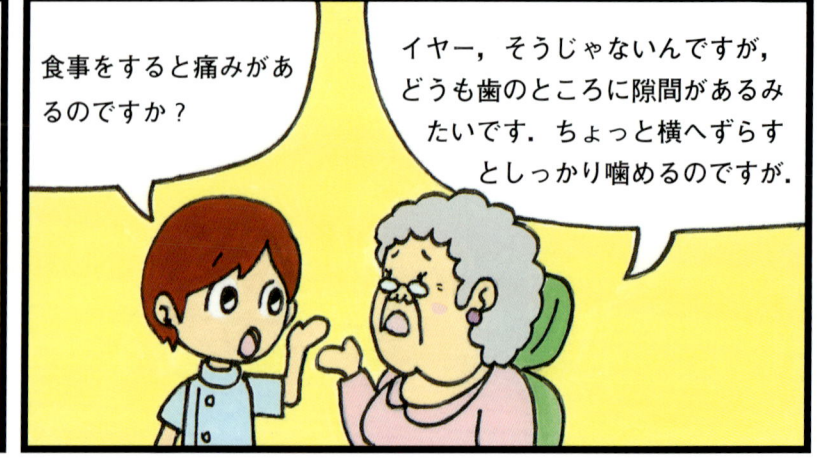

先生，どうもこのごろ物を噛んでいると，最後までしっかり噛めないのですが？

食事をすると痛みがあるのですか？

イヤー，そうじゃないんですが，どうも歯のところに隙間があるみたいです．ちょっと横へずらすとしっかり噛めるのですが．

総義歯の修理方法／人工歯部の破折

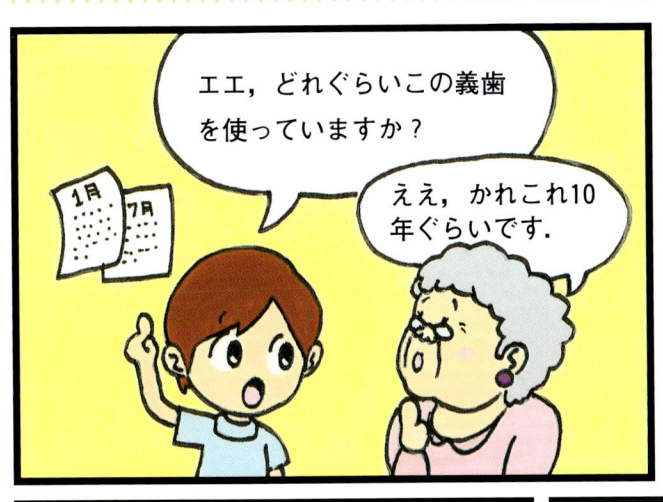

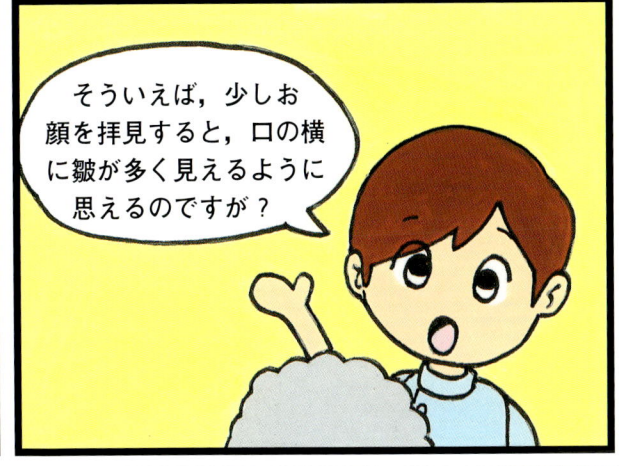

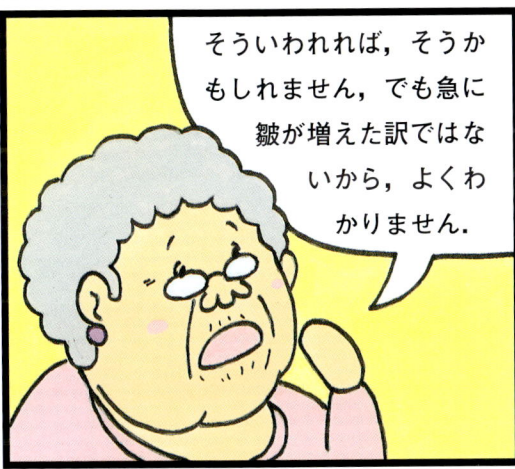

エエ，どれぐらいこの義歯を使っていますか？

ええ，かれこれ10年ぐらいです．

そういえば，少しお顔を拝見すると，口の横に皺が多く見えるように思えるのですが？

そういわれれば，そうかもしれません，でも急に皺が増えた訳ではないから，よくわかりません．

では義歯を拝見しますので，はずしてみてください．

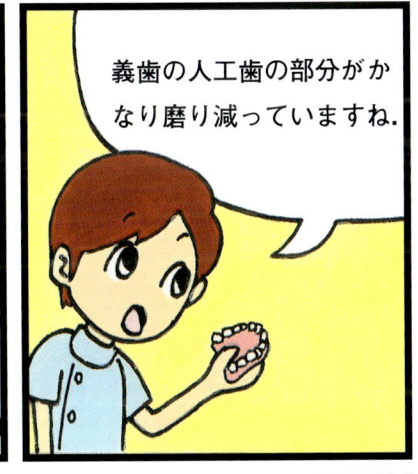

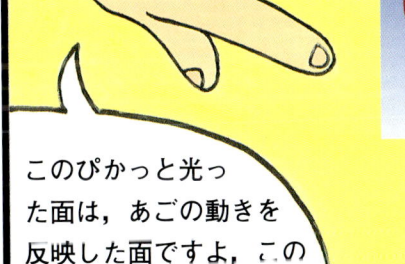

義歯の人工歯の部分がかなり磨り減っていますね．

このぴかっと光った面は，あごの動きを反映した面ですよ，この面同士が合うとよく食事ができるのです．

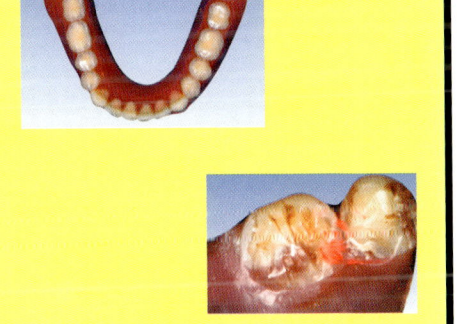

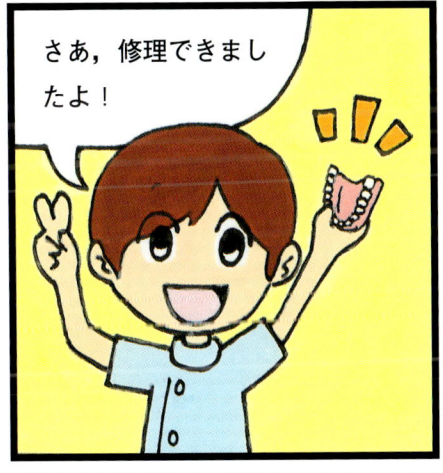

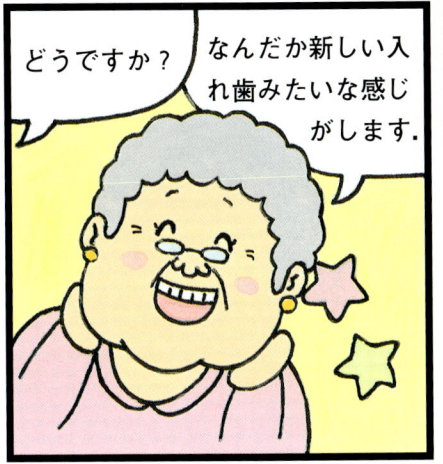

さあ，修理できましたよ！

どうですか？

なんだか新しい入れ歯みたいな感じがします．

患者から上手に情報を収集することが，このような症例では一番大事です．それと人工歯面にできたファセッテは大事な情報なので，簡単につぶしてはいけません．どうしてもその部位を含めてリモルディングしなければ咬合高径を保てない場合は，その斜面を新しく作った人工歯咬合面にできる限り再現した方がいいでしょう．

chapter 2 使っている総義歯の修理調整法

[人工歯の咬耗修理]

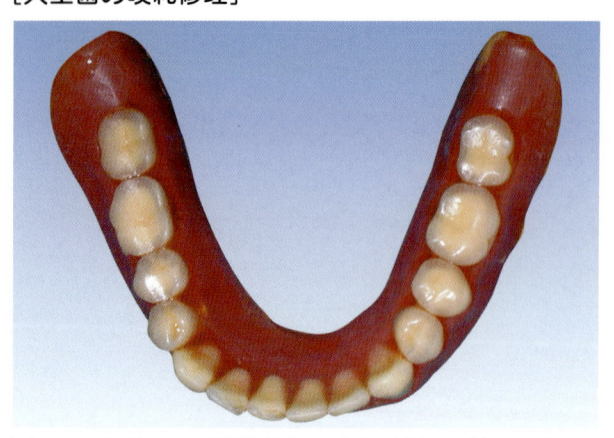

図2-3a 初診時の下顎総義歯の咬合面観．咬耗が目立っている．

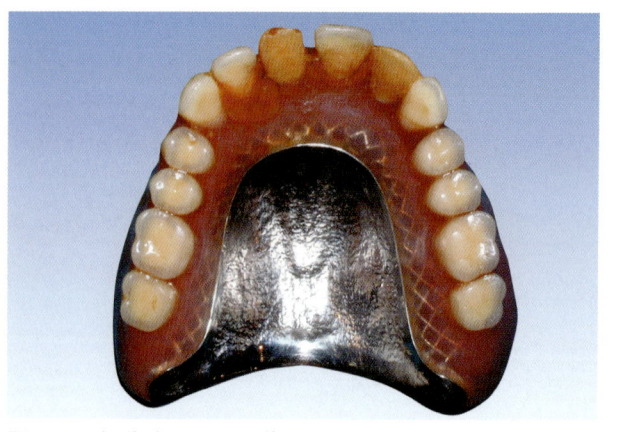

図2-3b 初診時の上顎総義歯の咬合面観．臼歯部の咬耗面は下顎とは違ってほとんどない．

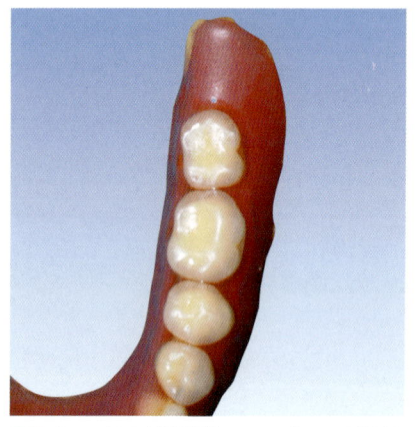

図2-3c 左の咬耗面．ファセットはほとんど認められない．

図2-3d 右も左同様である．

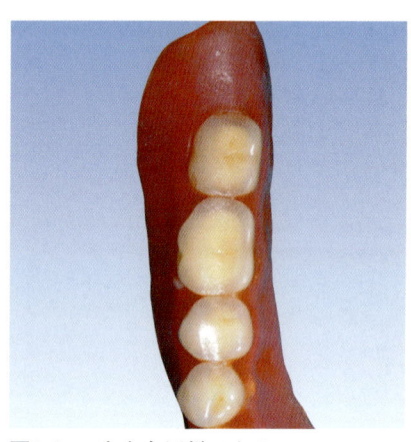

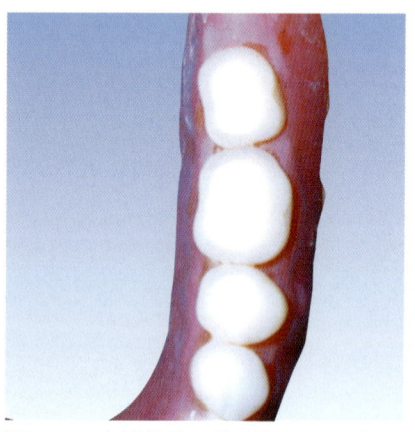

図2-3e 咬耗部分の修理部はサンドブラスト処理を行っておく．

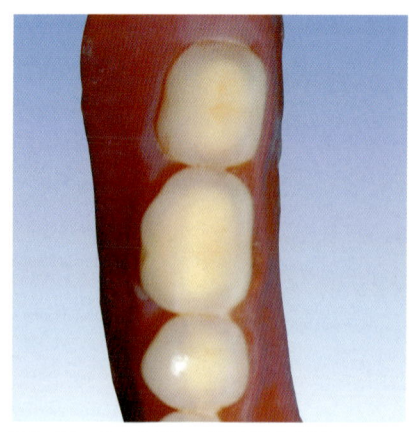

図2-3f 右も同様の前処置を行う．

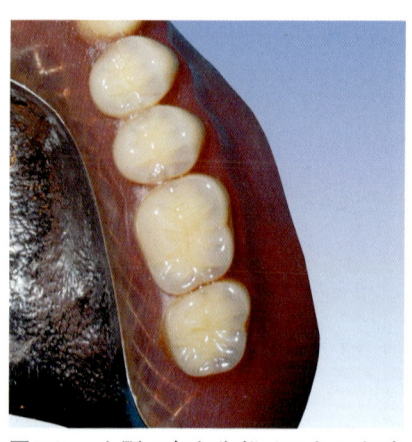

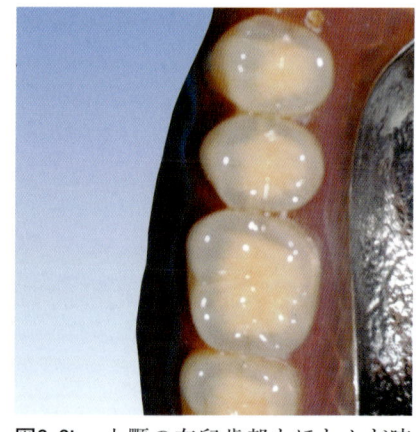

図2-3g 上顎の左臼歯部はほとんど咬耗していない．

図2-3h 上顎の右臼歯部もほとんど咬耗していない．

総義歯の修理方法／人工歯部の破折

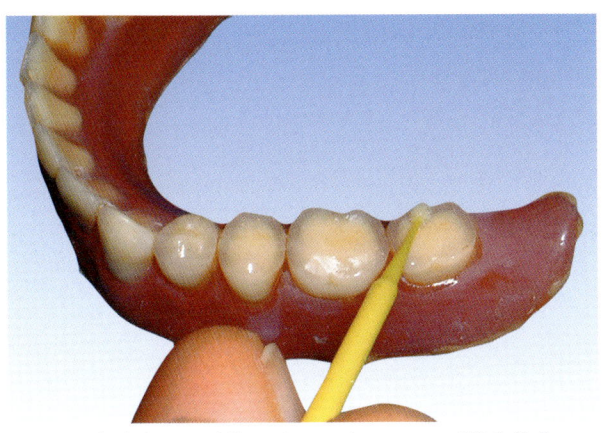

図2-3i　光重合用の硬質レジンのボンディング材を塗布．

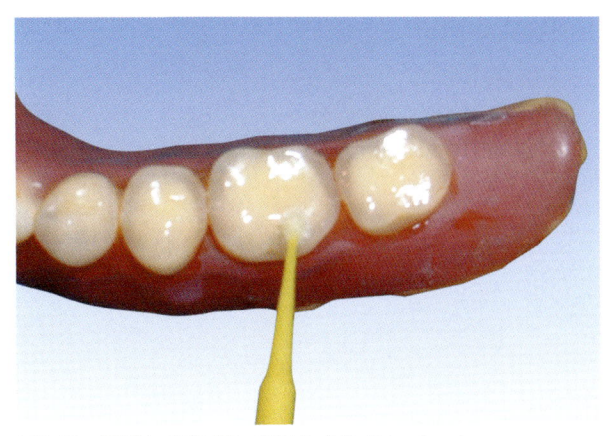

図2-3j　同様に臼歯部に満遍なく塗布していく．

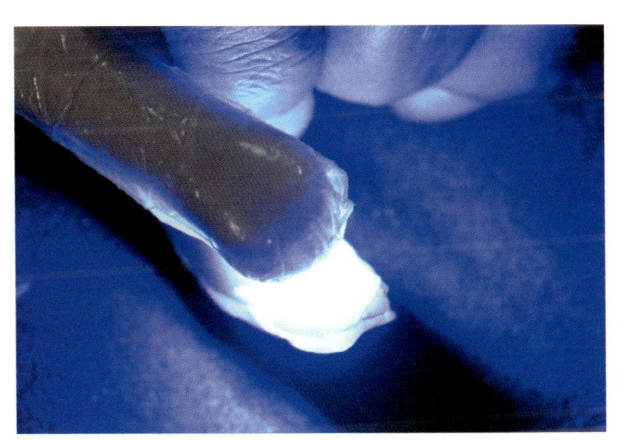

図2-3k　塗布後に光重合を行う．

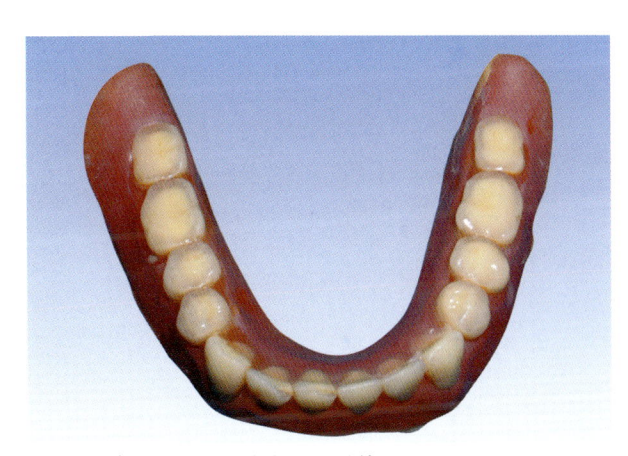

図2-3l　左右の臼歯部咬合面に硬質レジンのボンディング材を塗布し，光重合を終了した状態．

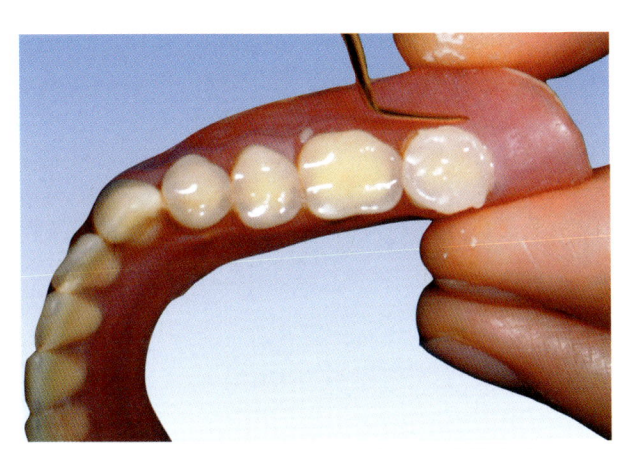

図2-3m　第二大臼歯の咬合面に硬質レジンを塗布する．

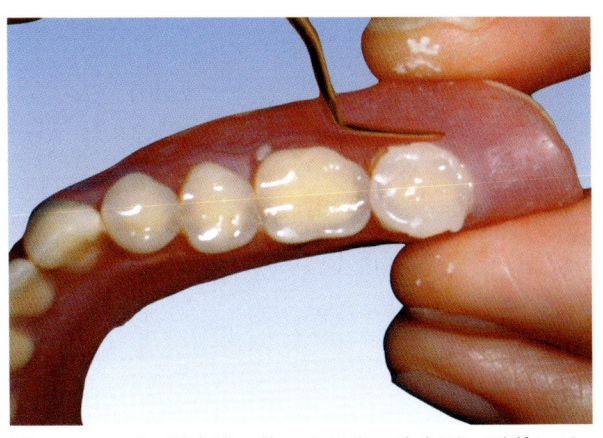

図2-3n　レジン形成器で第一大臼歯の咬合面に硬質レジンを過不足なく塗布する．

chapter 2 使っている総義歯の修理調整法

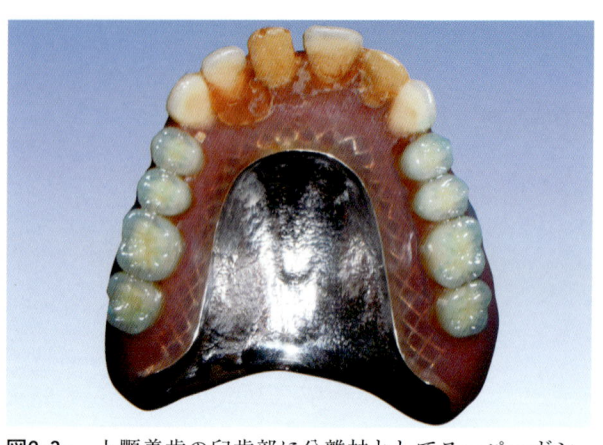

図2-3o 上顎義歯の臼歯部に分離材としてスーパーボンドセップを塗布する．

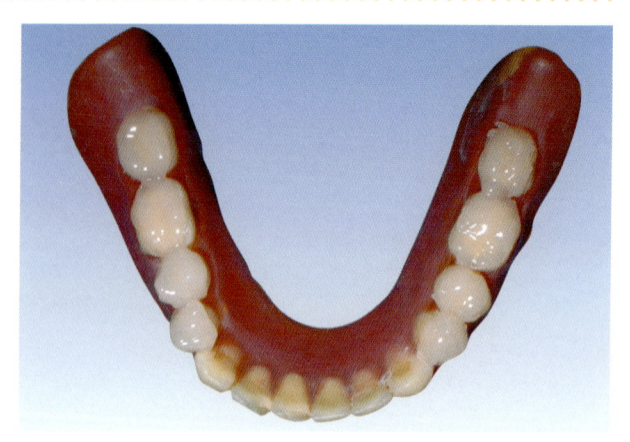

図2-3p 硬質レジンのペーストを咬合面に塗布した状態．

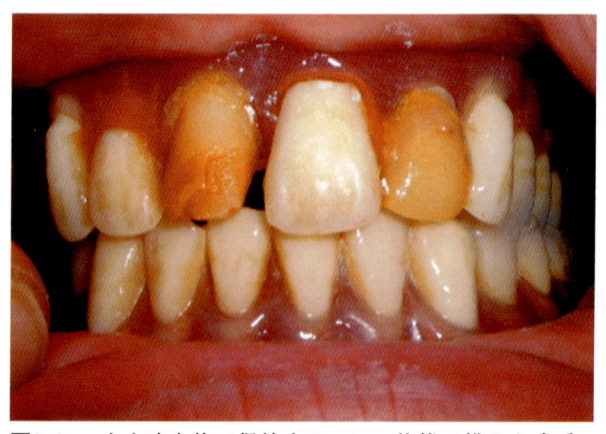

図2-3q 中心咬合位で保持する．この状態で横から光重合器で光を照射して，硬質レジンを硬化させる．

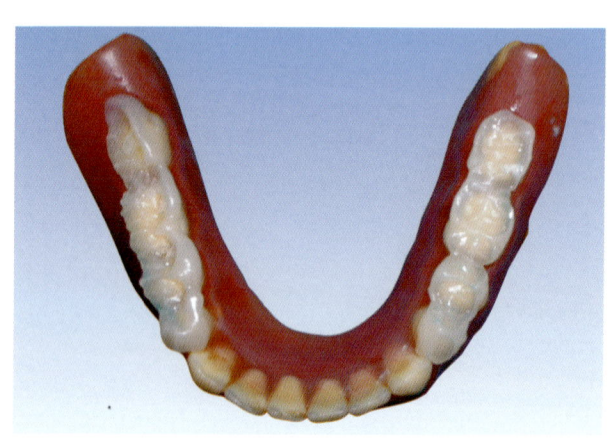

図2-3r 咬合した状態で硬化した修理用硬質レジン．

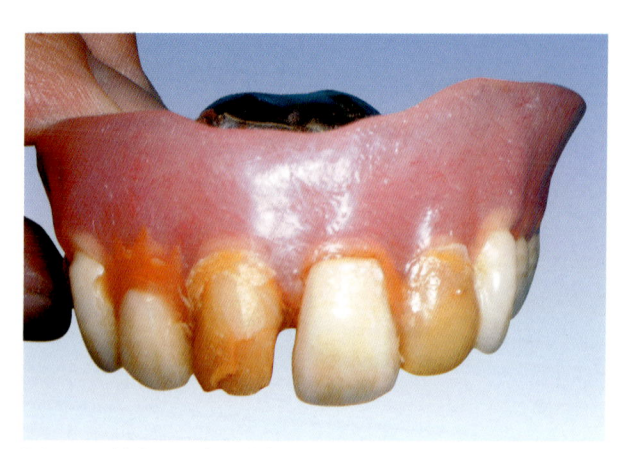

図2-3s 前歯人工歯に変色が生じている．

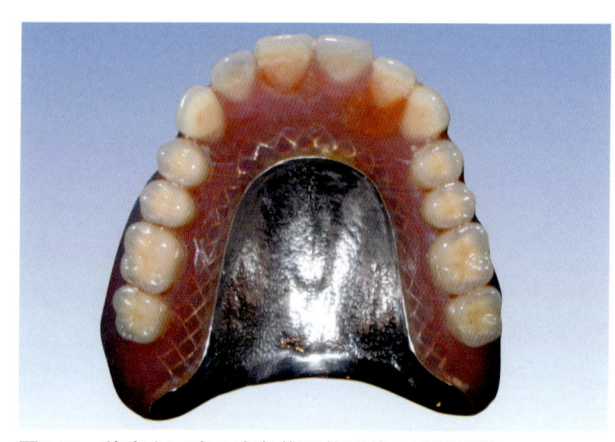

図2-3t 前歯人工歯の変色修理終了後の舌側面観．

92

総義歯の修理方法／人工歯部の破折

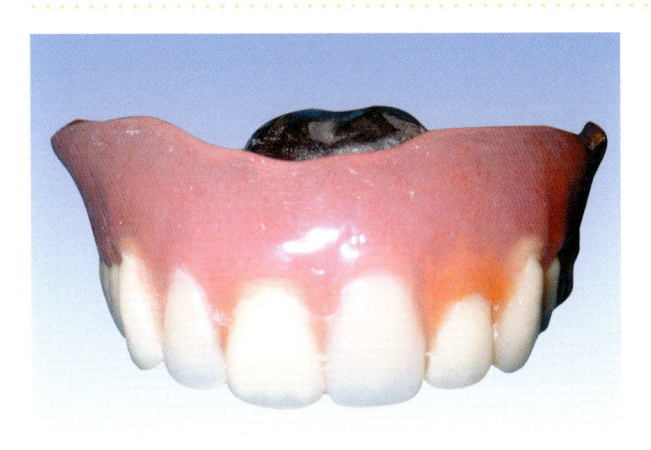

図2-3u 前歯の変色を修理終了.

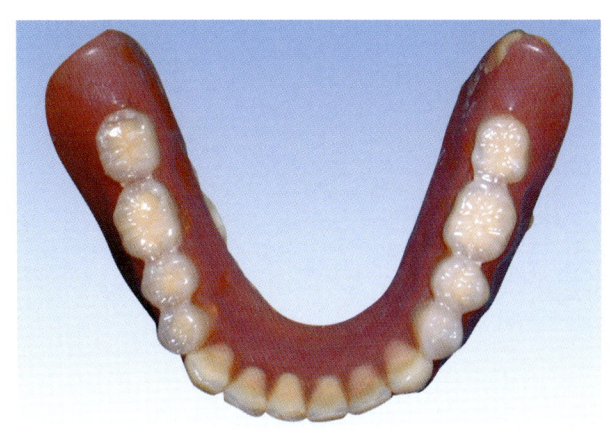

図2-3v 下顎人工歯の咬耗面の修理終了の咬合面観.

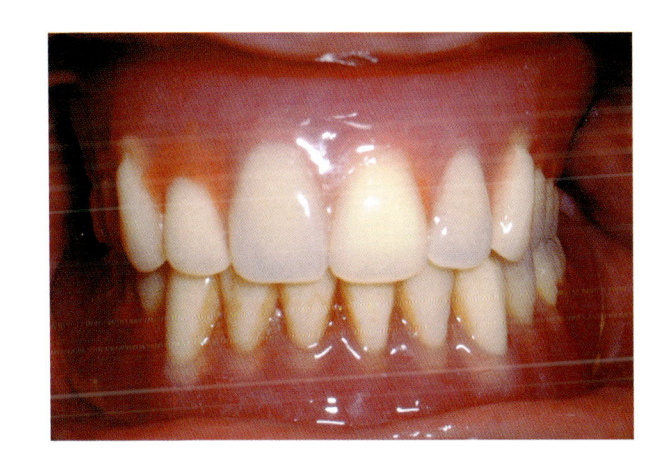

▶図2-3w 人工歯の上下顎の修理終了後の正面観.

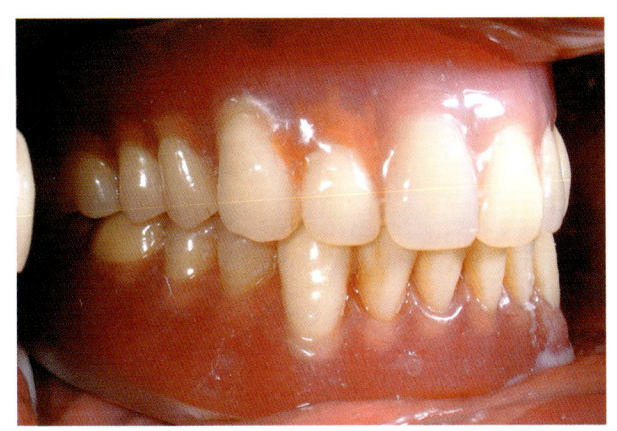

図2-3x 終了後の左側方面観.

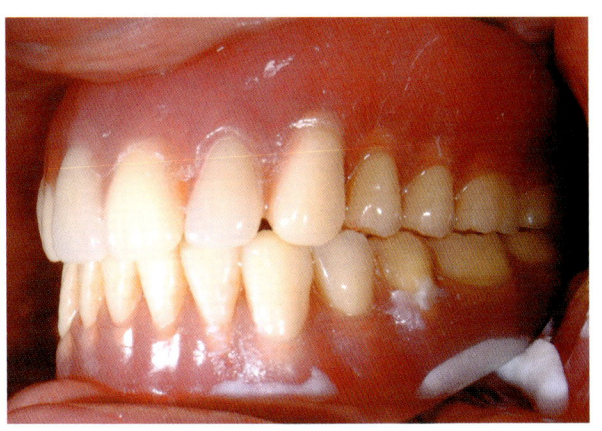

図2-3y 人工歯の修理終了後の右側方面観.

93

chapter 2 使っている総義歯の修理調整法

咬合高径の変化

人工歯のリモルディング（片側）

原因
片側で食事をする悪癖が多い．そしてこのようなケースでは咬合平面が傾いてしまっている．

対応法
人工歯咬合面のリモルディング．

修理方法
片側に限局している場合には，咬耗が起きていない反対側に合わせ咬合平面の再構成を行う．まず咬耗が起きてしまっている側の人工歯咬合面に，即時重合レジンを塗布し，口腔内に戻して咬合させる．しかしその際に義歯床を術者の手で押さえて，義歯が変位しないように注意をする．その後，咬合調整を行って顎堤との適合精度を図る必要があれば，それに準じる処置を行わなければならない．

人工歯のリモルディング（両側）

原因
義歯の使用年数が長くなると，経時的変化として人工歯部に咬耗磨耗が起きてくる．

対応法
人工歯の再配列，またはリモルディング．

修理方法（図2-3, 4）
減少した咬合高径を回復するには，直接法より間接法を採用する方が確実に行える．まず咬耗した人工歯上にパラフィンワックスなどを，ワックススパチュラである程度の厚み（1〜2mm）で焼き付ける．その後，咬合採得時と同様にワックスを軟化する．その義歯を口腔内に装着した後，高径の決定を顔貌の観察と同時に行う．決定された後，切歯指導釘のされている咬合器にマウンティングして，即時重合レジンまたは硬質レジンにて人工歯を製作する．

直接法で作成する際には，咬合高径の決定までは間接法同様に行う．その後，片側のワックスを除去して，除去した側に即時重合レジンを塗布して，口腔内で咬合させながら硬化を待つ．片側が硬化したらもう片側を同様に行う．

終了後，適正に咬合調整を行って修理を終了する．

総義歯の修理方法／人工歯のリモルディング（片側・両側）

POINT　人工歯のリモルディングは，レジンの扱いが非常に大事になってくる．その混液比を変えることなく，レジンを塗布してすぐ作業を行うのではなく，フローが少し変化する（硬くなる）まで待ってから作業を始めるとよい．また硬化時の未重合層を少なくするために，できる限り加熱するとよい．

［人工歯の置換］

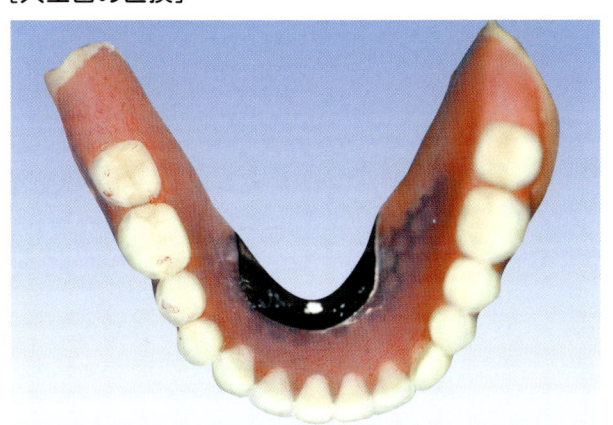

図2-4a　臼歯部の咬耗が過度になっている．

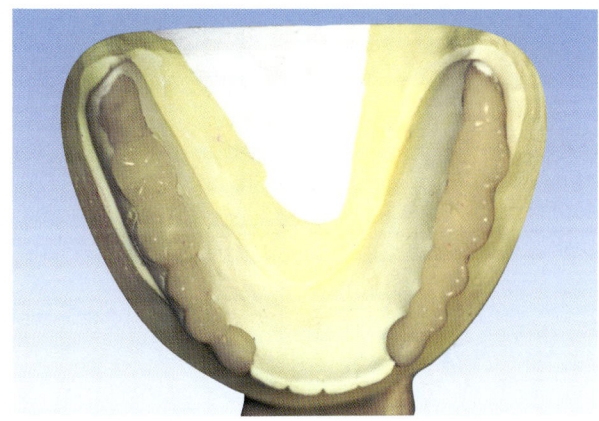

図2-4b　咬合採得を行った後に，ハイブリッドセラミックスを用いて，模型上で人工歯を製作しておく．

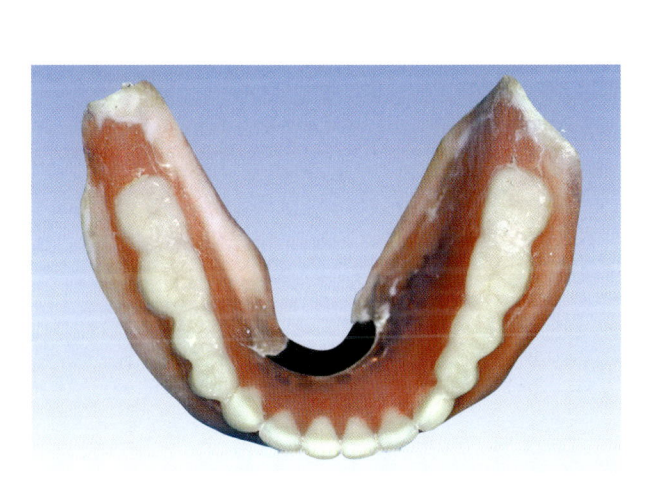

図2-4c　口腔内で接着性レジンを用いて義歯に接着する．

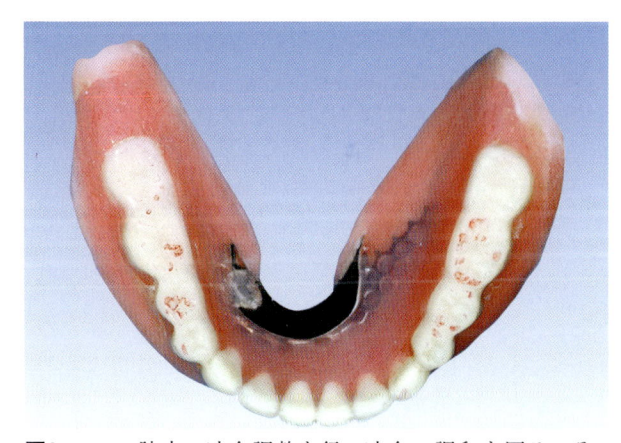

図2-4d　口腔内で咬合調整を行い咬合の調和を図る．その際に粘膜調整を行っておかないと，義歯の動揺が大きいと適正な調整ができなくなる．

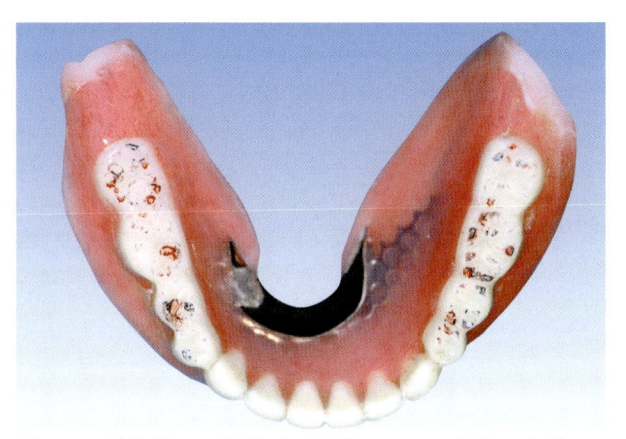

図2-4e　最終的には粘膜面は間接リベースを行った後，最後の咬合調整を終了する．

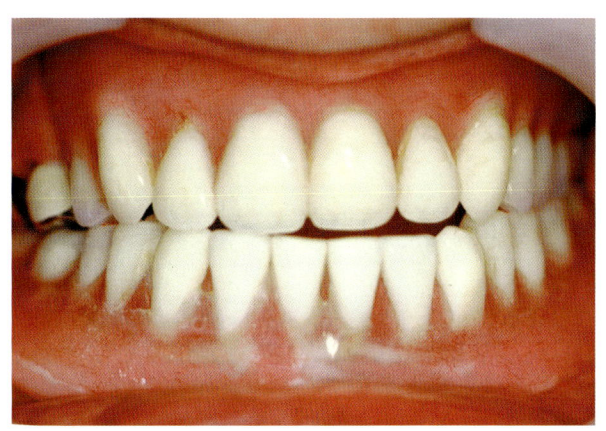

図2-4f　咬合調整と間接リベース終了後の咬合時正面観．

chapter 2 使っている総義歯の修理調整法

義歯床下粘膜の異常

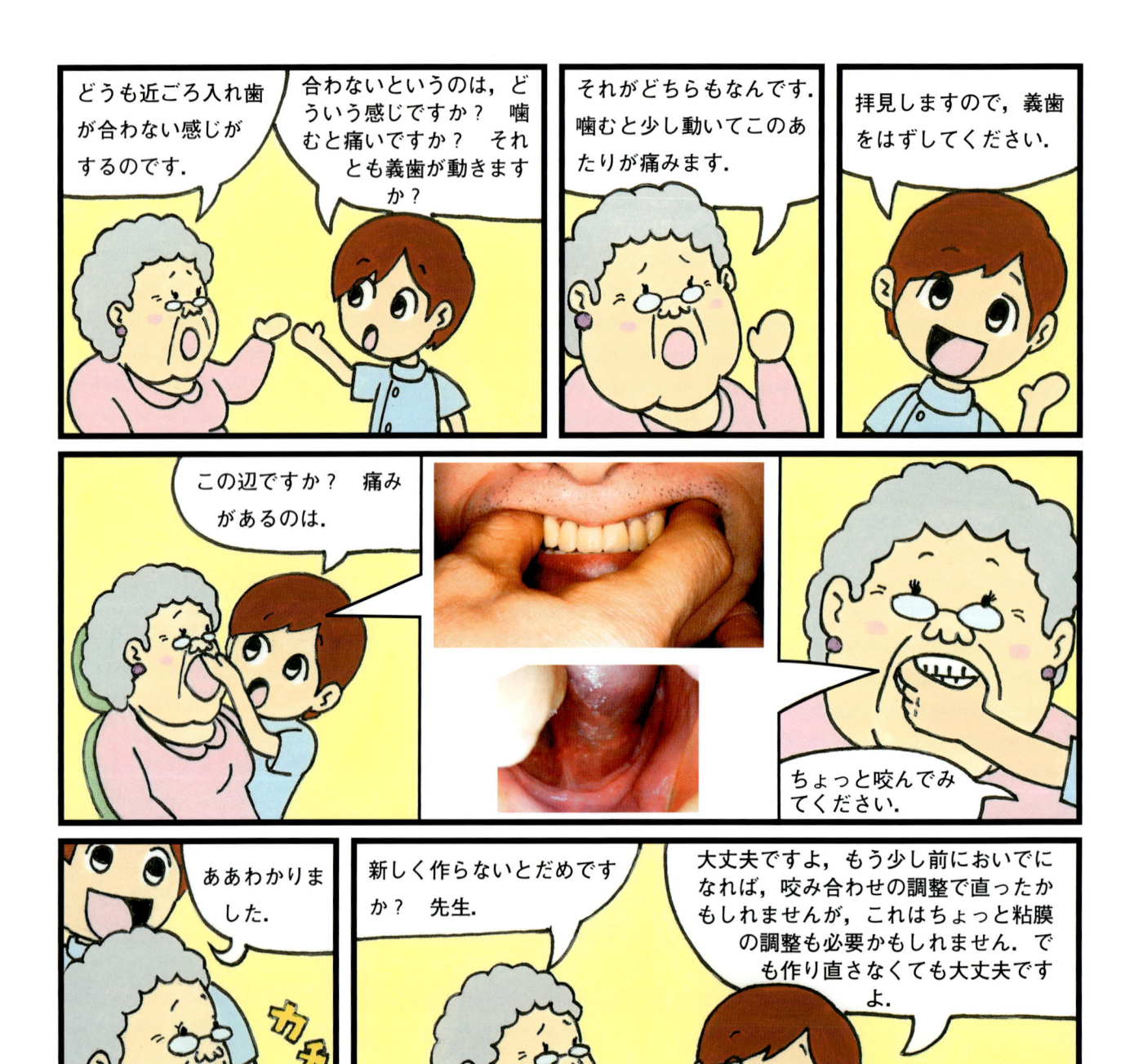

総義歯の修理方法／咬合痛が生じている場合，咬合時に義歯が動揺する場合

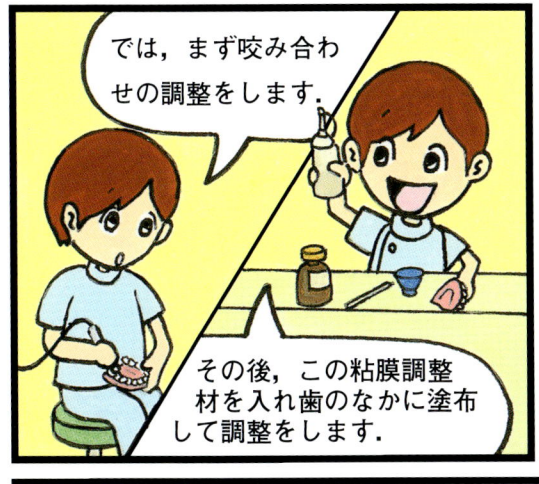

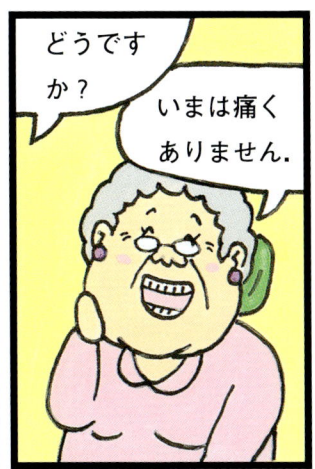

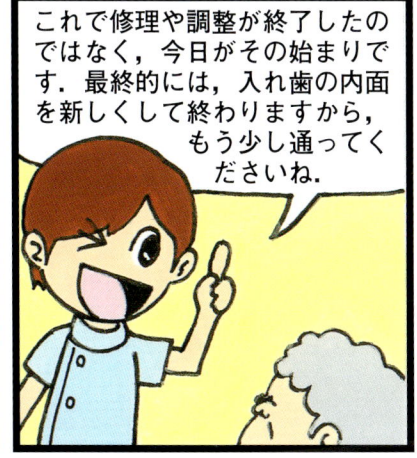

では，まず咬み合わせの調整をします．

その後，この粘膜調整材を入れ歯のなかに塗布して調整をします．

どうですか？

いまは痛くありません．

これで修理や調整が終了したのではなく，今日がその始まりです．最終的には，入れ歯の内面を新しくして終わりますから，もう少し通ってくださいね．

総義歯で一番多く遭遇する予後が，このような症例です．義歯の動揺に伴い疼痛を生じている場合には，たいてい欠損部顎堤の経時的変化（骨吸収）に伴い，咬合の不調和が起きて咬合時に痛みがでます．手で義歯を押さえながら咬合させると，動揺していることと早期接触部とがわかり，口腔内の所見では白くまたは赤くなった顎堤の部分が確認できます．今まで修理や調整の方法を述べてきましたが，このようなケースはその集大成であると考えています．またこのようなケースを確実に修理調整ができ，咀嚼機能の回復を図れれば患者の信頼度は増してきます．

咬合痛が生じている場合，咬合時に義歯が動揺する場合

原因
欠損部顎堤の経時的変化に伴う咬合の不調和である．

対応法
咬合調整終了後にティッシュコンディショニングからダイナミックインプレッション，そして間接リベースを行う．

修理方法
口腔内所見として，どの部位に発赤や粘膜が擦れたためにできる歪があるかを確認する．そして赤の咬合紙で中心咬合位，青の咬合紙で側方時の早期接触部分を確認する．その早期接触部分を調整後，与える咬合様式を決定しておく．

次にティッシュコンディショナーにてティッシュコンディショニングを行う．粘膜の歪や発赤が消失したら，ダイナミックインプレッションを行い，間接リベースを行う．この際に使用する床用材料としては，欠損部顎堤の吸収が大きく，顎堤の形態が細く低いような場合には，粘弾性レジンを使用するのもひとつの選択肢である（図2-4〜6）．

chapter 2 使っている総義歯の修理調整法

コラム

ティッシュコンディショナーと軟質裏層材

　　ティッシュコンディショナーは，ゲル化するが硬化しない材質である．よって長期間粘性体の性質を示しているはずである．しかし現実はモノマーに含まれている可塑剤が使用している間に徐々に漏洩してしまうため，粘性体を維持できなくなって硬化してしまう．そうすると可塑剤が漏洩する粘膜調整材は，ダイナミックインプレッション（動的印象）材として使用するには，硬化するまでが機能圧によって変化するので，使用する日数が大変問題になってくる．しかし顎堤粘膜に傷や歪が生じている場合の，粘膜調整材として使用するには長期間咬合圧によって動きを止めないよりは，ある程度の時間で粘膜調整材自身の動き量が少なくなる方が傷を癒すという目的では適していると思う（図C2-1〜4）．

[粘膜調整材]

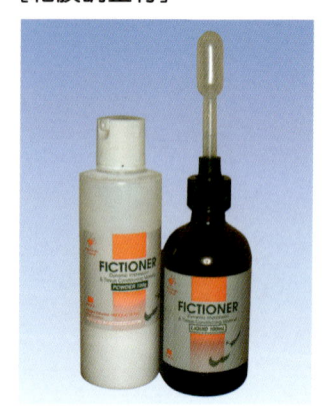

図C2-1 フィクショナー（モリタ）．ブチルアルコールに可塑剤が包埋されている粘膜調整材．

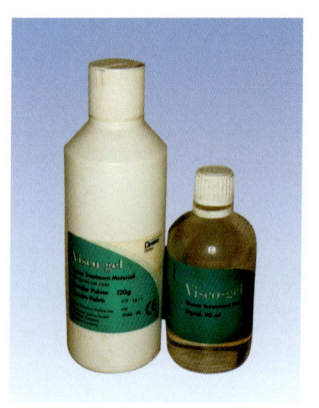

図C2-2 ヴィスコゲル（デンツプライ三金）．エチルアルコールに可塑剤が包埋されている．粉液のなじみはよい．

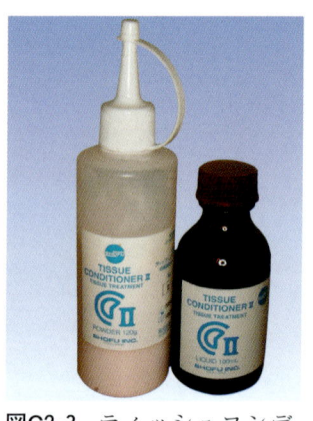

図C2-3 ティッシュコンディショナーⅡ（松風）．

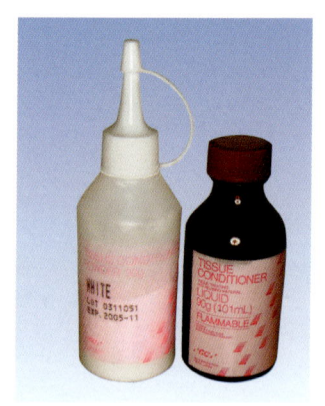

図C2-4 ティッシュコンディショナー（ジーシー）．

　　しかしダイナミックインプレッション材として使用するには，確実に機能圧（咬合圧）で顎堤粘膜が変化して，均衡がとれた状態を再現できる粘膜調整材が必要になる．そのためには材料が変化を続けてくれる方が，術者の判断でそのリベースへの時期を決定することが可能になる．
　　そして次に，確実に採得された機能印象面を変形量の少ないリベース材を使用して，義歯床内面に再現することが必要になってくる（図C2-5〜14）．その材料としては，ハードデンチャーマテリアルとして床用レジン，そしてレジリエントデンチャーマテリアルとして粘弾性レジン（EMA，フッ素系樹脂）と，弾性レジン（シリコーン）などがある．

コラム／ティッシュコンディショナーと軟質裏層材

[確実に採得された機能印象面を変形量の少ないリベース材で義歯床内面に再現]

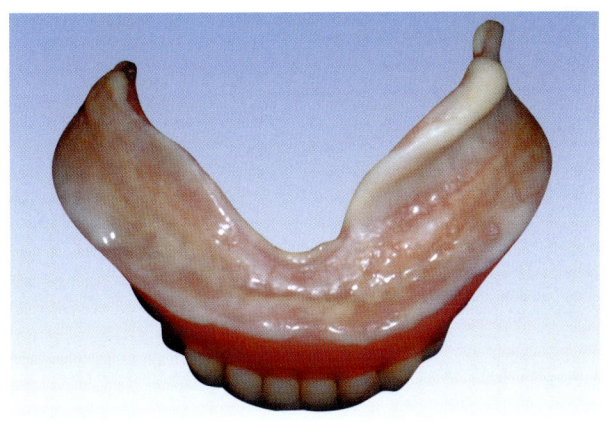

図C2-5 フィクショナーによる動的印象である．咬合圧が加わった部分は粘膜の皺ひとつ拾わずピカッと光った面が採得されている．

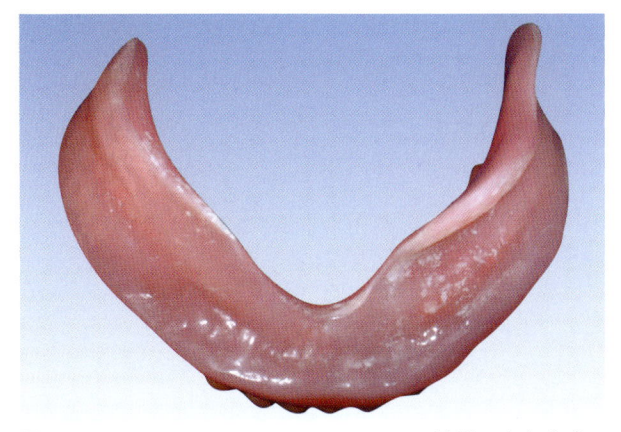

図C2-6 ティッシュコンディショナーで採得できた印象面を間接法にてリベースした．

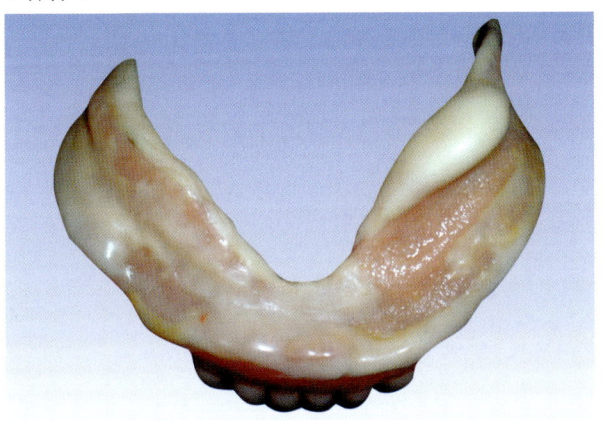

図C2-7 本症例も同様の動的印象面を呈している．

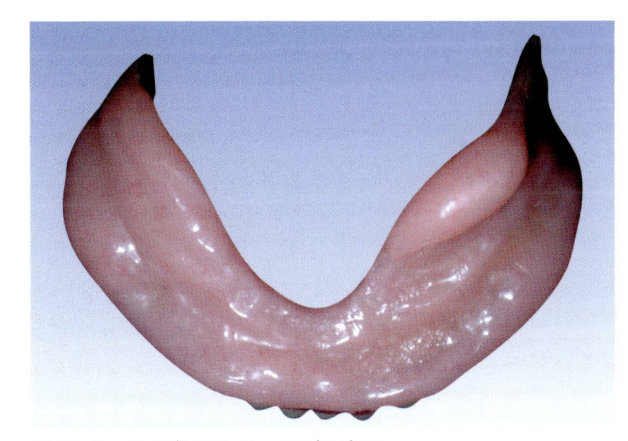

図C2-8 その際のリベース面である．

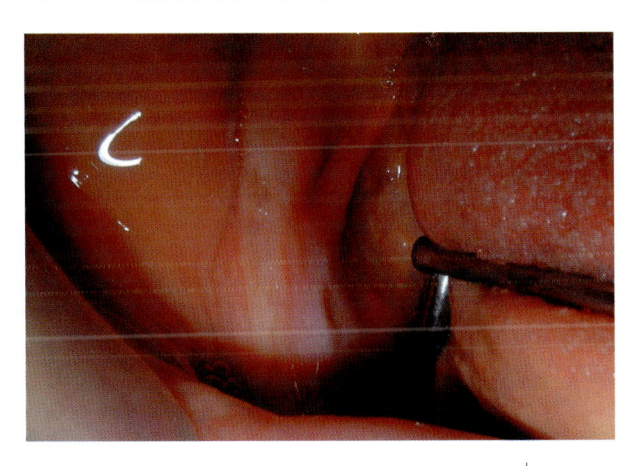

図C2-9　図C2-10
図C2-11

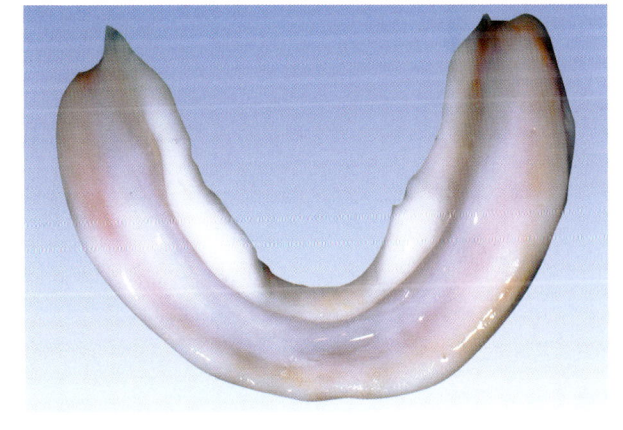

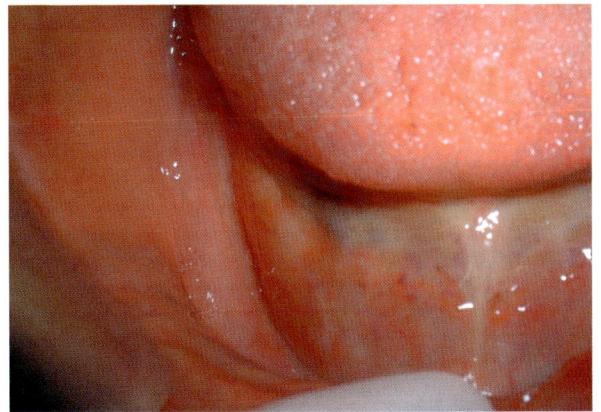

図C2-9 右下欠損部顎堤の舌側部に，咬合圧により擦れた傷が生じている．
図C2-10 粘膜調整を行うことで，生じた傷が癒えると考え，粘膜調整を行った．
図C2-11 1週間後に傷は消失した．その後，動的印象を行いリベースへと移行．その際に失われた粘膜と同様の性状を示す粘弾性レジンを用いることで，良好な臨床成績が得られる．

chapter 2 使っている総義歯の修理調整法

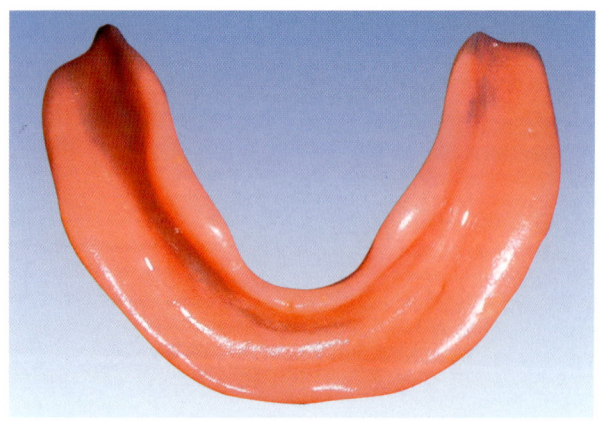

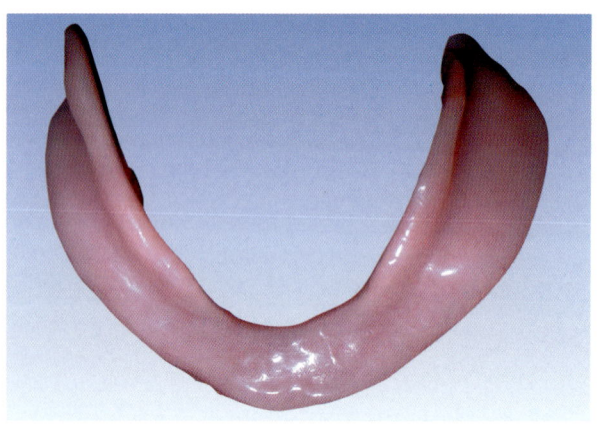

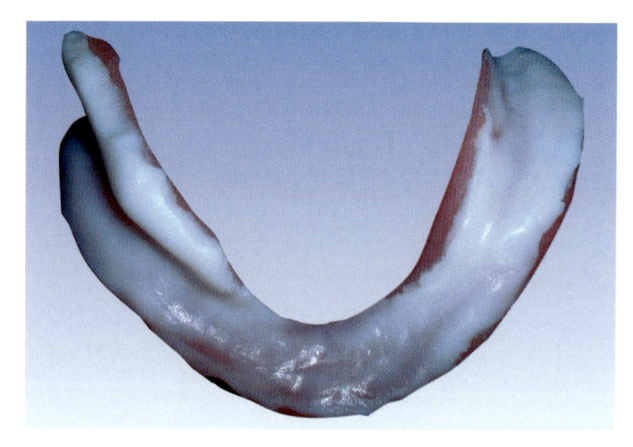

図C2-12 | 図C2-13
図C2-14

図C2-12 粘弾性レジンを用いてリベースされた義歯床内面.
図C2-13 同様の処置であるが,どの症例においても同様の機能印象面を呈する.
図C2-14 同様の粘弾性レジンの義歯床内面を再現できる.

[粘弾性体]

◀図C2-15 硬性レジンのみの場合より,粘弾性レジンと硬性レジンのハイブリッドの場合の方が,母模型に戻した際の適合精度はよいことがわかる.

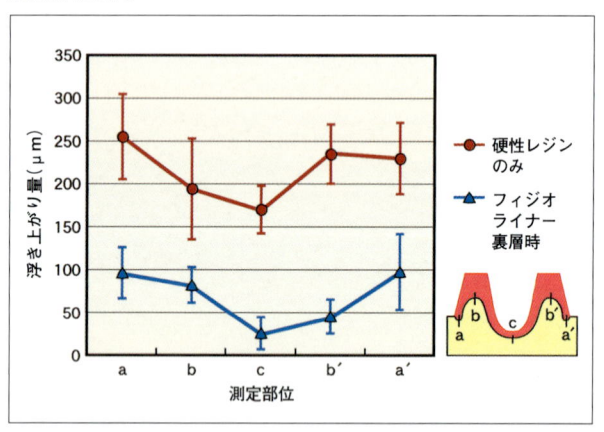

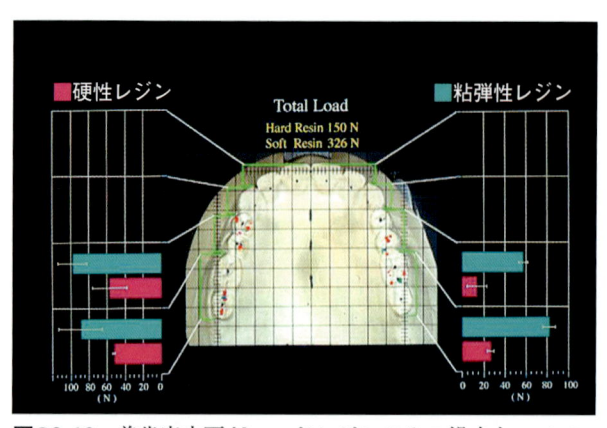

図C2-16 義歯床内面がハードレジンのみの場合と,ソフトレジン(粘弾性レジン)の場合とのプレスケールによる咬合圧の違いを測定してみると,確実にソフトレジンの方が大きな咬合圧が得られた.

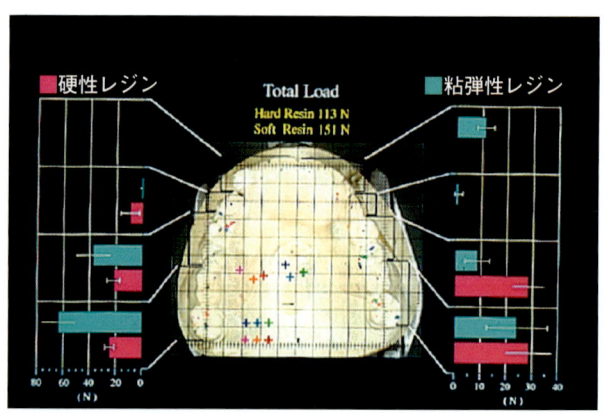

図C2-17 本症例も同様であった.

コラム／ティッシュコンディショナーと軟質裏層材

[粘弾性レジンの応用方法]

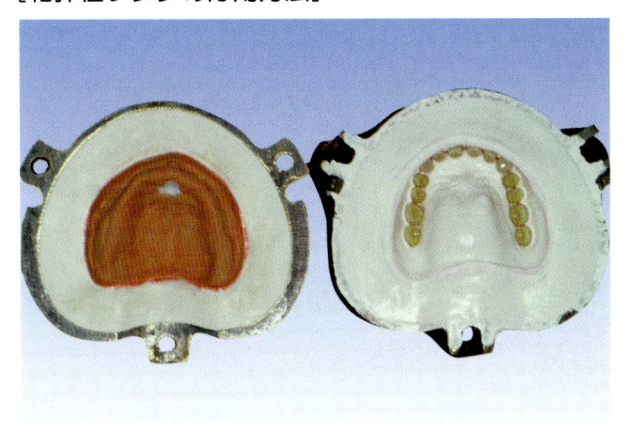

図C2-18 新製義歯製作用に作業模型をフラスコ埋没する．

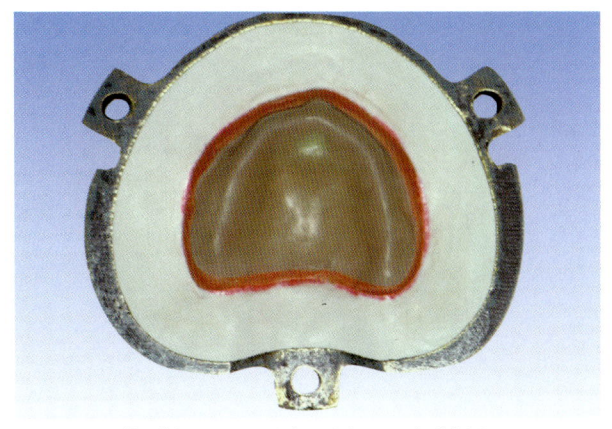

図C2-19 粘弾性レジンの厚み分（1.2mm）確保するスペーサー（フィジオスペーサー／ニッシン）を用意する．

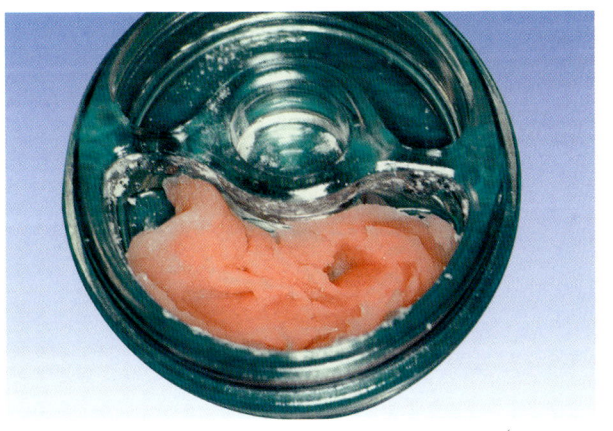

図C2-20 粘弾性レジンフィジオソフトリベース（ニッシン）の前重合を行っておく．

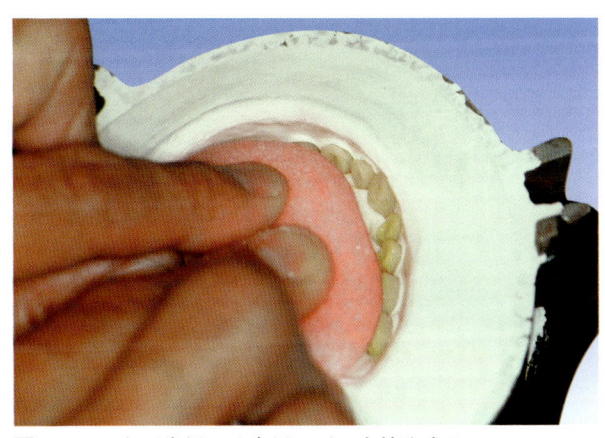

図C2-21 人工歯側には床用レジンを填入する．

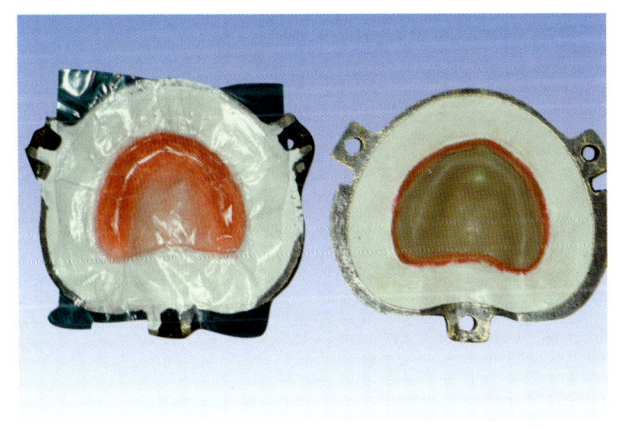

図C2-22 ポリエチレンフィルムを1枚介して試圧行う．その際，フィジオスペーサーは顎堤粘膜面側に装備しておく．

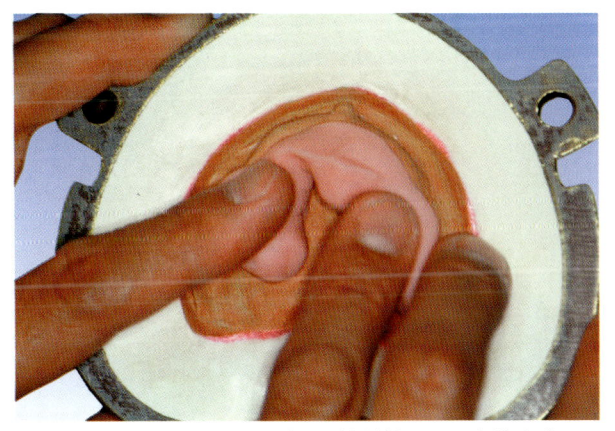

図C2-23 スペーサーをはずして粘弾性レジンを填入する．

　顎堤粘膜が菲薄化している患者の義歯床内面の材料としては，失われた顎堤粘膜の性状に似ている粘弾性体を有するものが，失われた生体を補う意味からも適しているように考えている．粘弾性体は咬合圧の緩衝材にもなりうるので，硬質レジン歯や陶歯での咬合にも有利であろう（図C2-15〜17）．

chapter 2 使っている総義歯の修理調整法

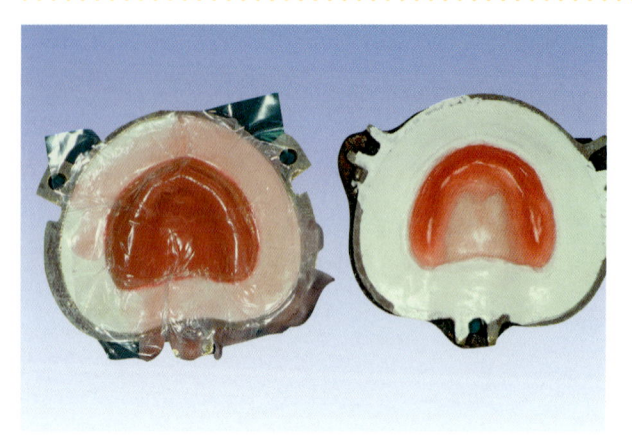

図C2-24 ポリエチレンフィルムを介して試圧する．

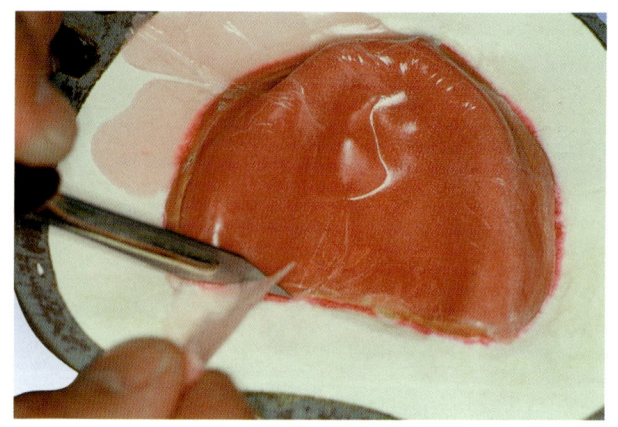

図C2-25 試圧終了後に余剰分を除去する．

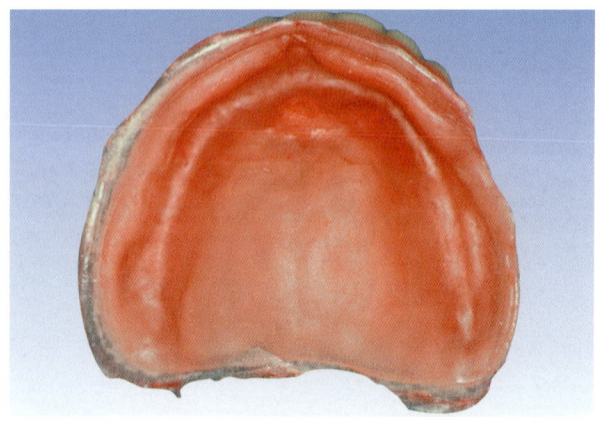

図C2-26 重合終了後の義歯床内面．粘弾性レジンが装備された．

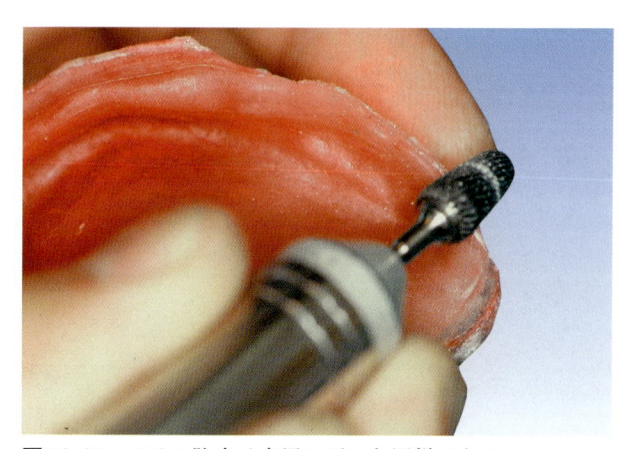

図C2-27 バリの除去は床用レジンと同様である．

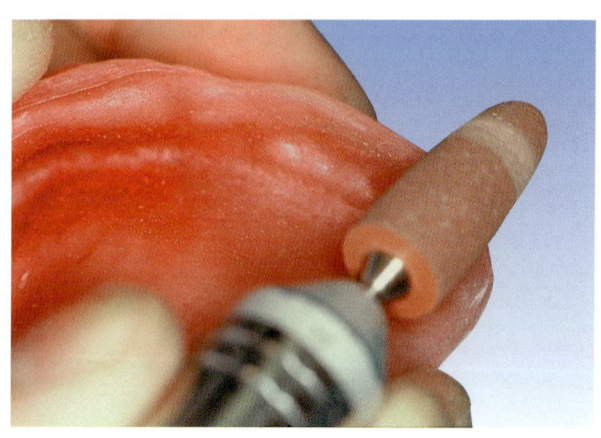

図C2-28 研磨操作も床用レジン同様に行える．よってレーズ研磨まで大丈夫である．

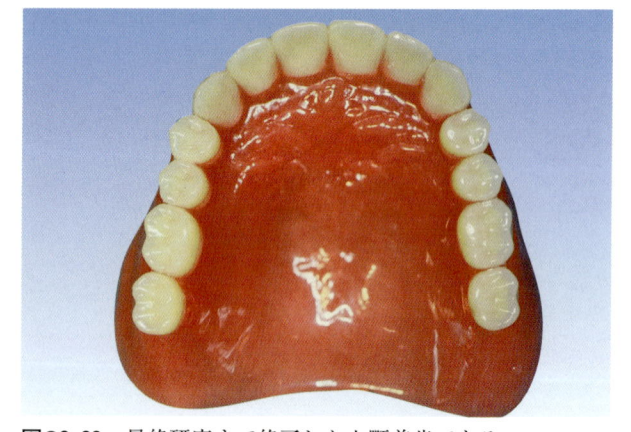

図C2-29 最終研磨まで終了した上顎義歯である．

　　Boucherは「同じ咬合圧が義歯にかかるならば，義歯床内面の材料は，ハードデンチャーマテリアルよりもレジリエントデンチャーマテリアルの方が，顎堤粘膜の脈管系を止血することが少ない．よって病変が起きにくく顎骨の吸収も少なくなるであろう」といっている．またシリコーン系の軟質裏層材よりはEMA系，フッ素系樹脂の方がcandida菌の付着が少ないと細井は報告している（**図C2-18～29**）．

総義歯の修理方法／咬合痛が生じている場合，咬合時に義歯が動揺する場合

[咬合痛のあるとき]

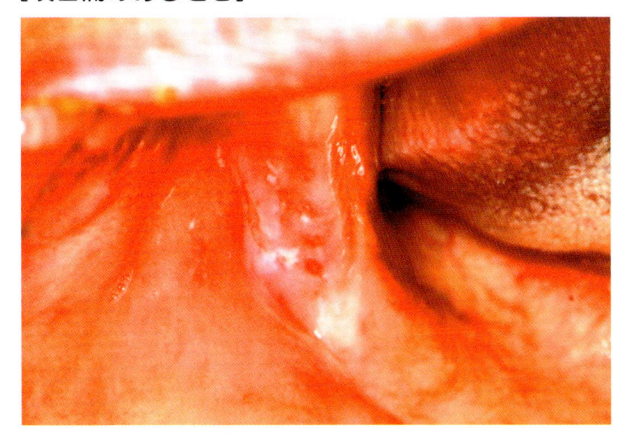

図2-5a　顎堤粘膜に傷が生じて疼痛が発生した．

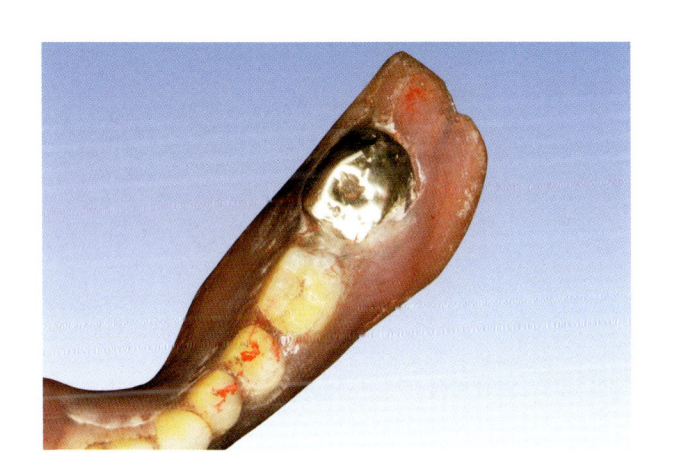

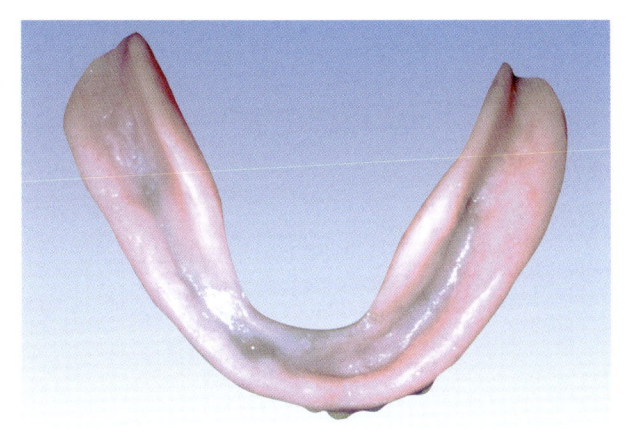

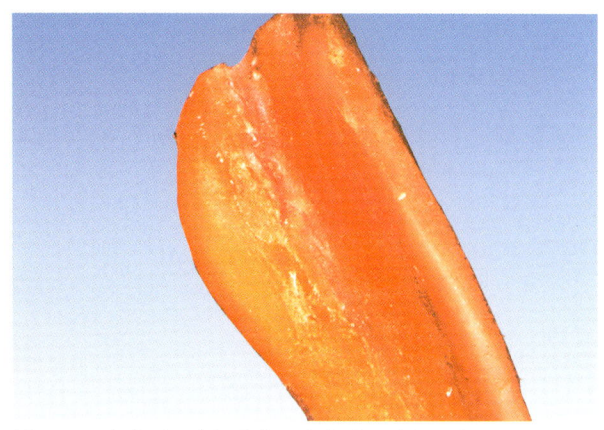

図2-5b　床内面に少し劣化した部分が確認できた．

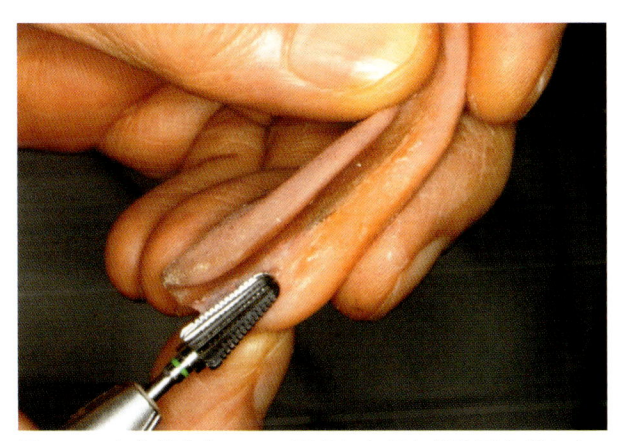

図2-5c　劣化部分をバーで研磨しながら新生面をだした．

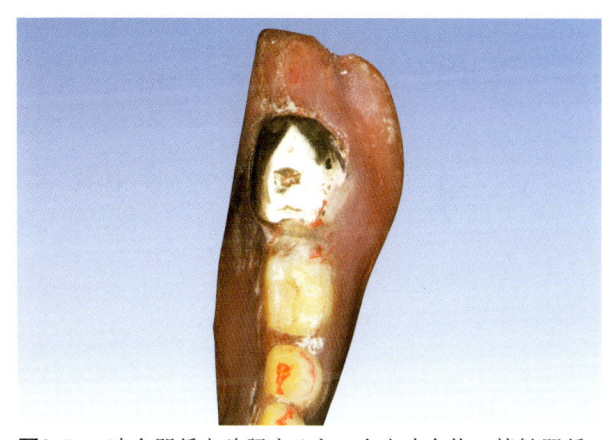

図2-5d　咬合関係を確認すると，中心咬合位で接触関係が少し強すぎていた．

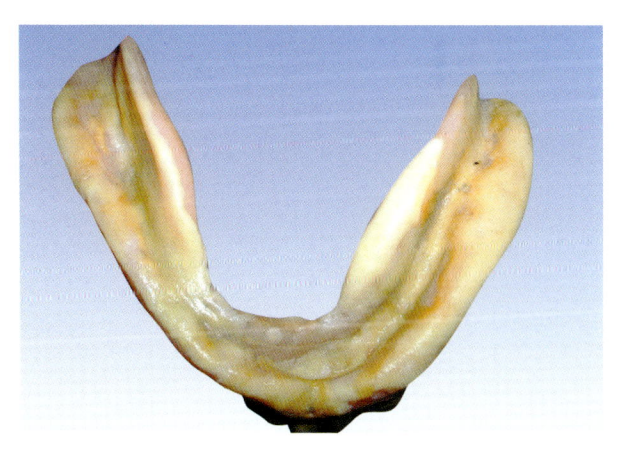

図2-5e	図2-5f
図2-5g	

図2-5e　強い接触関係の部分を調整した後，小臼歯部の接触関係を強くした．
図2-5f　粘膜調整を行い痛みは消失した．
図2-5g　痛みが消失した後，間接リベースを行った．しかし人工歯自体の形態が消失してしまっているのでこのようなケースでは，義歯の新製を行ってもよい．

103

chapter 2 使っている総義歯の修理調整法

POINT　修理調整が終了する際に，与える咬合様式は絶対に決定しておく．すなわち早期接触を削除して咬合の調和を図るのと，咬合様式の決定は似て否なることである．与える咬合様式を決定しておくと，その後の調整で咬合の不調和が明らかに現れる前に，その狂いを予期することが容易になると考えている．

［総義歯の動揺／下顎義歯床の延長と粘膜調整］

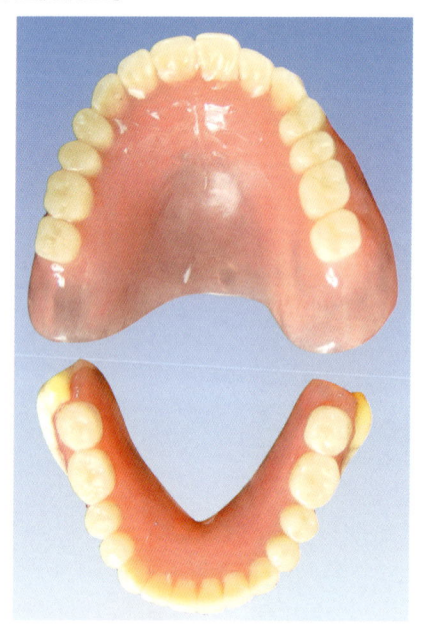

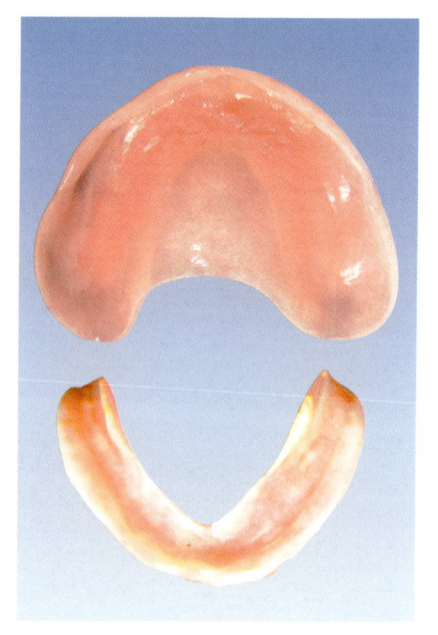

図2-6a 初診時の上下顎の総義歯咬合面観．
下顎義歯の床が短いため，咀嚼時の動揺が主訴である．
図2-6b 上下の義歯の内面観．

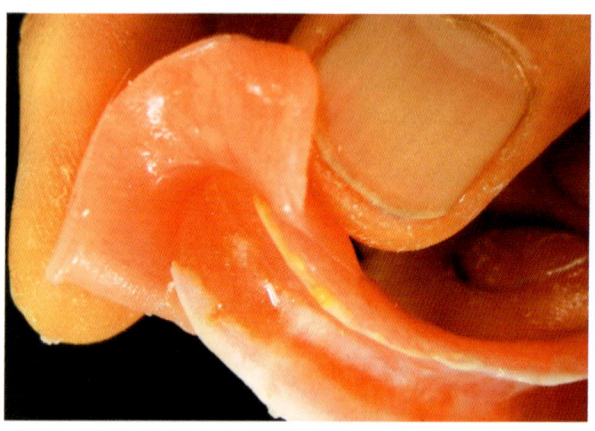

図2-6c 光重合型のベースプレートタイプ床用レジン（トライアド）を延長する量だけ義歯床の後方部に貼付する．

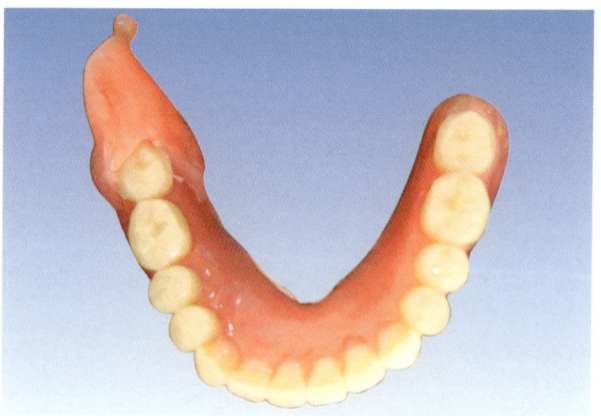

図2-6d レトロモラーパッドの1/3まで覆うように床を延長する．右後方延長部の光重合終了．

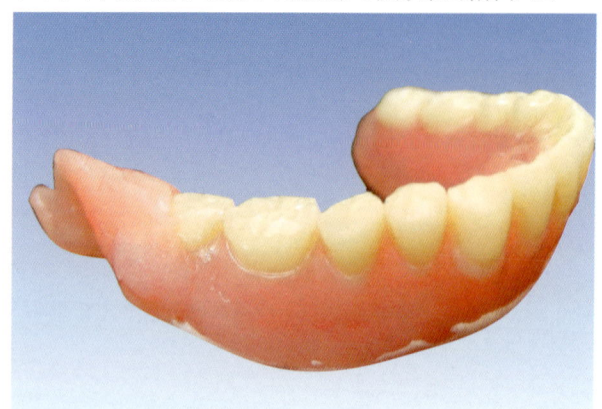

図2-6e 延長した部分．

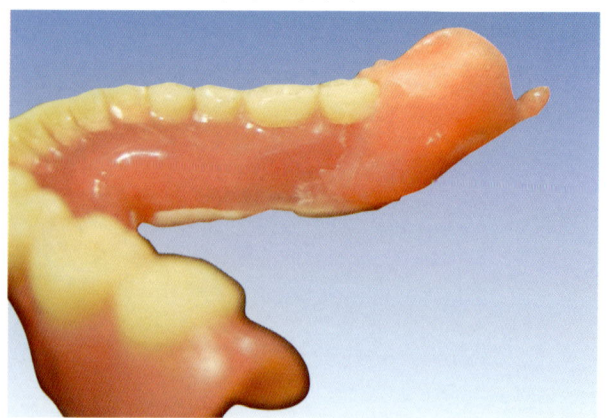

図2-6f 左後方部の延長．

104

総義歯の修理方法／咬合痛が生じている場合，咬合時に義歯が動揺する場合

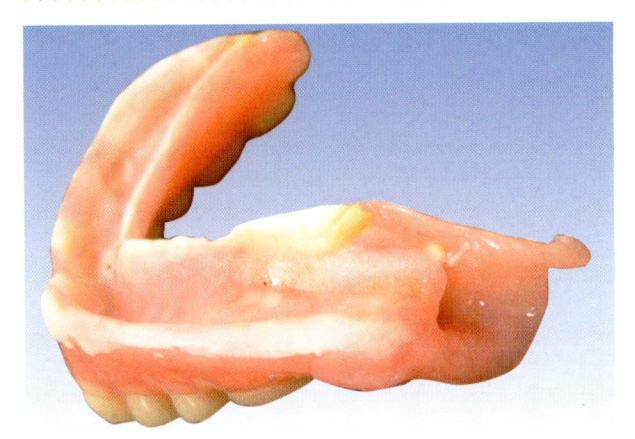

図2-6g 左右の義歯床延長終了．
左右ともにレトロモラーパッドの1/3まで覆うように床を延長する．

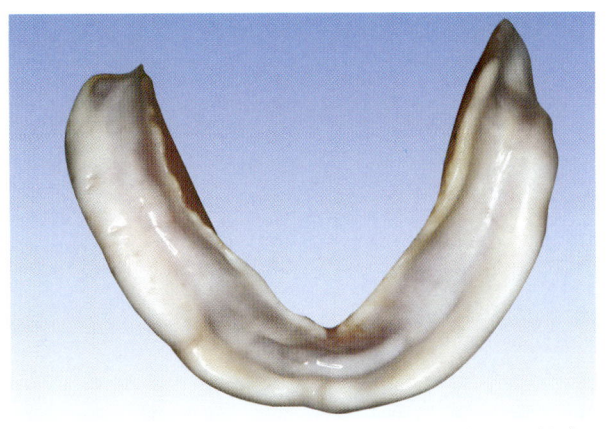

図2-6h 床の延長後，内面に粘膜調整材を貼付して粘膜調整を行う．

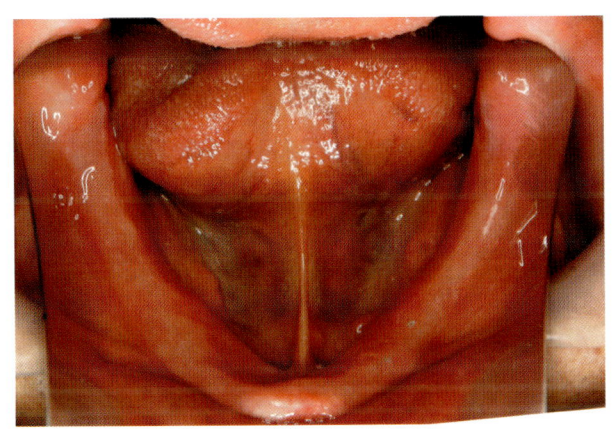

図2-6i 床延長後1週間で延長部分の舌側部に傷が生じた．延長時のレジンの収縮で適正な内面の形が得られていなかったのであろう．

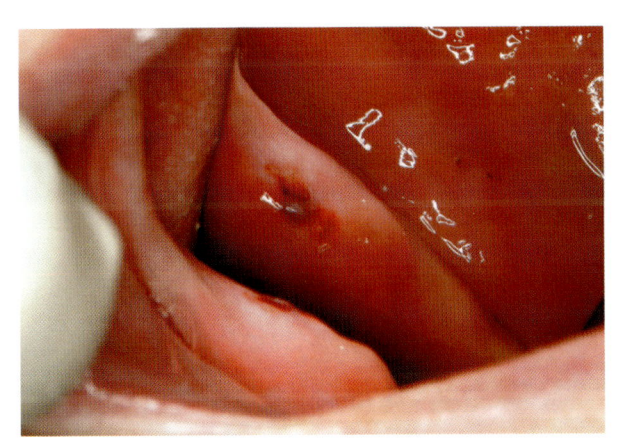

図2-6j その傷の全容である．

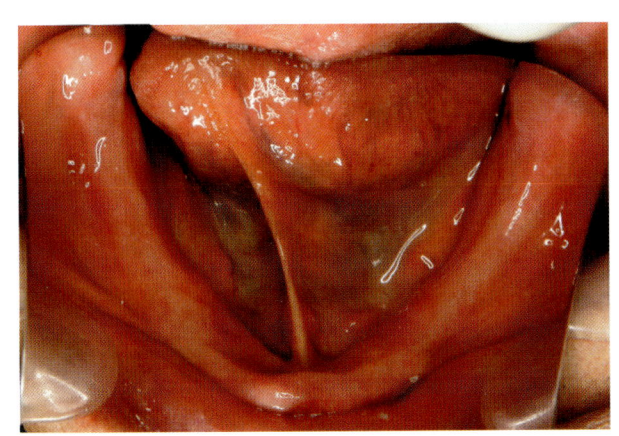

図2-6k 新たに粘膜調整を行ったが1週間では傷が癒えなかった．

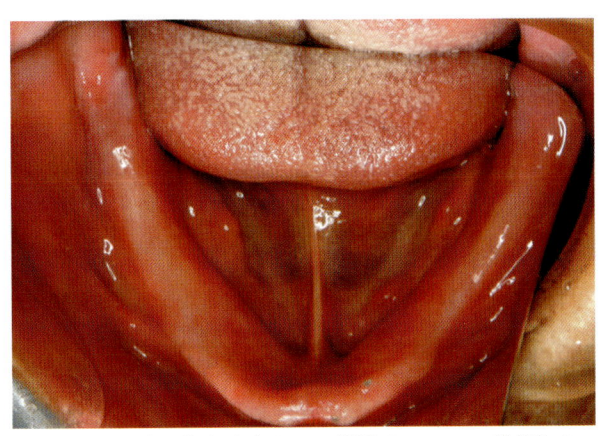

図2-6l 2週後に傷も癒えたので間接リベースへ移行した．

105

chapter 2 使っている総義歯の修理調整法

[上顎総義歯の脱落／床の延長]

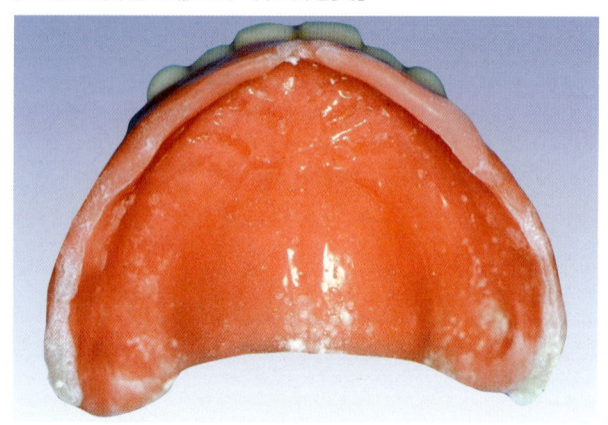

図2-7a 初診時の上顎義歯内面観．

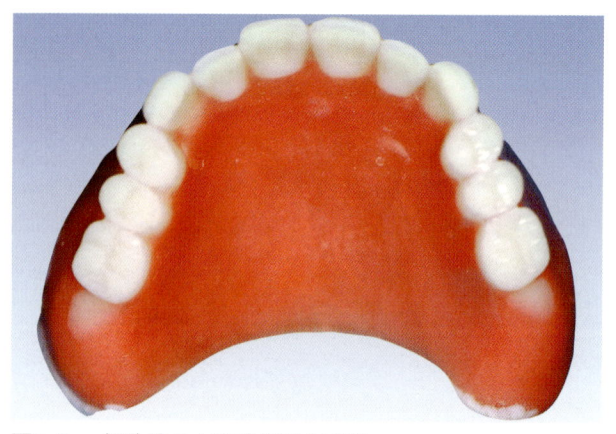

図2-7b 初診時の上顎義歯咬合面観．

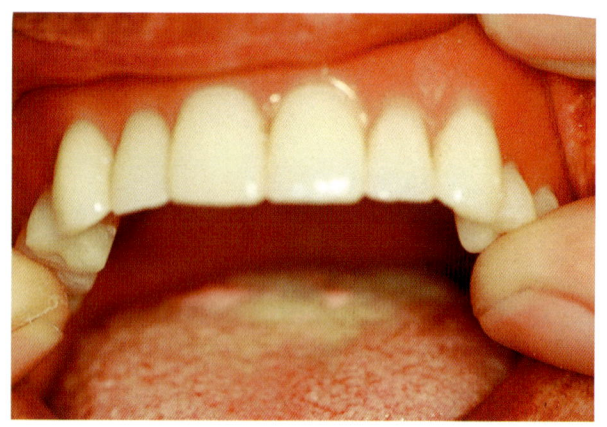

図2-7c 上顎義歯は口を大きく開けると，維持力が減衰して顎堤粘膜から離脱してしまう．そこで咬合面を指で押さえながら大きく口を開かせてみる．

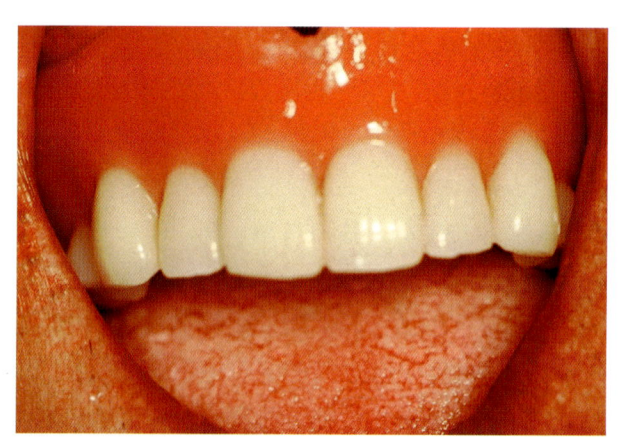

図2-7d 指を離すと義歯は落ちてしまう．

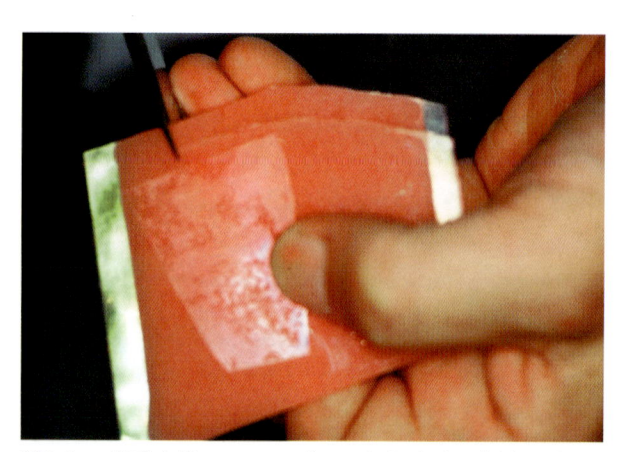

図2-7e 光重合型のベースプレートタイプの床用レジン（トライアド／デンツプライ三金）である．

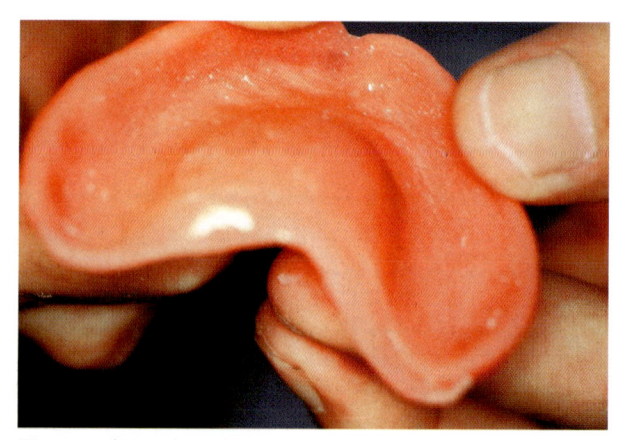

図2-7f 適正な量を義歯床の後方部に貼付して，床の延長を図る．

106

総義歯の修理方法／咬合痛が生じている場合，咬合時に義歯が動揺する場合

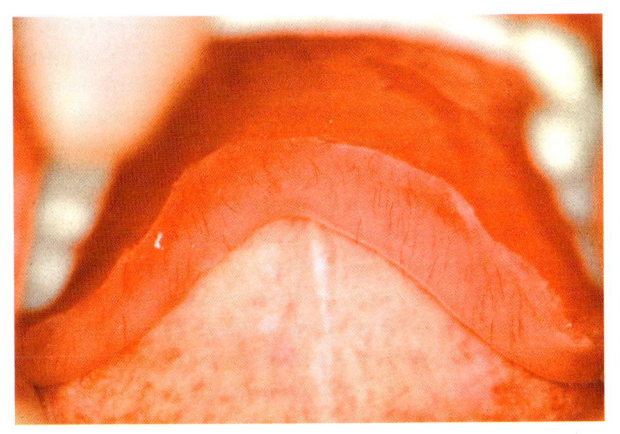

図2-7g 貼付した後，口腔内で試圧して適正な外形と内面形態を確立する．
Ａｈラインまで上顎の床を延長する．

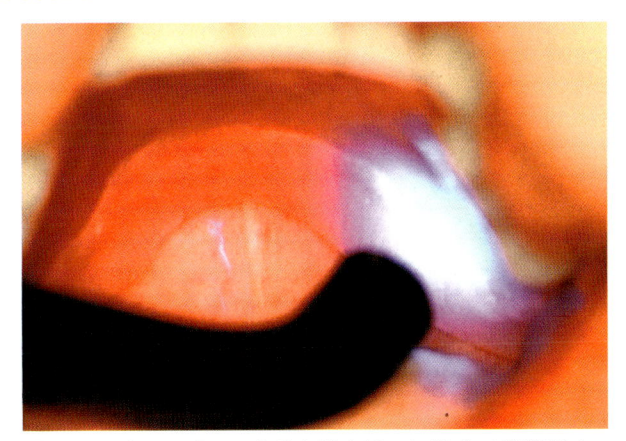

図2-7h ポータブルの光重合器を用い口腔内で光照射を行って重合する．

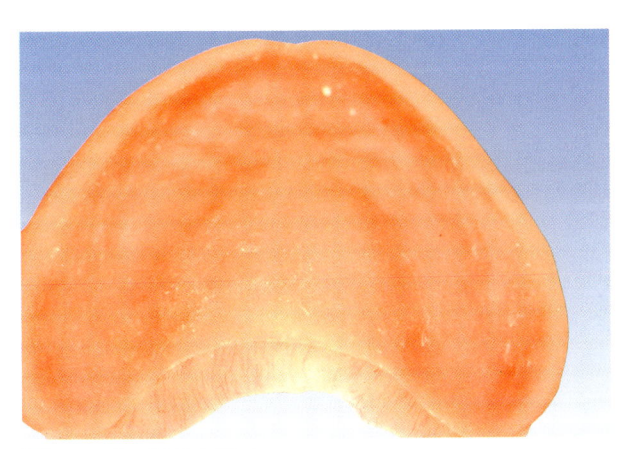

図2-7i 床の延長を終了．

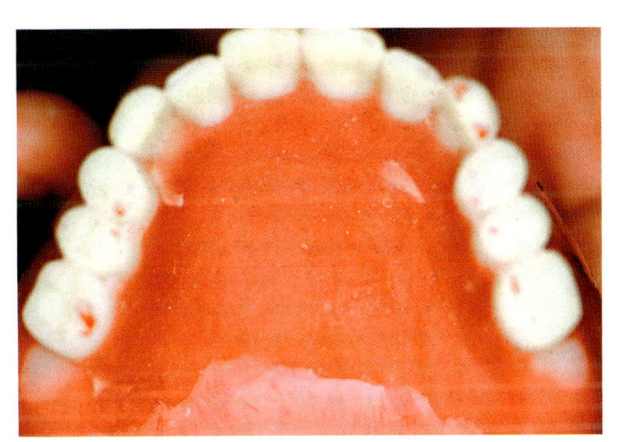

図2-7j 延長した床外面に即時重合レジンを用いて修正する．

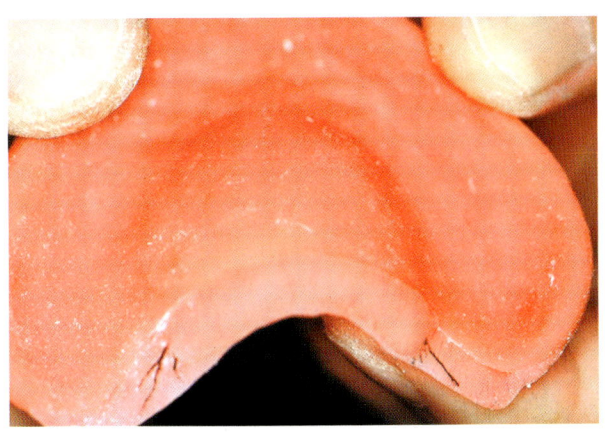

図2-7k 修正終了後の床内面．

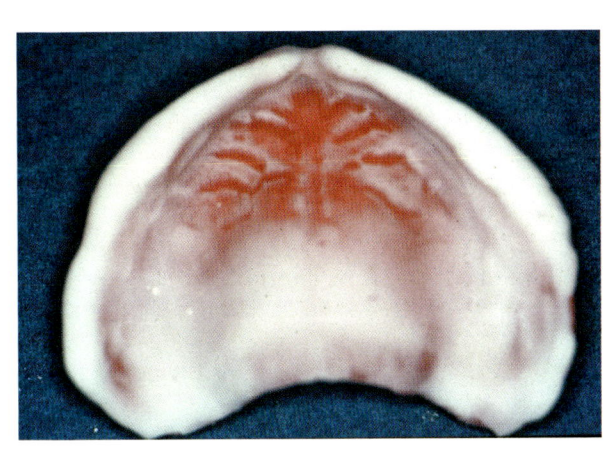

図2-7l 粘膜調整材を用いて粘膜調整を行う．

chapter 2 使っている総義歯の修理調整法

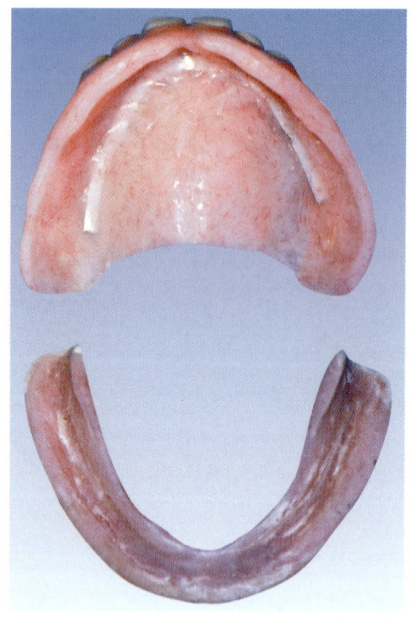

図2-7m 間接リベース終了後の義歯床内面.

図2-7n 1か月後,修正を行わなかった下顎の顎堤部に傷が生じた.

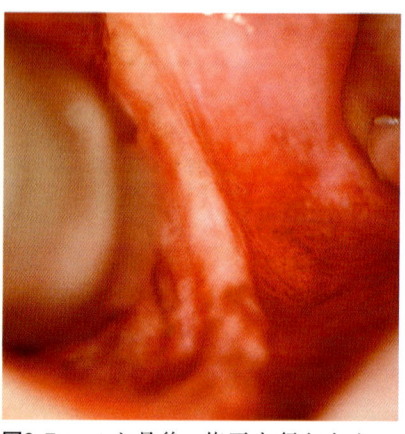

図2-7o 傷の部分を確認.

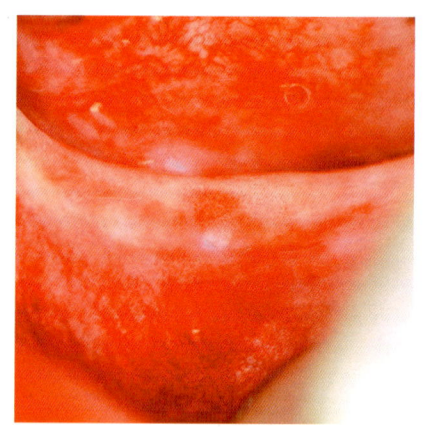

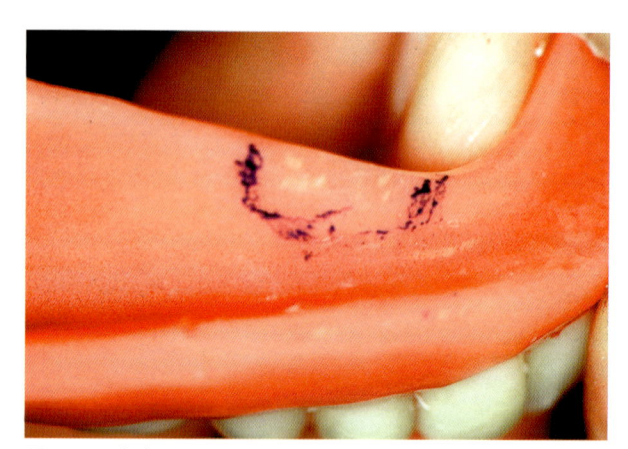

図2-7p 床内面にマーキングして若干削除する.

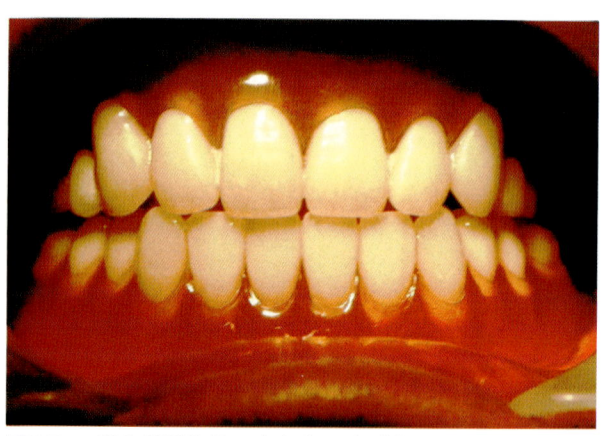

図2-7q 痛みが消失後の咬合時の正面観.

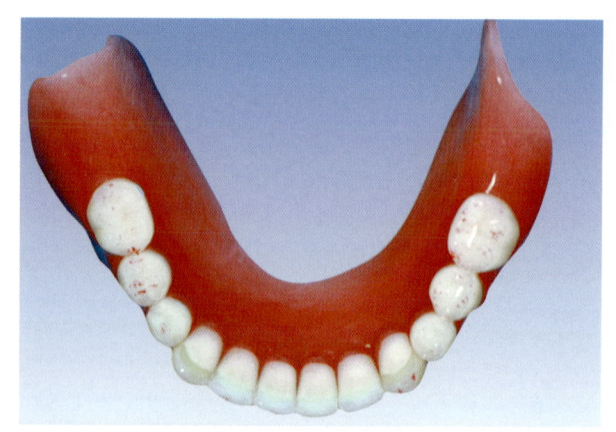

図2-7r 中心咬合位での咬合調整を行う.

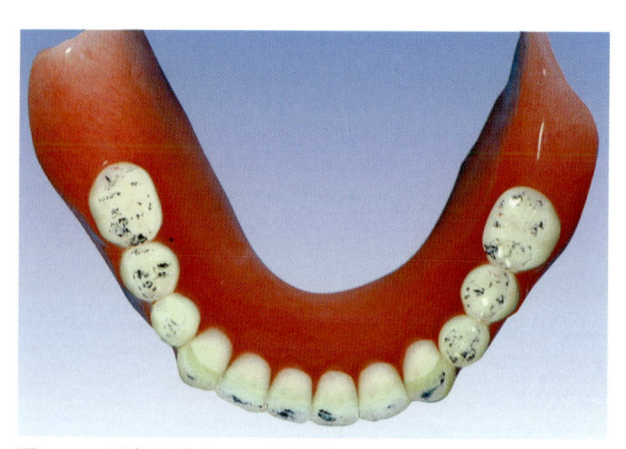

図2-7s 側方運動時での咬合接触部のチェック.

総義歯の修理方法／咬合痛が生じている場合，咬合時に義歯が動揺する場合

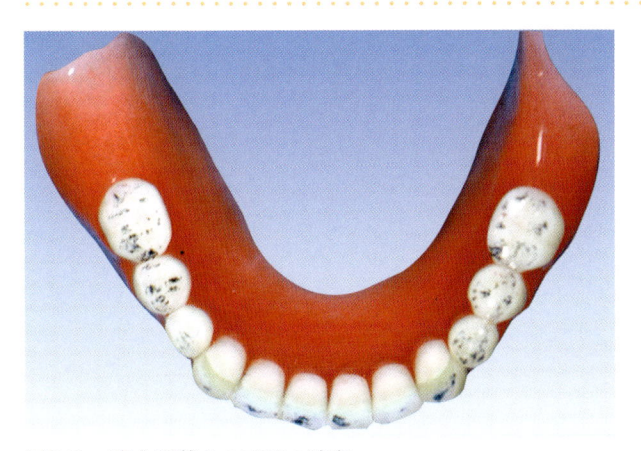

図2-7t　咬合調整中の下顎の咬印．

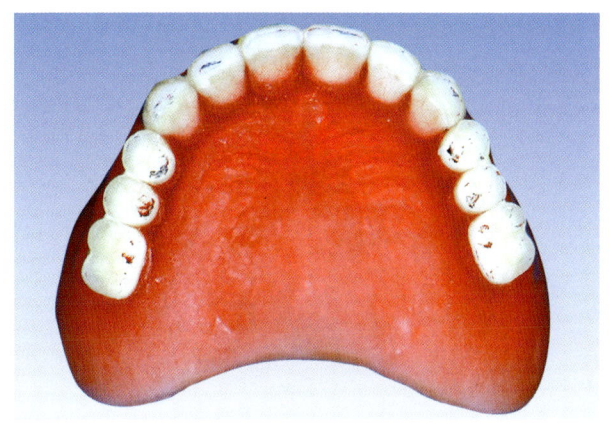

図2-7u　咬合調整終了時の咬印．上顎人工歯部．

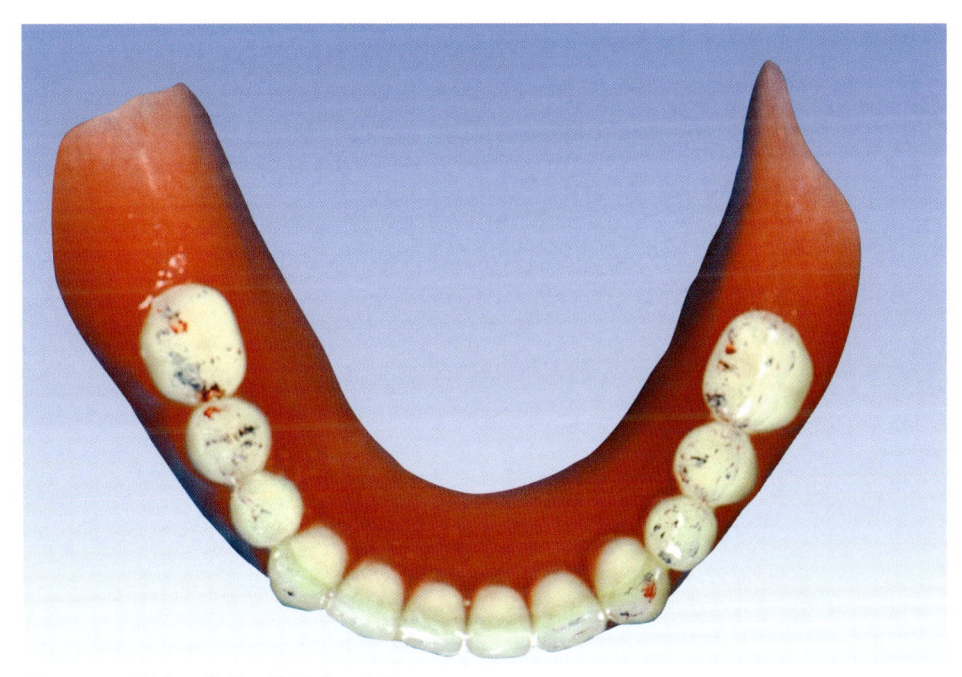

図2-7v　下顎人工歯部の終了時の咬印．

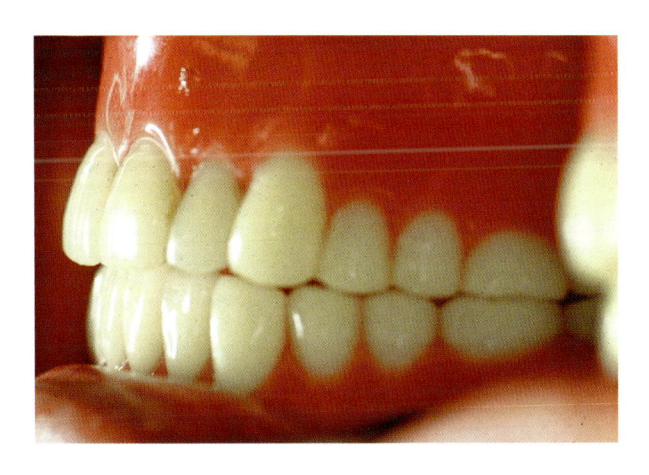

図2-7w　終了時の咬合状態での側方面観．

109

Chapter 3

総義歯の製作ステップとポイント

chapter 3 　総義歯の製作ステップとポイント

総義歯の製作ステップ

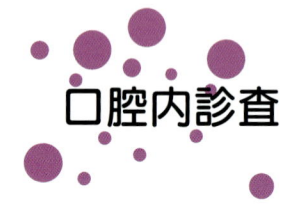

口腔内診査

欠損部顎堤の触診

口腔内で欠損部顎堤の粘膜被圧量は，あらかじめインスツルメント類を用いて触診しておくとよい．

POINT

粘膜の菲薄な部分が多いと，その部分は咬合圧によって加圧されたときに痛みがでる症例が多い．そのような場合には，義歯床内面には粘弾性レジン（レジリエントデンチャーマテリアル）を用いることが有用になる．したがって顎堤粘膜は，十分に診査しておく必要がある（図3-1）．

[顎堤の吸収]

図3-1a 顎堤吸収の進み方．
（Hickey JC, Zarb GA, Bolender CL : Boucher's prothodontics for edentulous patients, 9th ed, ST, Louis : CV Mosby, 1985）
上顎は頬側から，下顎は舌側から骨吸収していく．

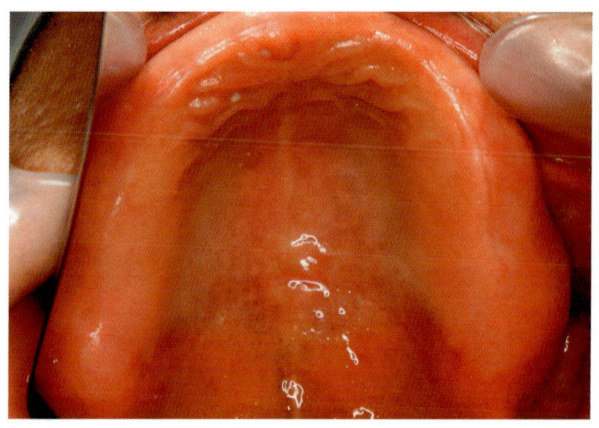

図3-1b 吸収があまり進んでいなく，顎堤粘膜も被圧度のある顎堤粘膜．

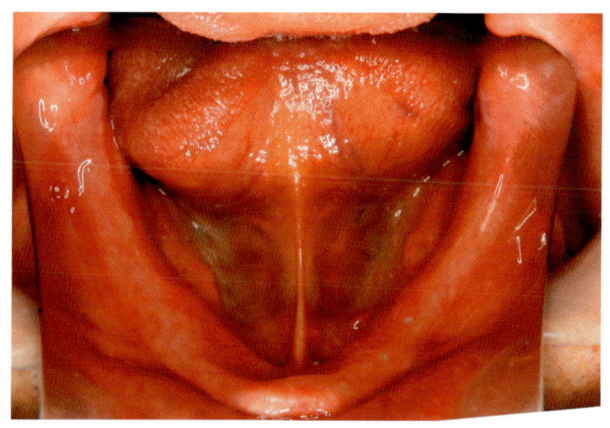

図3-1c 下顎の顎堤もあまり吸収がなく，顎堤の高さ幅も十分である．このような下顎の顎堤であれば，ある程度良好な臨床予後が期待できる．

口腔内診査

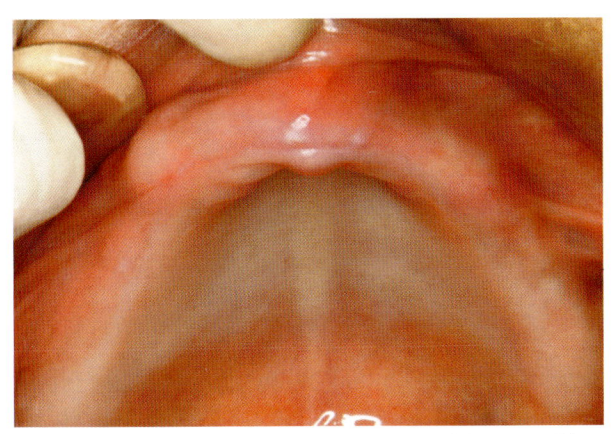

図3-1d 吸収している上顎の顎堤．上顎は頬側から吸収が始まる．この患者は上顎の形態が三角形を呈している．

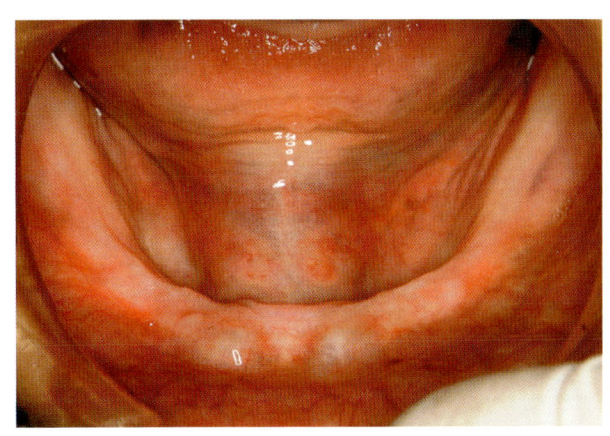

図3-1e 吸収している下顎の顎堤．下顎は舌側から吸収がはじまり，この患者はU字形が広がった形態である．

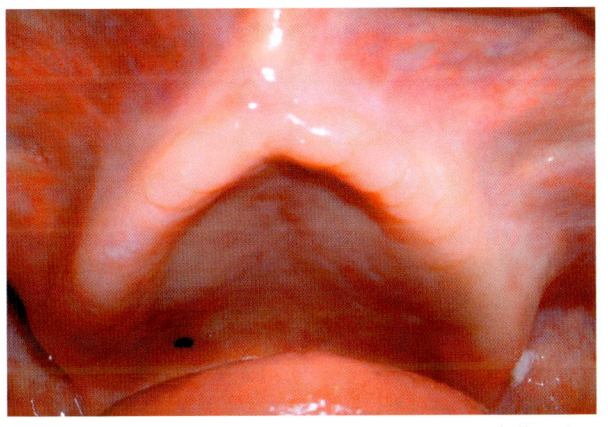

図3-1f 上顎の顎堤吸収が大きすぎるため，顎堤自体が小さく，粘膜も菲薄な状態が読みとれる．

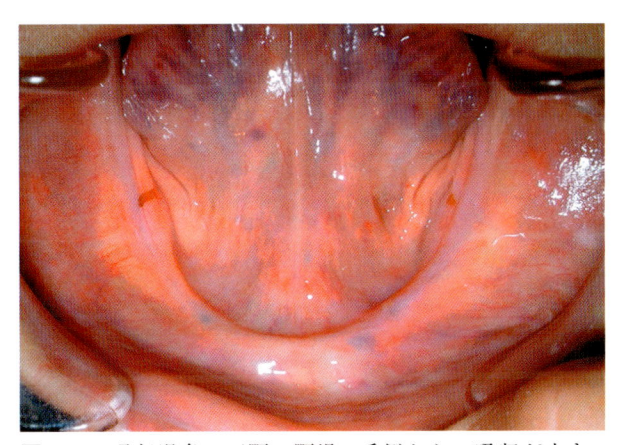

図3-1g 吸収過多の下顎の顎堤．舌側からの吸収が大きく顎堤は広くて大きい．しかし顎堤の高さや幅はほとんどない．このような顎堤は良好な臨床予後は期待できない．

エックス線診査

POINT

エックス線像を通して，顎骨の吸収度合いを確認しておく．

顎骨があまりに薄いと棘突起のような，骨の特異な部分が表面にでてきてしまっていることが考えられるので，口腔内を再度観察する必要が生じる（**図3-2**）．

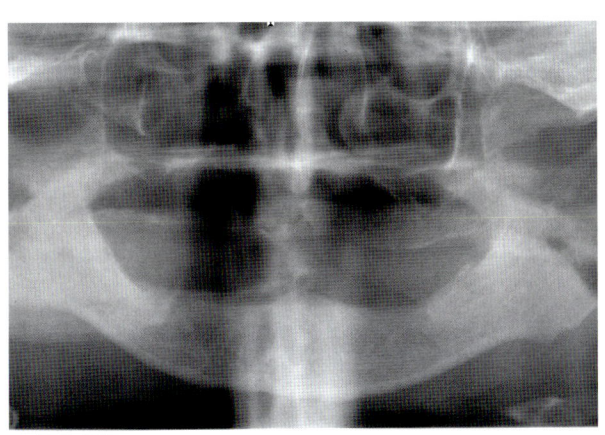

図3-2a 図3-1b，cのエックス線像．吸収があまり起きていない幅と高さのある下顎骨．

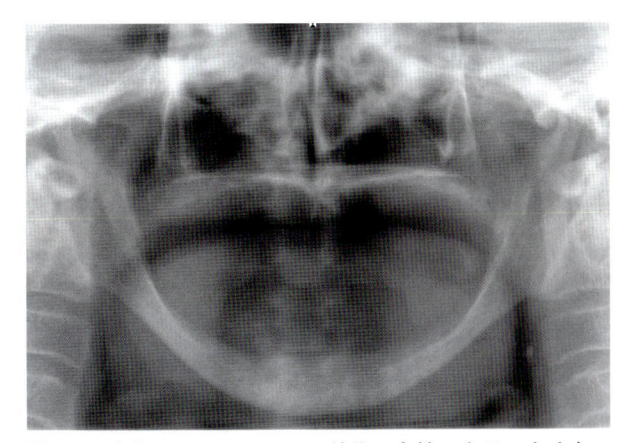

図3-2b 図3-1d，eのエックス線像．女性であることを加味しても下顎骨の厚みがないことが読みとれる．またオトガイ棘の部分だけが不透過像がより鮮明である．

113

chapter 3 総義歯の製作ステップとポイント

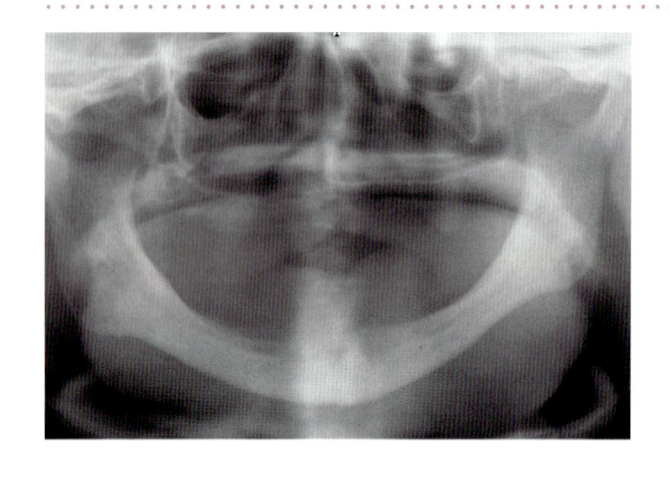

◀図3-2c　図3-1f, gのエックス線像．ほとんど下顎骨の高さがないのが読みとれる．

問診

　まず現在，義歯を使用しているか否かを，そして義歯の有無をも同時に確認する．義歯があるのに装着していない，または上下どちらかしか装着していない，などについては，その理由を十分に確認しておく必要がある．
　それによって現在まで使用している義歯の特色や，不都合な箇所が明確に浮き彫りになってくるので，製作時のエラーがわかってくる．また，それによって次に行う製作過程で注意をしなければならない点が明確になってくる．
　「義歯が口のなかで大きくて食物が入りにくい，しゃべりにくい」という訴えのあった場合を例にあげてみよう．実際，口腔内を観察して義歯床があまりに大きく，残存諸組織の運動を阻害しているようなケースでは，その場で少し床外形を削除して小さくし，症状が緩和すれば印象採得後の床外形の設定時に考慮することができる．
　この際に決して行ってはいけないことは，
・床外形をむやみに小さくしてしまう
・床内面を簡単に削除してしまい，ぶかぶかの状態にしてしまう
ことである．
　問診は，このように次の製作過程の重要な情報源になるので，確実に時間をとって行うことが重要なポイントになる．

POINT　この段階で患者の性格や既往歴などの情報収集を十分に行っておく．そうしておけば，それぞれの患者にあった会話の仕方や接し方ができ，術者のほしい情報を正直に，かつ速やかに手に入れることができる．

概形印象，研究用模型の製作

既製トレーのトリミング

　既製トレー（ストックトレー）がそのまま使えることは，非常に稀である．したがってトレーの幅や長さ，そして深さや傾斜などはスタンプバーやプライヤーなどを用いてトリミングする必要がある．

POINT
ストックトレーは個人トレーではないので，十分に調整しておく必要がある．この調整で次の印象採得の成否が決定されるといっても過言ではない（図3-3）．

[既製トレーのトリミング]

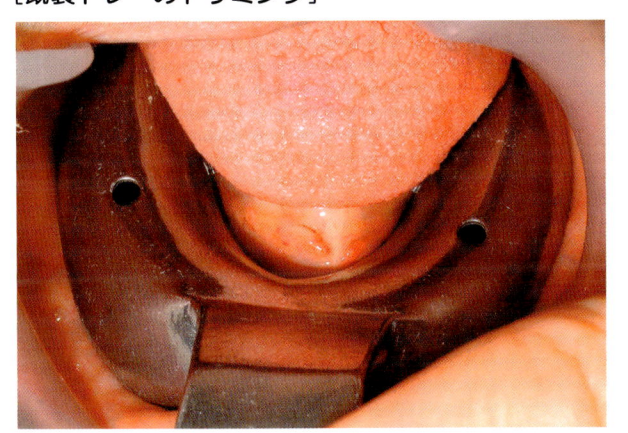

図3-3a　口腔内で試適してみる．

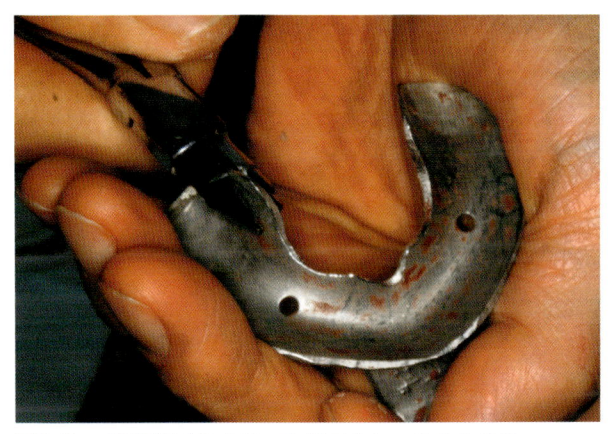

図3-3b　試適後プライヤーなどでトレーをあわせる．

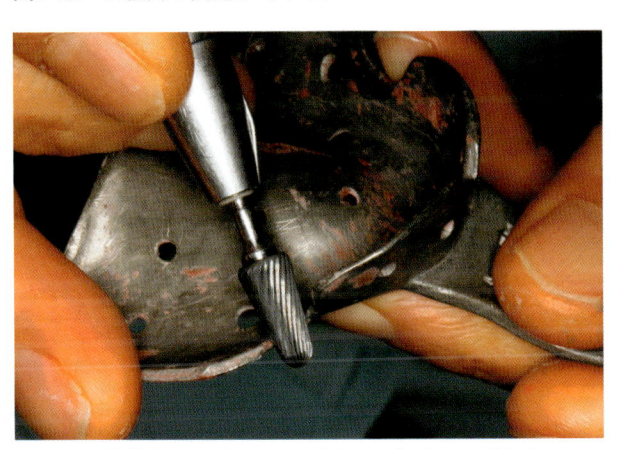

図3-3c　既製トレーをスタンプバーでトリミングする．

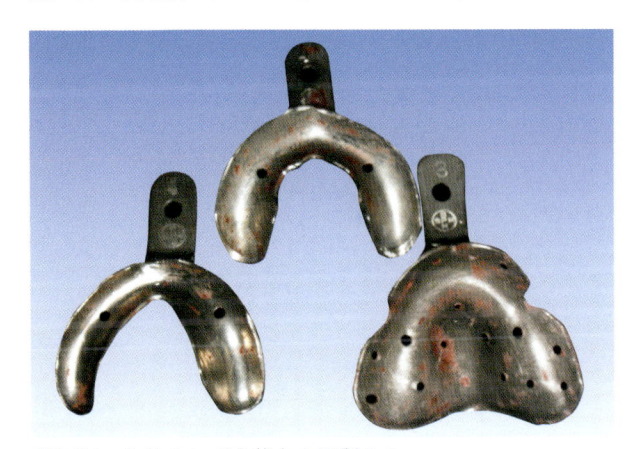

図3-3d　トリミングを終えた既製トレー．

既製トレーのサイズ決定

既製トレーを用いて欠損部顎堤の解剖学的形態を採取する．

POINT
必ず既製トレーを口腔内で試適して，そのサイズを決定する（図3-4）．決定の大まかな基準は，少し小さめのトレーを選択することである．それは残存諸組織の運動を，トレーのフリンジが邪魔をしないためである．そうすれば筋形成をしても，小帯などの運動路や頰棚の可動部などが印象面に反映されてくる．そしてストックトレーの小帯部などの細かい部分の微調整が終了したら，金やすりなどで粗研磨しておく．

chapter 3 総義歯の製作ステップとポイント

[既製トレーの種類]

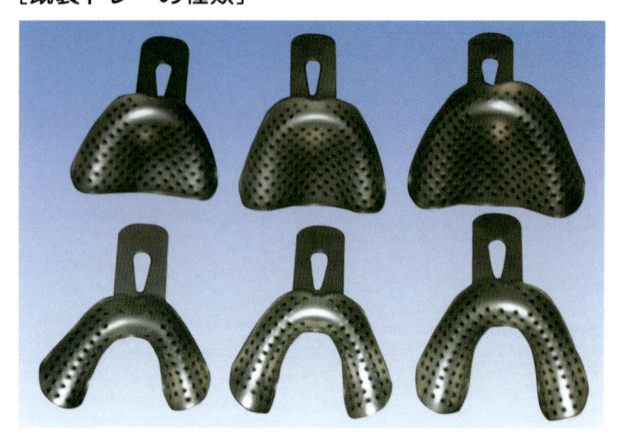

図3-4a　トリミングができない既製トレー．このような場合には十分大きさを合わせておく必要がある．小さめのトレーを使用して，ユーティリティーワックスなどで少しトリミングすることができる．

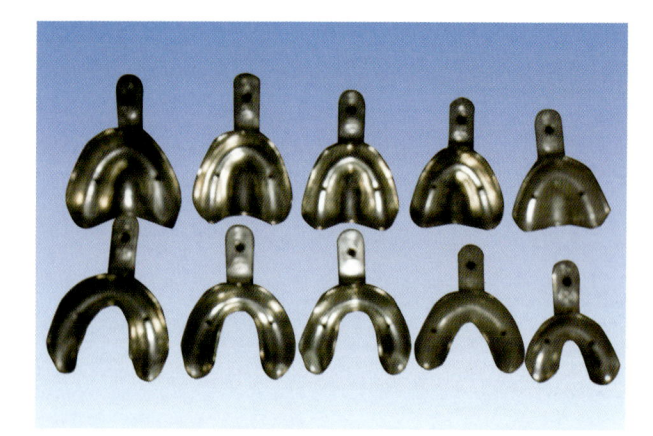

図3-4b　トリミング可能なトレー．このようなトレーを使用する際には，大体の大きさを合わせた後，バーやプライヤーでトリミングして大きさをあわせる．よって大き目のものを使用しても小さくすることができる．

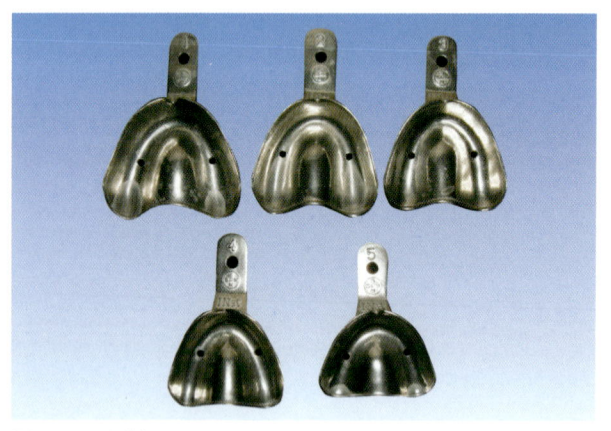

図3-4c　上顎のトレー．

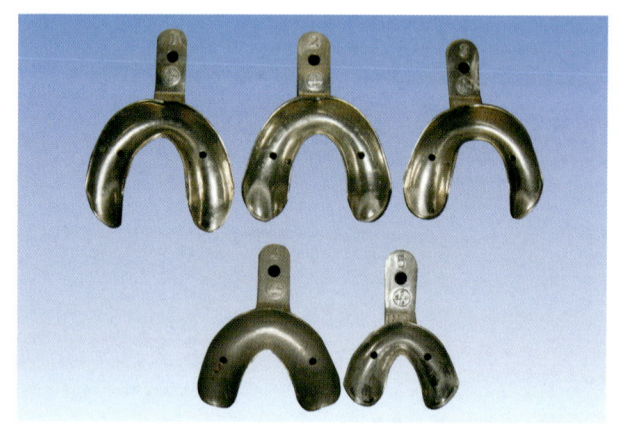

図3-4d　下顎のトレー．

使用する印象材

POINT

印象材は，ブラウンコンパウンドやフローが少し低いアルジネート印象材などが便利である．

金属のストックトレーを用いた場合に，コンパウンド印象材はお湯のなかで温めてトレーに盛りつけていく．その際に，あらかじめ顎堤の形態を想定して，その形態にあわせて盛りつけるとよい．コンパウンド印象材の最大の長所は，可逆的な熱可塑性であるため1回でうまくいかなければ，また印象面を温めれば再使用でき，印象採得を修正することができることである．

次にアルジネート印象材の場合には，フローの低い製品を使用するとよいのだが，通常のフローを持った印象材の粉液比を変えて使用すると，操作時間が短くなることがあるので，できればフレックスデンチャーのようなフローの低いものがよいと考えている．

また2種類の印象材を使用して連合印象を行う際には，コンパウンド印象材の上にアルジネート印象材を用いるとよい．その際にはコンパウンド印象材の上に，必ずアルジネート印象材の接着剤を使用しなければならない（図3-5）．

概形印象：研究用模型の製作

[概形印象]

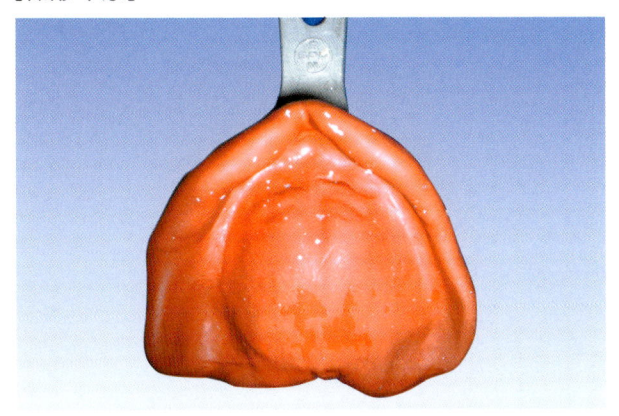

図3-5a 既製トレーとコンパウンドによる上顎の概形印象.

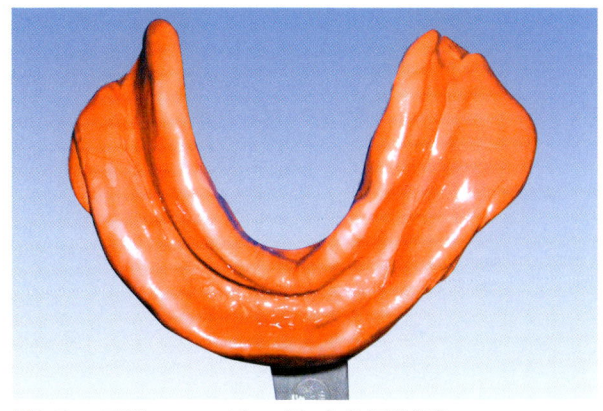

図3-5b 下顎のコンパウンドによる概形印象.

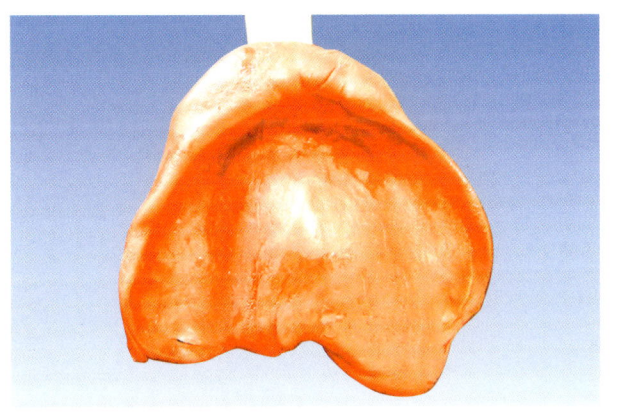

図3-5c コンパウンドの概形印象であるが，次にアルジネート印象材を次に使用する.

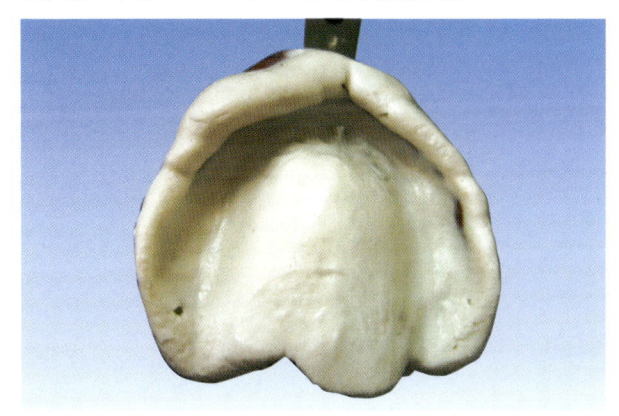

図3-5d コンパウンド印象にアルジネート印象材を用いた上顎の連合印象による概形印象.

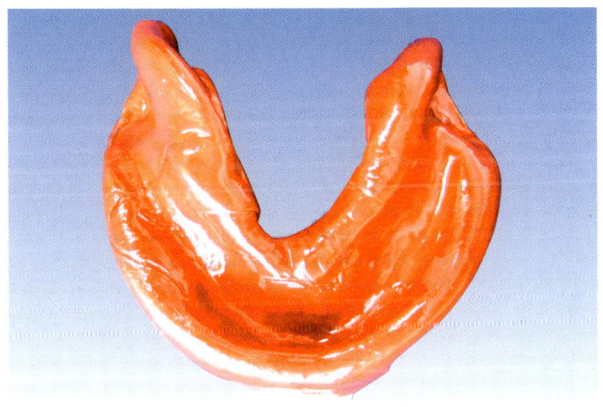

図3-5e 同様の下顎印象．接着剤を塗布した光った面が確認できる.

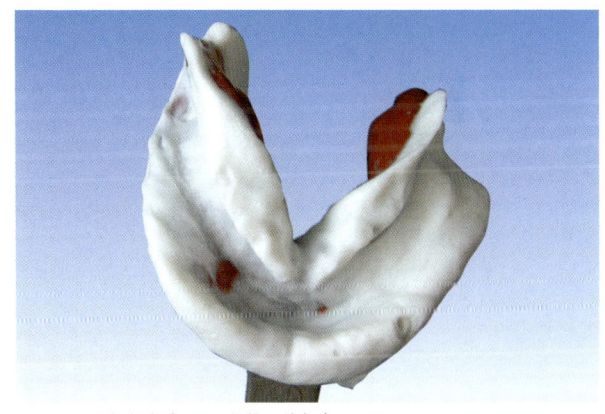

図3-5f 連合印象の下顎概形印象.

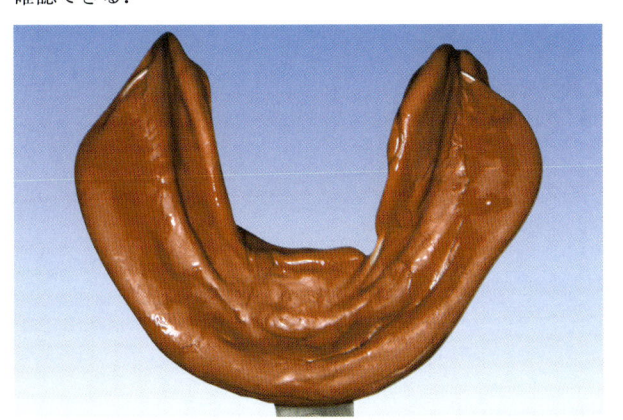

図3-5g アルジネート印象材（アルフレックスデンチャー）で既製トレーを用いて採得した概形印象.

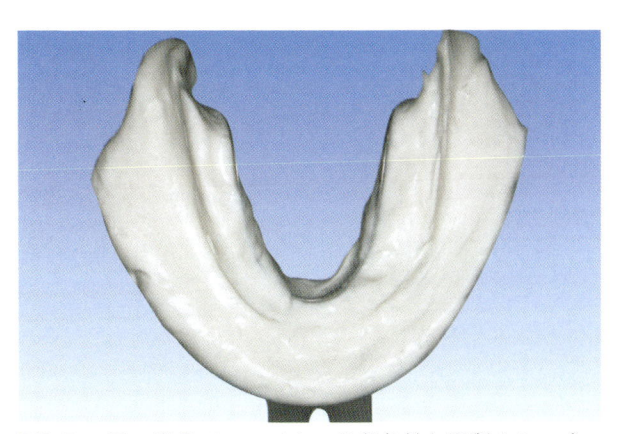

図3-5h 同一患者でコンパウンド印象材と既製トレーを用いて採得した概形印象.

117

chapter 3 総義歯の製作ステップとポイント

技工操作：採得できた印象に石膏を流して研究用模型を製作する．その研究用模型上で次のステップである個人トレーを製作する（**図3-6**）．個人トレーの製作外形は，印象する予定の大きさから約2mm程度全周にわたって小さめに設定する．その理由は削除した全周に，ブラックコンパウンドを巻くためである．

[個人トレーの製作]

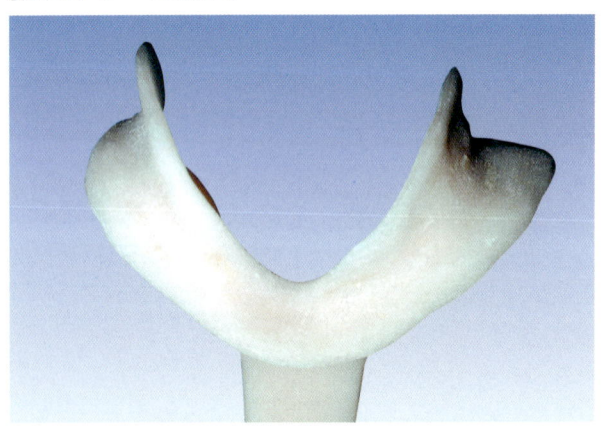

図3-6a　個人トレー．

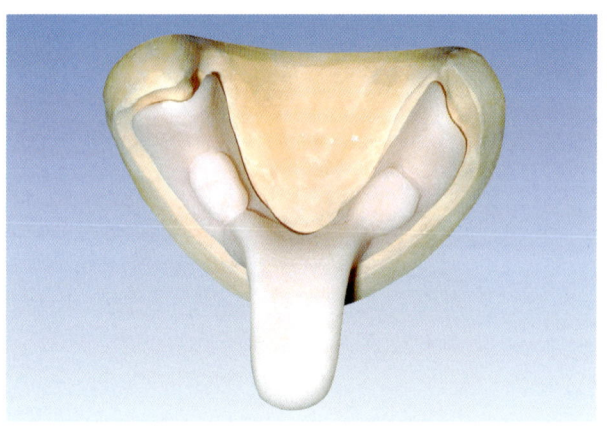

図3-6b　個人トレーの大きさは，概形印象より1回り小さく設定すること．

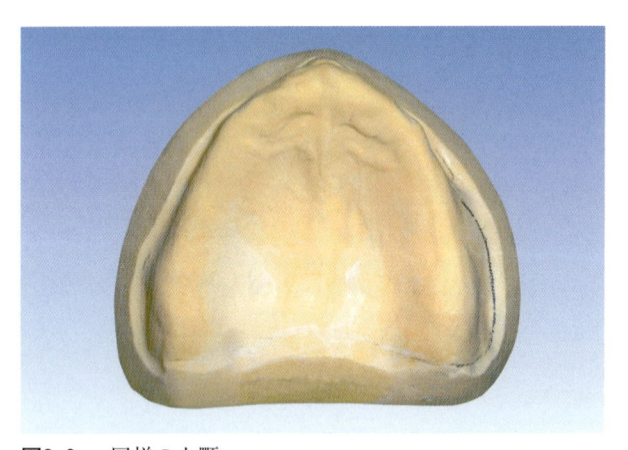

図3-6c　同様の上顎．

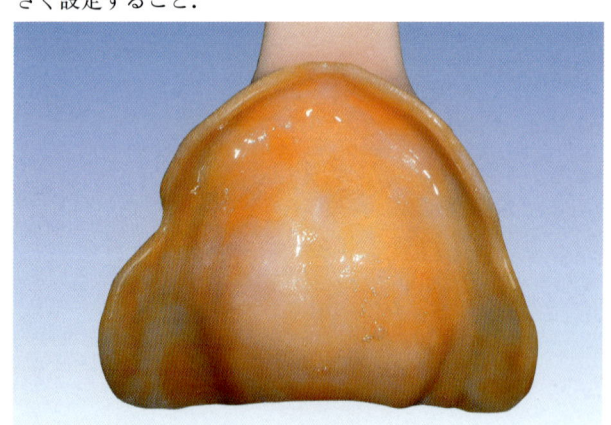

図3-6d　同様に製作した上顎用個人トレー．

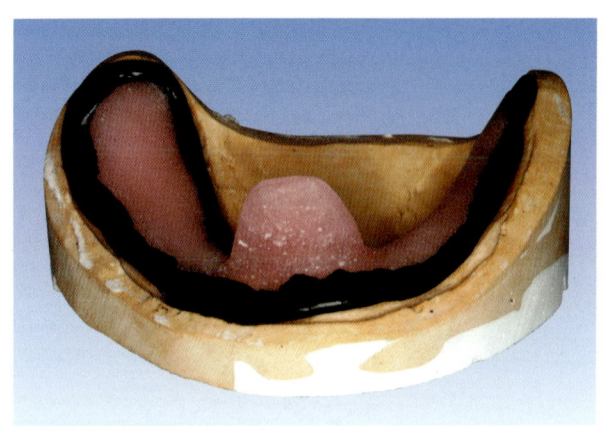

図3-6e　模型上で周辺にブラックコンパウンドを巻く．

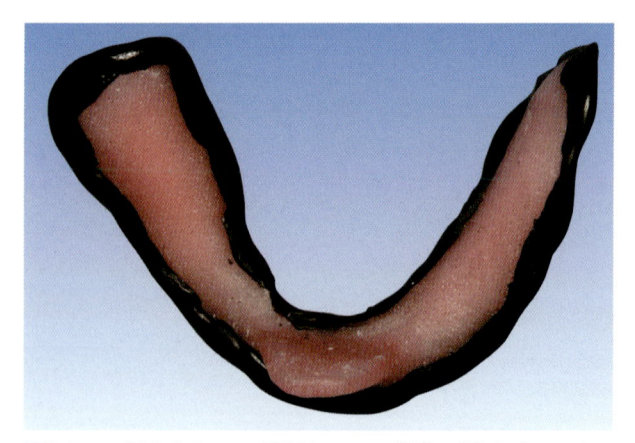

図3-6f　個人トレーの周辺に2mm程度の幅でブラックコンパウンドを巻く．このコンパウンド部分を温めて筋形成する．

機能印象．作業用模型の製作

機能印象を採得

製作された個人トレーを口腔内に試適してみる．次に個人トレーの全周に巻いたブラックコンパウンドは，トーチランプを用いて少しずつ温めながら筋形成を行っていく．確実に筋形成が終了したら，次に使用する印象材の接着剤を個人トレーに塗布して乾くのを待つ．そしてシリコーン，ラバー，アルジネート印象材を用いて印象採得を行う（図3-7）．

[機能印象]

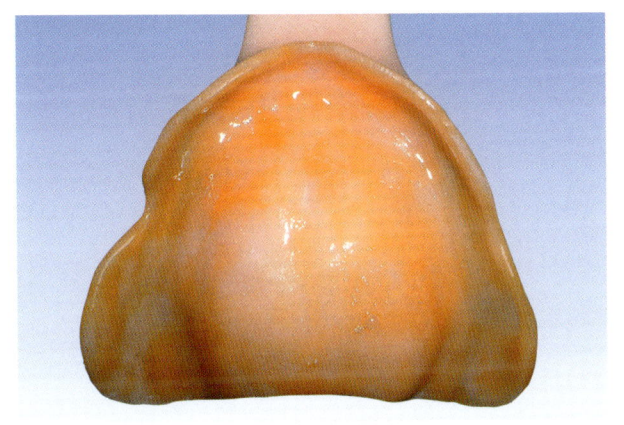

図3-7a 個人トレーを使用して機能印象を採得する．この際に使用した印象材はチオコールラバーベースなので，その接着剤は個人トレーの内面に塗布しておく．

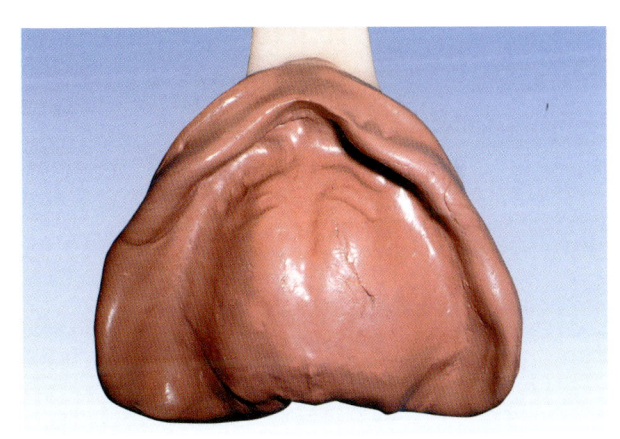

図3-7b チオコールラバー印象材を使用して採得した印象．

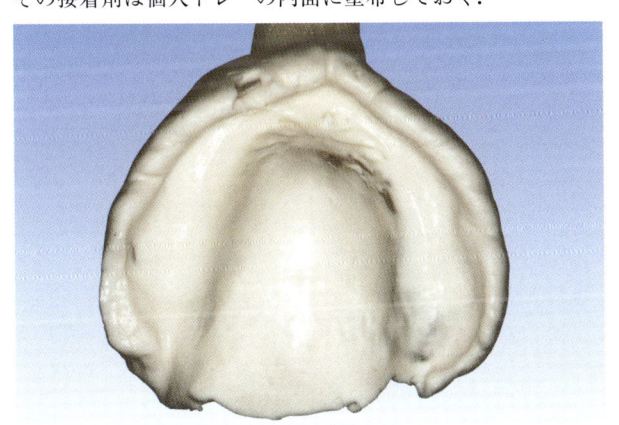

図3-7c 個人トレーを用いてアルフレックスデンチャー（アルジネート印象材）で印象した印象内面である．フローがあまりよくないといわれているアルジネート印象材で採得したが，チオコールラバーと比較すると，どうしても流れがよいため個人トレーの内面がみえてしまう場所ができる．

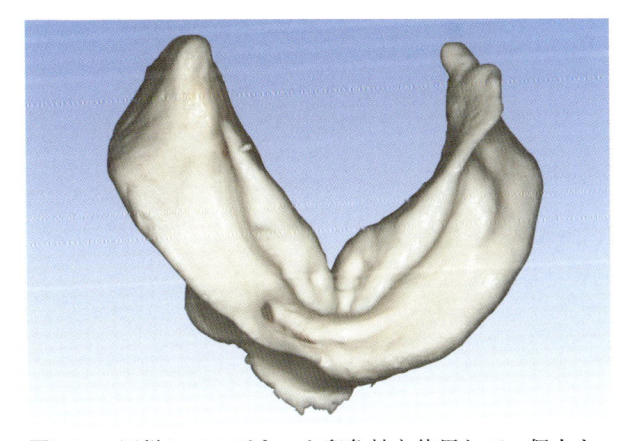

図3-7d 同様にアルジネート印象材を使用して，個人トレーで採得した下顎総義歯の印象．

POINT 列挙した印象材は，それぞれに特色があることを理解しておこう．つまり各印象材のフローの違いにより，無圧に近い形で印象採得ができるか，ある程度加圧された状態で印象採得されるかということである．フローのよいシリコーン印象材は無圧に近いといえるし，フローが低いラバーベース印象材などは少し加圧で

chapter 3 総義歯の製作ステップとポイント

きるであろう．しかし個人トレーとの併用はできないが，コレクターワックスのような咬合圧に近い圧力は，顎堤粘膜にかけることはできない．

技工操作：採得された印象に石膏を流して作業模型を製作する（**図3-8**）．その際，フリンジのところは確実に石膏面で再現されなくてはならない．そして次のステップである咬合床は，この作業も形状で製作する．外形はできれば最終の義歯外形に相当する形としたい．咬合床の基礎床は固い材料で製作する．

蝋堤の部分はパラフィンワックスなどを用いて製作する．蝋堤の高さは基本として通法にしたがい，その位置は人工歯を配列する歯槽頂上に設定する．

POINT

顎骨の吸収が進行した症例では，下顎は舌側から上顎は頬側から吸収するため最終的には反対咬合の様相を呈してくる．したがって蝋堤の位置は少しモディファイしなければならないであろう．

[蝋堤の製作]

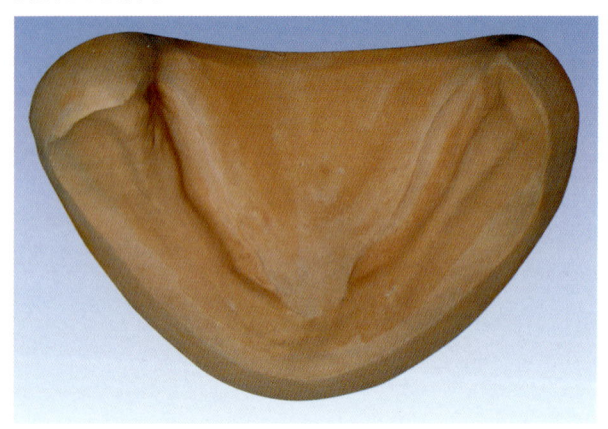

図3-8a 製作した作業模型である．

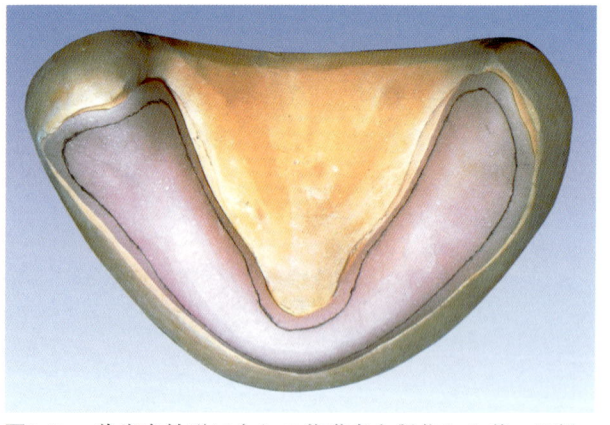

図3-8b 義歯床外形に合わせ基礎床を製作した後，辺縁から約2mm程度小さくなるように周辺を鉛筆などでマーキングしておく．

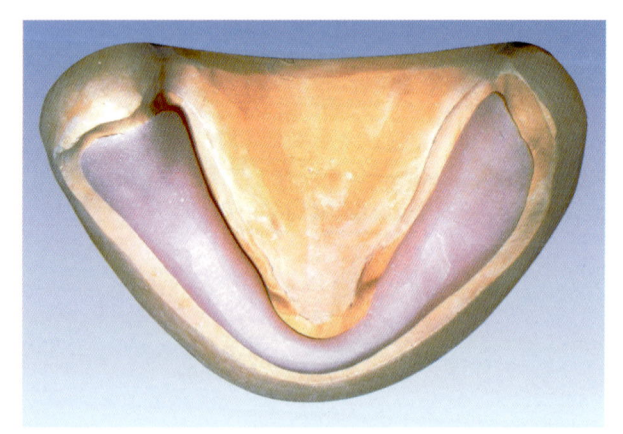

図3-8c マーキングした部位を削除して基礎床の製作を終える．通常の場合，咬合採得時にコレクターワックスを用いて機能印象を行うため辺縁部位のワックスのスペースを確保する．ワックス印象を行わないときは，床外形のままでよい．

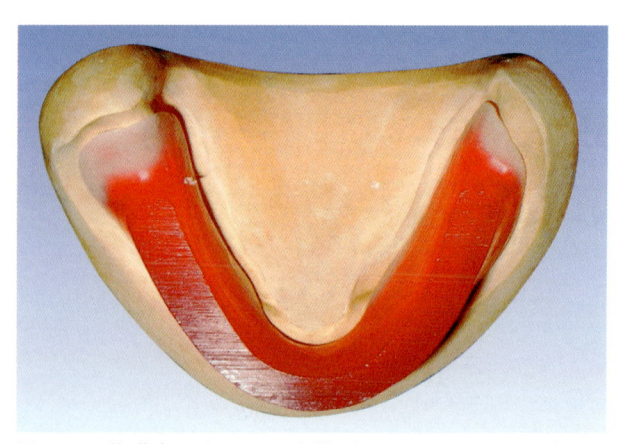

図3-8d 基礎床の上にほぼ歯槽頂と思われる部分に蝋堤を設置する．あまりに顎堤が幅広い場合には，少し舌側に入れて蝋堤を製作してもよい．

咬合採得．咬合床を使用

製作した咬合床を用いて咬合採得を行う

あらかじめ咬合床を口腔内に試適して，蝋堤などの位置関係が適正かを確認した後，蝋堤はワックススパチュラなどを使用して軟化していく．

[咬合採得]

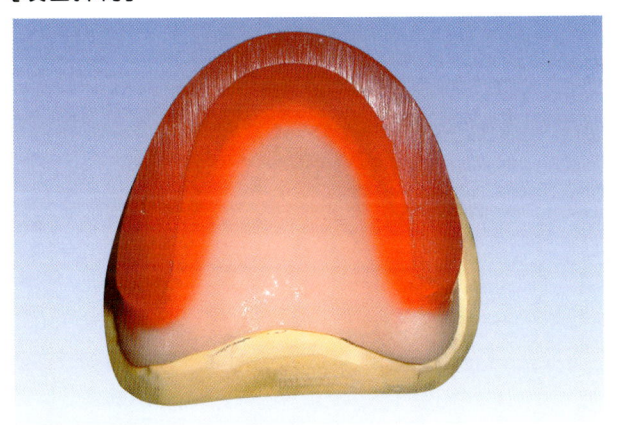

図3-9a　製作された上顎の咬合床である．

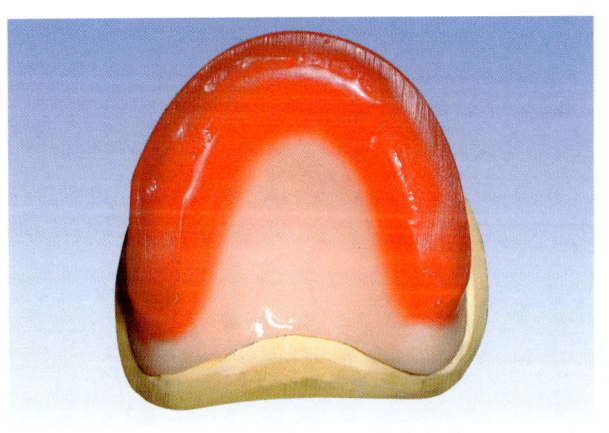

図3-9b　口腔内で適正な咬合平面が対合歯列によって確立されている場合の咬合採得された咬合床の咬印．

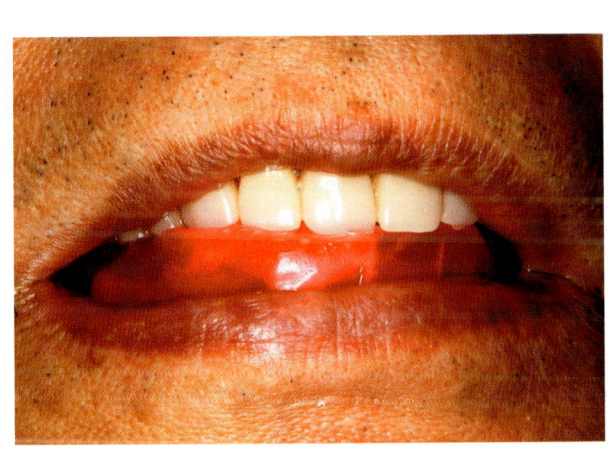

図3-9c　別症例の下顎の咬合採得．口腔内で中心咬合位にて保持している．

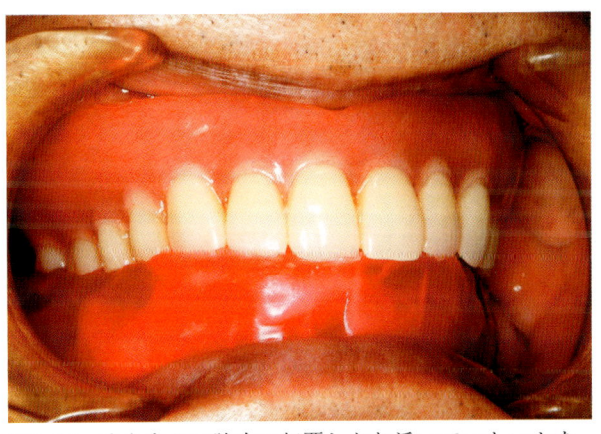

図3-9d　咬合床が口腔内で転覆したり浮いていないかを確認する．

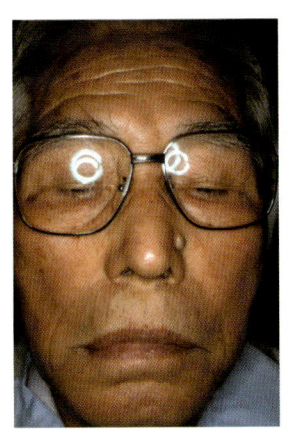

図3-9e　下顎が前方にでていないかも顔貌を見ながら確認する．

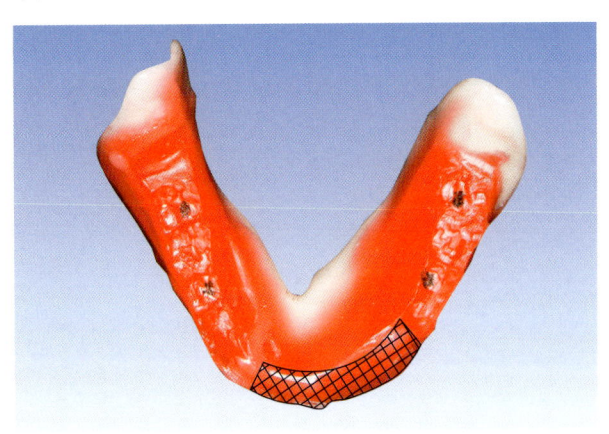

図3-9f　咬合採得が終了した咬合床の咬印である．この際，前歯部の部分（斜線部分）を2mm程度削除しておくと基礎床が転覆するのを防ぐことができる．

chapter 3 総義歯の製作ステップとポイント

POINT

咬合床をお湯などで全体を温めてしまうと，咬合採得を行う際，咬合圧を加えていくと蝋堤全体が変形してしまい，蝋堤の位置が変化してしまうことがあるので注意しなければならない．このようなことからも基礎床が温度で変化をしたり，咬合圧で変化をしたりしてしまえば，正確な咬合採得ができないことは容易に理解できるであろう．したがって，製作工程でおさえておかなければならない処置は，適正な材料と手法を用いて行わなければ，最終的に新製義歯は誤差を含んだものになってしまい，後からその誤差がどこで起きたかを発見するのが困難になってしまう（図3-9）．

[咬合平面の決定]

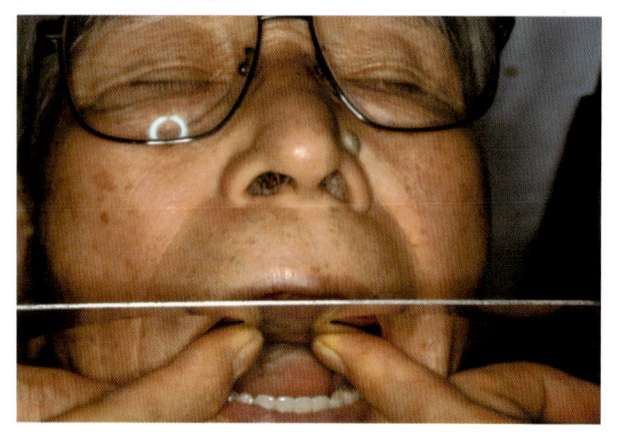

図3-10a 上顎の咬合平面の決定は，咬合平面板を使用しないと決定が困難である．

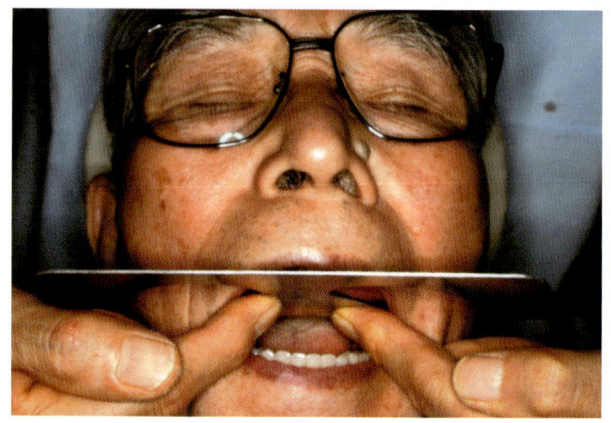

図3-10b 咬合平面板の水平関係は，両眼のラインと水平であるかを確認する．

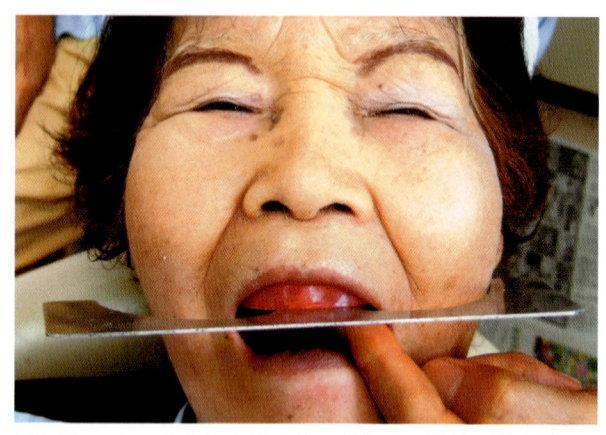

図3-10c このように水平でない場合は，蝋堤の規定面の再調整が必要になる．

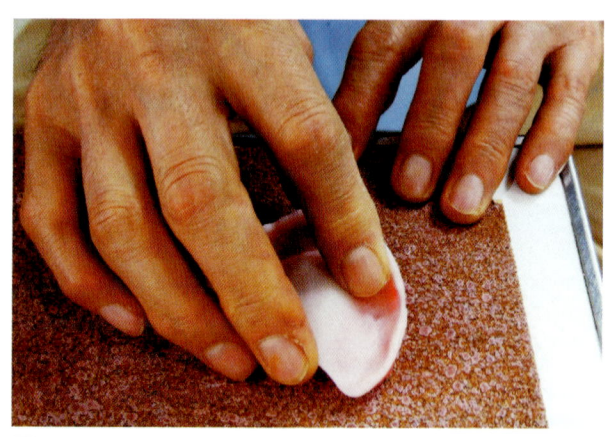

図3-10d 紙やすりを平面の上において規定面を再調整する．

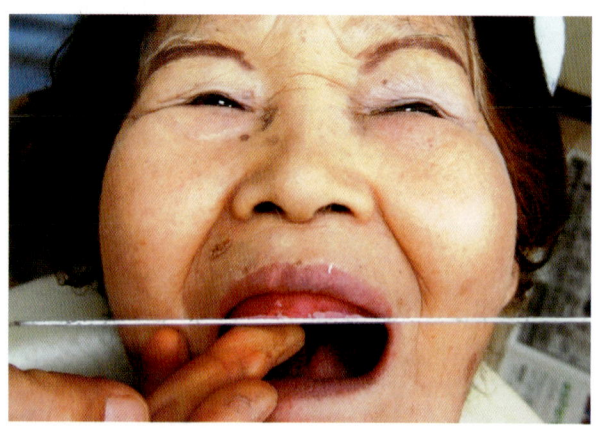

図3-10e まだ右側が下がった状態なので再調整を行う．

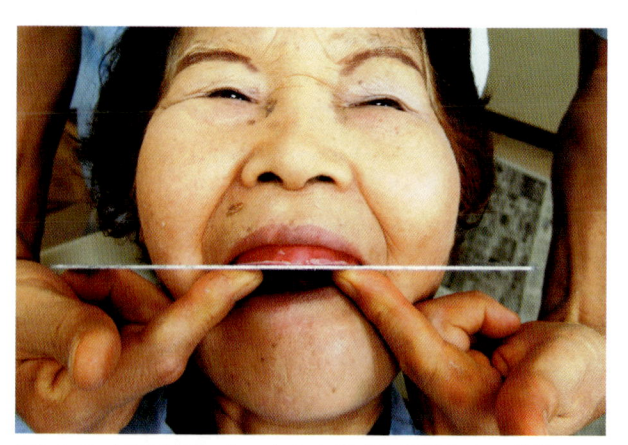

図3-10f ほぼ水平になったら今度は矢状面からの確認．

122

咬合採得．咬合床を使用

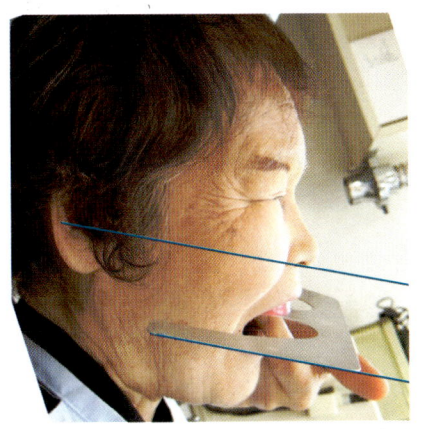

図3-10g 横から見てカンペル平面（鼻聴道線）に平行かどうかを確認する．

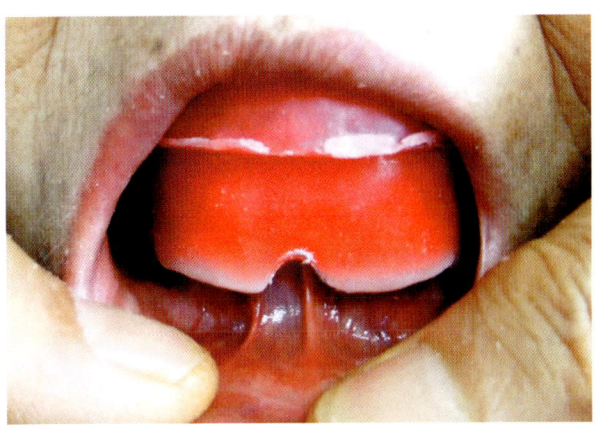

図3-10h すべての基準面に平行になったら，咬合床を使用して上下顎の咬合床を中心咬合位で咬合させ，咬合高径の決定へと移る．

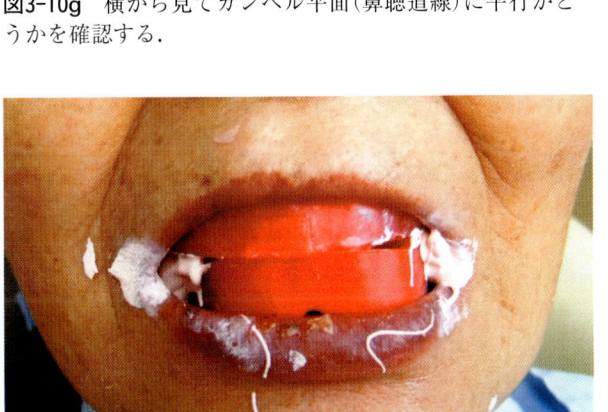

図3-10i 上下顎の咬合床は，口腔内でインプレッションペーストを使用しV字型ノッチを利用して一体化する．

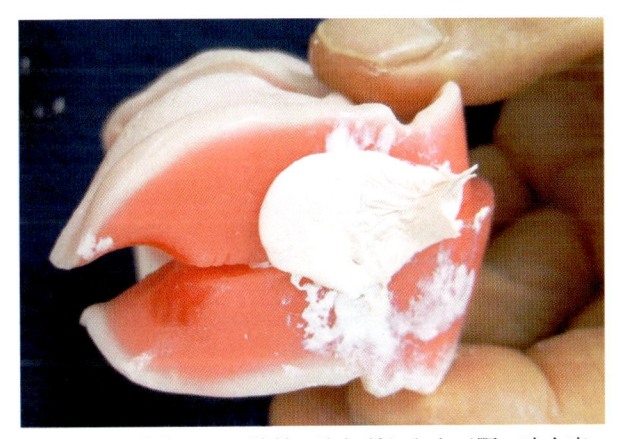

図3-10j 一体化して口腔外に取りだした上下顎の咬合床．

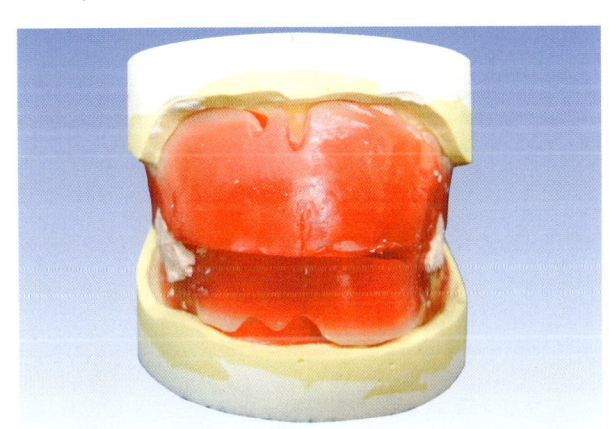

▶図3-10k 作業模型に戻した咬合床．これで咬合高径が決定された．

V字型ノッチ

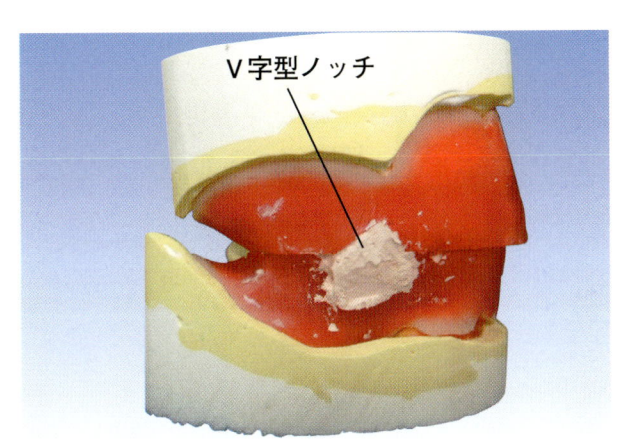

図3-10l 右側部の咬合平面の傾斜．

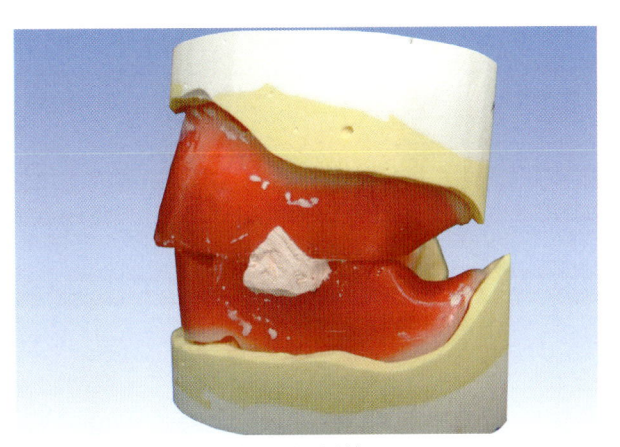

図3-10m 左側部の咬合平面の傾斜．

123

chapter 3 総義歯の製作ステップとポイント

POINT

咬合採得時の咬合高径の決定は通法にしたがうが，顔貌を確認したり旧義歯を使用したりして，術者の目で確認するのもひとつの選択肢である．

もし旧義歯の咬合高径が不適正で，患者がその不満を訴えていたりすると，あらかじめその不満を解消しておかなければ，何の目安にもならない(図3-10)．

技工操作：適正に咬合採得された咬合床を作業模型上に戻して，咬合器に装着する．その後，ゴシックアーチトレーサーを基礎床に設置しておく(図3-11)．

[ゴシックトレーサーの設定]

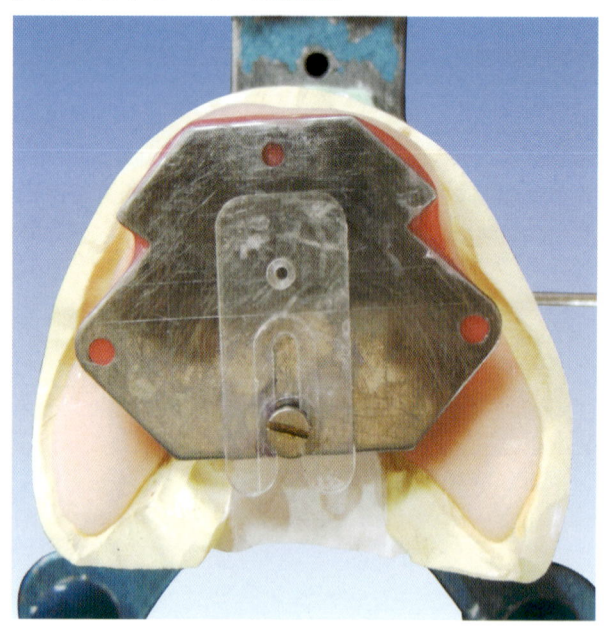

図3-11a 咬合器に装着後ゴシックアーチトレーサーを設置する．下顎に描記板を設定する．

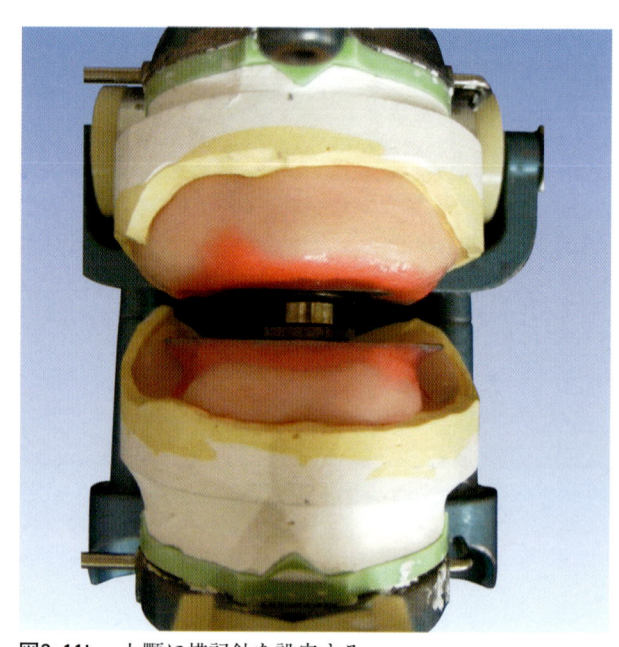

図3-11b 上顎に描記針を設定する．

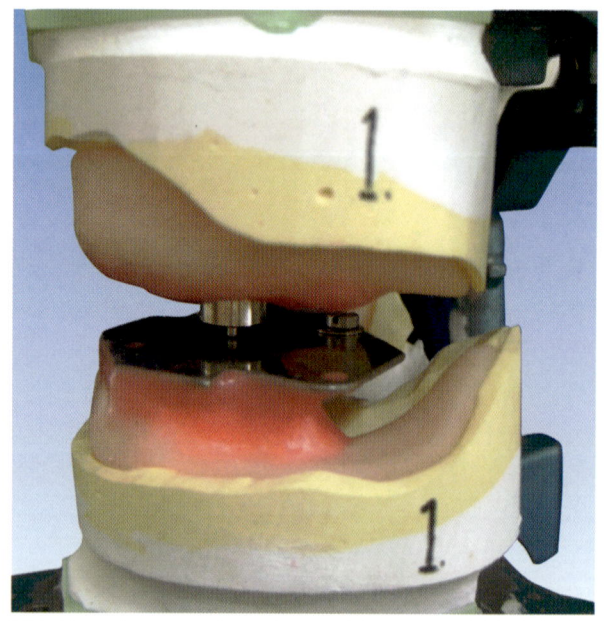

図3-11c すべてのゴシックアーチトレーサー用具を設定した咬合器上での側方面観．

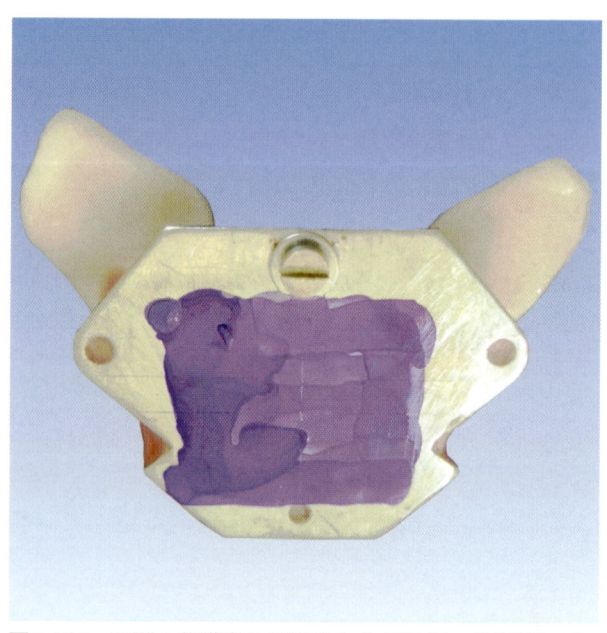

図3-11d 下顎の基礎床に設置された描記板．描記板には印記用のインクが塗ってある．

咬合採得．咬合床を使用

コレクターワックスでのワックス印象
①咬合採得を行った咬合床を用いてオルーザルストップを設置する

蝋堤に印記された咬印のうち機能咬頭の部分に，直径2mm程度の穴を基礎床までラウンドバーで開ける（図3-12）．

[ワックス印象]

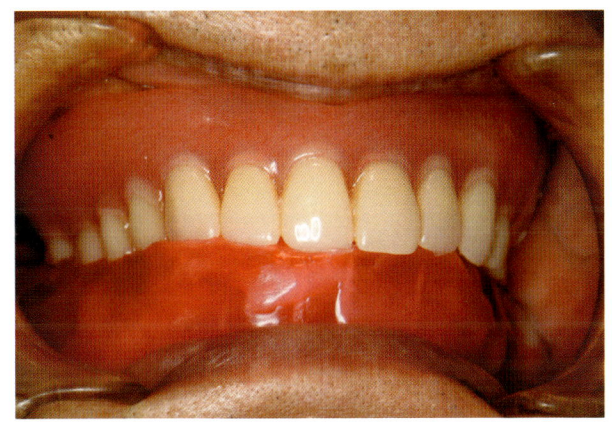

図3-12a 通法にしたがって咬合採得を行う．

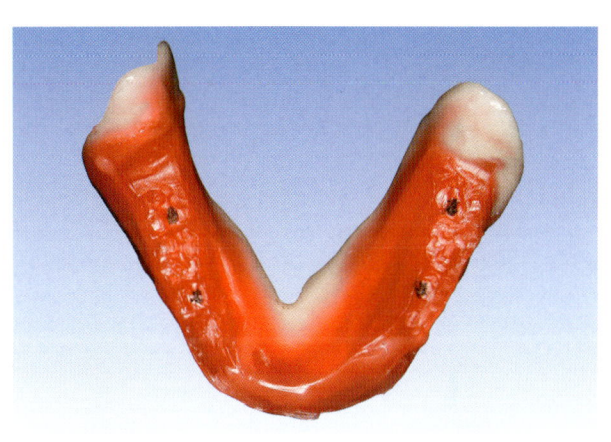

図3-12b 咬合採得終了後の蝋堤の咬印．

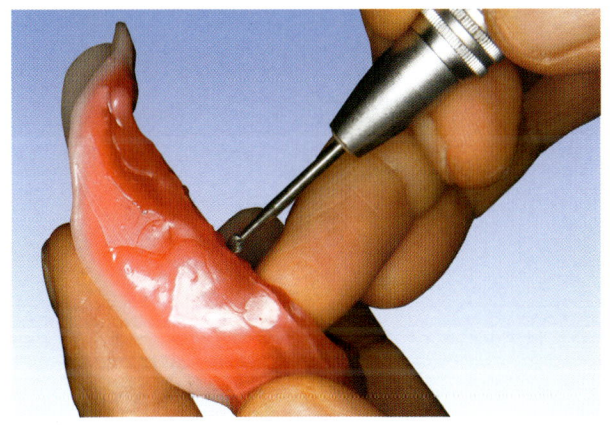

図3-12c 咬印にマーキングされた対咬歯の機能咬頭部位に，直径2mmのラウンドバーで基礎床まで円柱状にワックスを除去しておく．

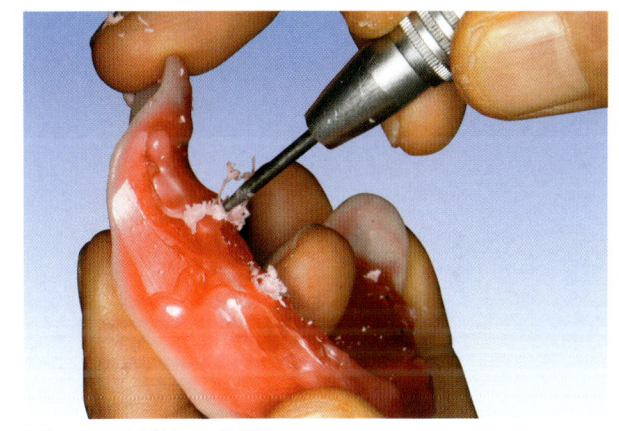

図3-12d 同様に4点行う．

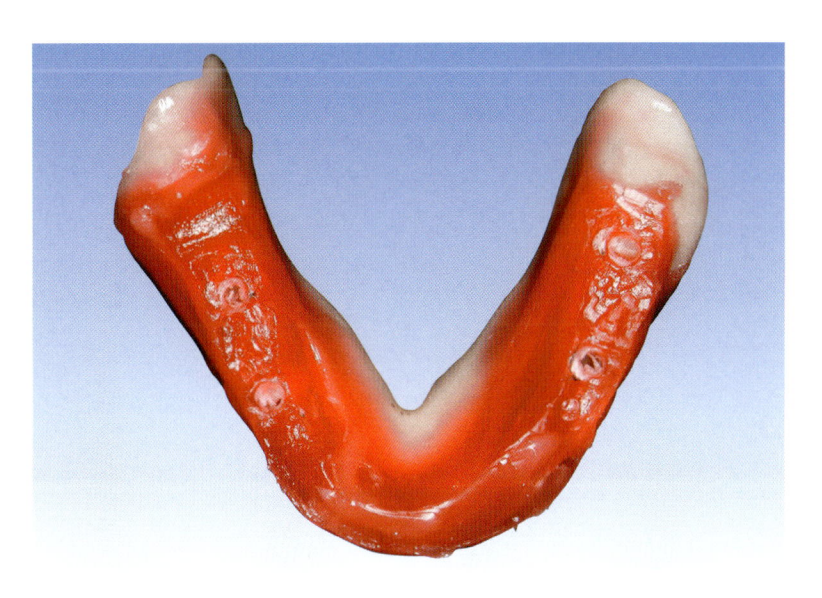

▶図3-12e ワックスを除去した4点である．この4点で咬合支持は可能になる．

125

chapter 3 総義歯の製作ステップとポイント

②即時重合レジンを流す

即時重合レジンをあけた穴のなかに過不足なく流し込み，口腔内で中心咬合位にて硬化するまで保持する（図3-13）．

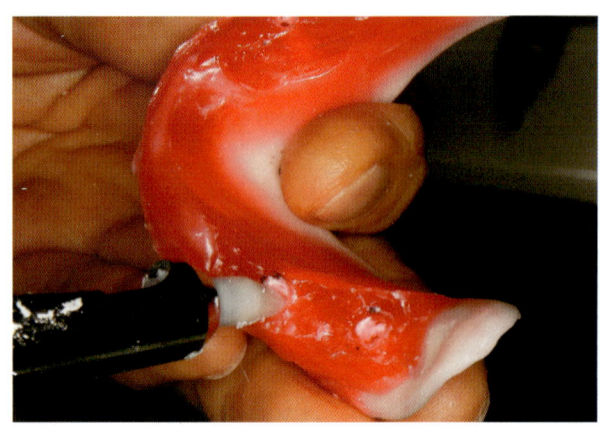

図3-13a 穴を開けた4点にCRシリンジを用いて即時重合レジンを基礎床まで過不足なく填入していく．

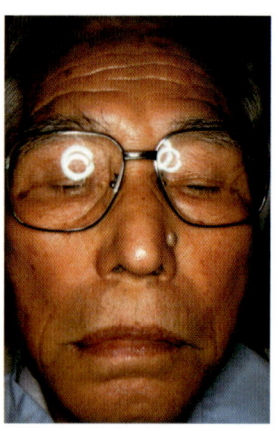

図3-13b 口腔内で中心咬合位にて保持．

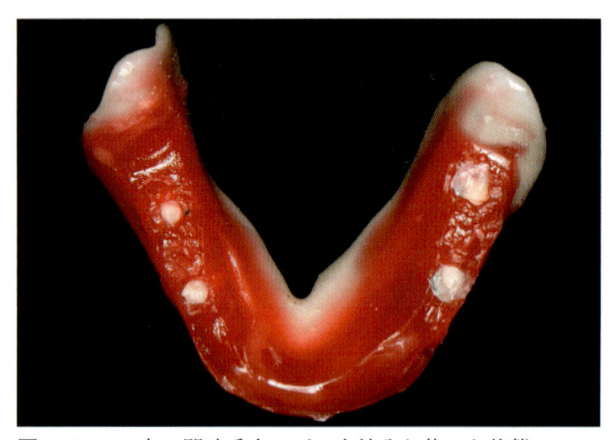

図3-13c 4点に即時重合レジンを填入し終った状態．

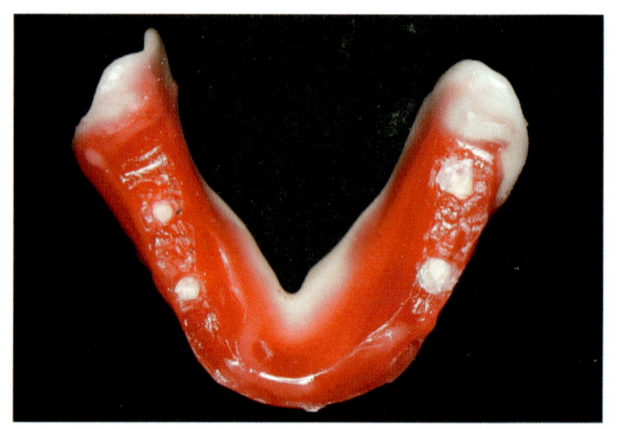

図3-13d 口腔内で中心咬合位にて保持した後，即時重合レジンが硬化するまで待つ．硬化終了後の咬合床．

③コレクターワックスを塗布する

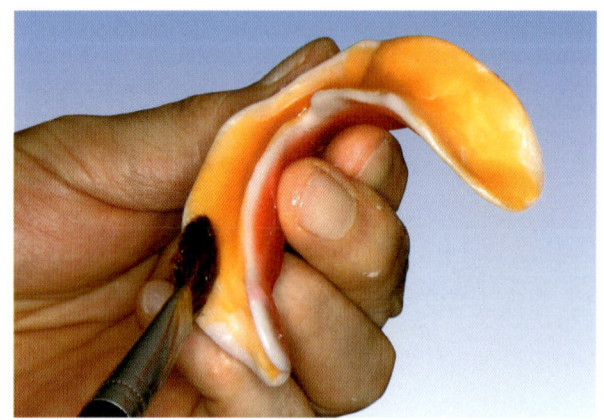

図3-14a 咬合床の内面にコレクターワックスを筆で塗布していく．使用しているコレクターワックスはエクストラソフトで，融点が52℃のワックスである．

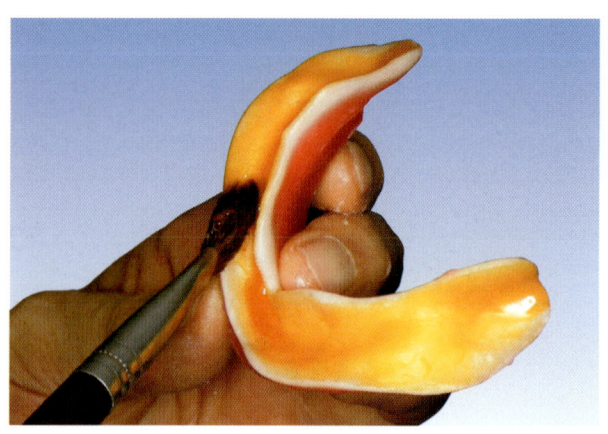

図3-14b 同様に基礎床内面に満遍なく塗布していく．

咬合採得．咬合床を使用

　基礎床内面にコレクターワックスを筆で塗布し，口腔内にて中心咬合位で咬合する．コレクターワックスが確実に流れるまで咬合させ，口腔内から咬合床をはずす（図3-14）．

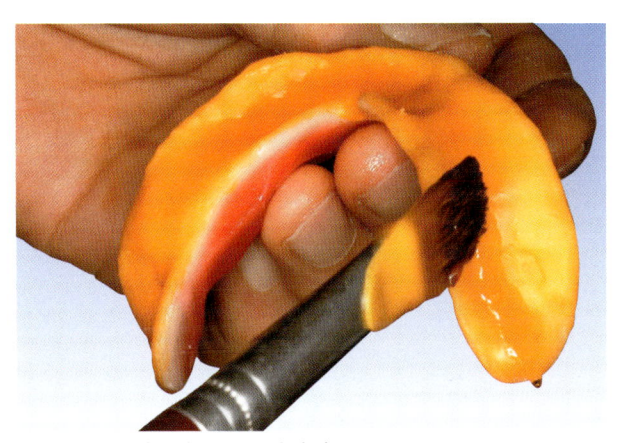

図3-14c　塗布し終えた基礎床内面．

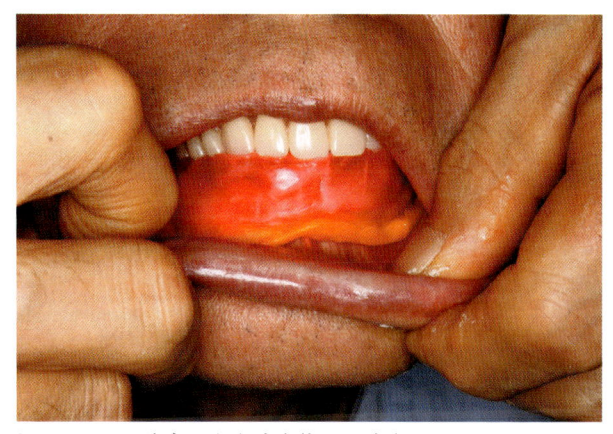

図3-14d　口腔内で中心咬合位にて咬合させ，ワックスがフローするのを待つ．

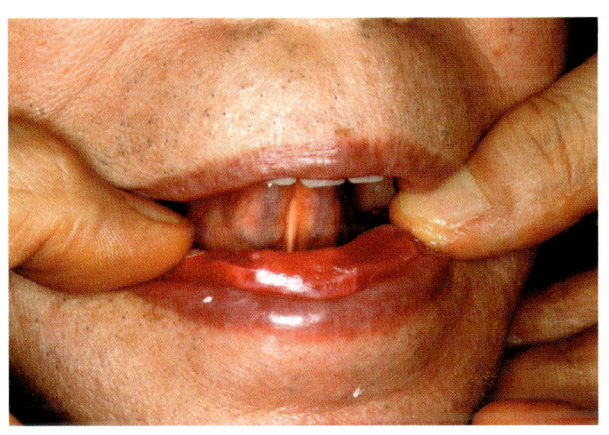

図3-14e　舌で上顎の口蓋部をなめさせる運動を行う．

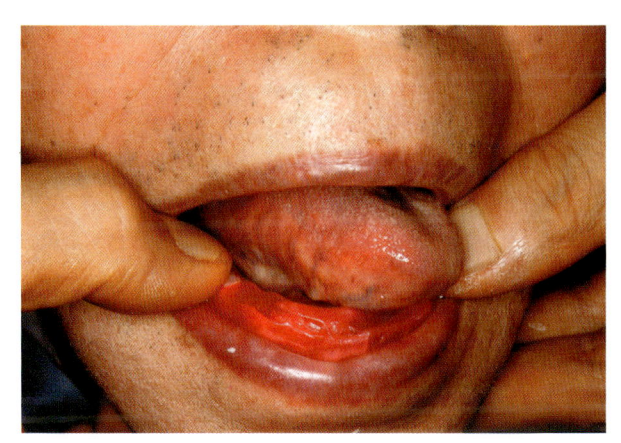

図3-14f　舌を前方にださせて，舌小帯の前方への限界路をワックスに印記する．と同時に舌を左右にも振ってその限界運動路をも印記しておく．

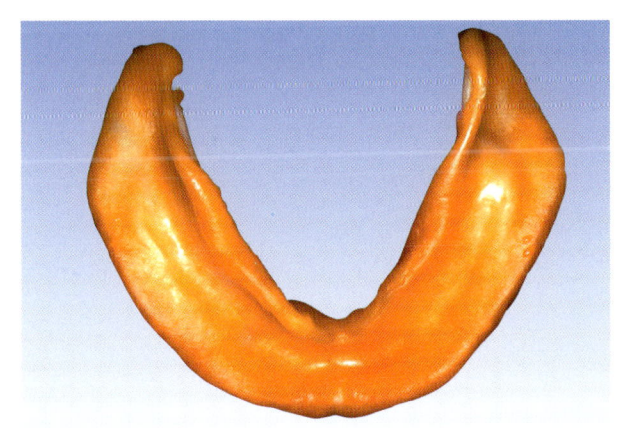

図3-14g　採得できたワックス印象面である．

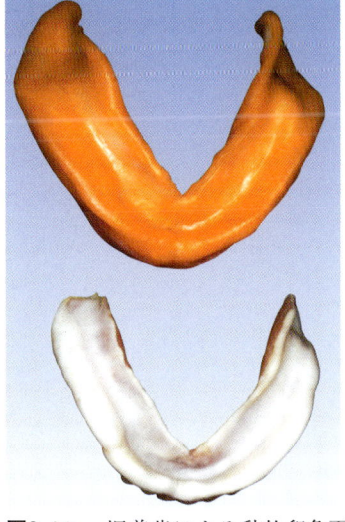

図3-14h　旧義歯による動的印象面と比較すると，咬合圧が加わっている部分は，どちらも同じように光っている．外形の大きさは違っているが，それは外形の問題であり，加圧されている粘膜の部分は同様の形態を示している．

127

chapter 3 総義歯の製作ステップとポイント

④コレクターワックスで採得した機能印象面に石膏を流して作業模型を製作

ワックス印象をボクシングした後,石膏を流して作業模型を製作する(図3-15).

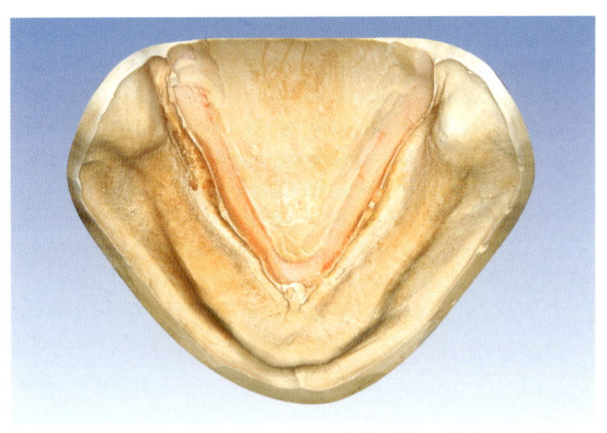

図3-15a 製作された作業模型の咬合面観.咬合圧が加わった状態の粘膜が読みとれる.

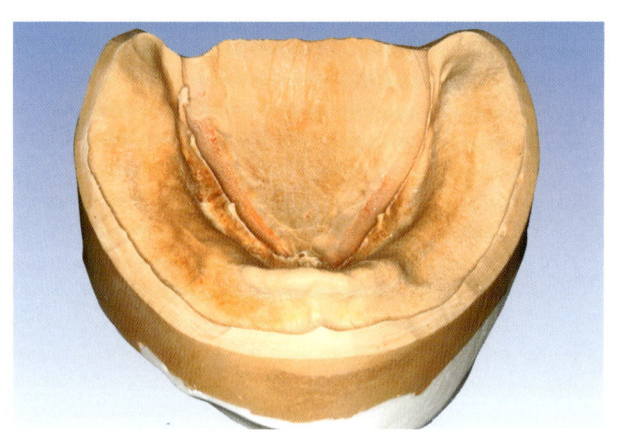

図3-15b 別症例の作業模型の頬側咬合面観.本症例においても機能圧が加わった状態の粘膜が読みとれる

ゴシックアーチを採得

ゴシックアーチトレーシングを行う

POINT
ゴシックアーチは,咬合採得した上下顎の咬合関係のうち,水平関係の狂いを確認する方法である.

上顎にゴシックアーチトレーサーの描記針が設置されている基礎床を装着する.下顎は描記板が装備されている基礎床を装着する.次に咬合器上で中心咬合位に設定した描記針とインディケーターとの関係が,口腔内でも同一の関係の状態であることを確認しておく(図3-16).

POINT
この位置関係が間違っていたら,咬合器への再装着となる.

次にインディケーターを描記板からはずして,タッピングポイトを描記板に描記する.その後,左右側方限界運動路,そして前方運動路を描記していく.描記されたアペックスと中心咬合位とはほぼ一致するか,若干前方(1〜2mm)に位置している.

POINT
ゴシックアーチは,アペックスを中心として前方運動が後方へ,右側方路が左,左側方路が右側に描かれることを知っておかなければならない.

技工操作:その後,中心咬合位にインディケーターを設置して,描記針をその部位に戻した状態で技工士サイド渡す.ゴシックアーチトレーシングされた描記板の上にテープを張り,咬合器に再装着を行った後,人工歯の配列準備にかかる.

人工歯の配列

人工歯配列は,支持された咬合様式にのっとって行うが,特別なことがない限り,歯槽頂間線の法則で配列する.

128

ゴシックアーチを採得

[ゴシックアーチトレーシング]

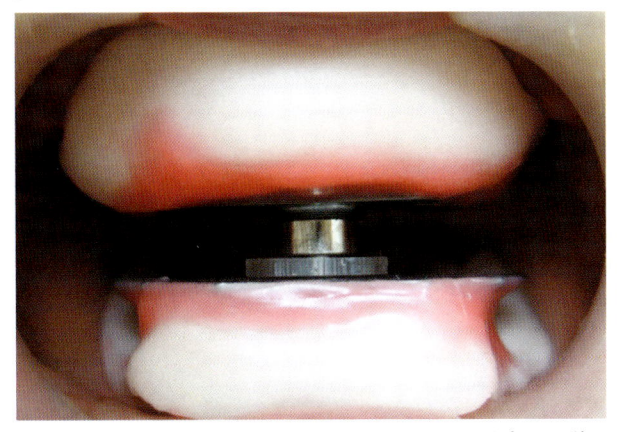

図3-16a　ゴシックアーチの描記板，描記針の設定．口腔内所見．

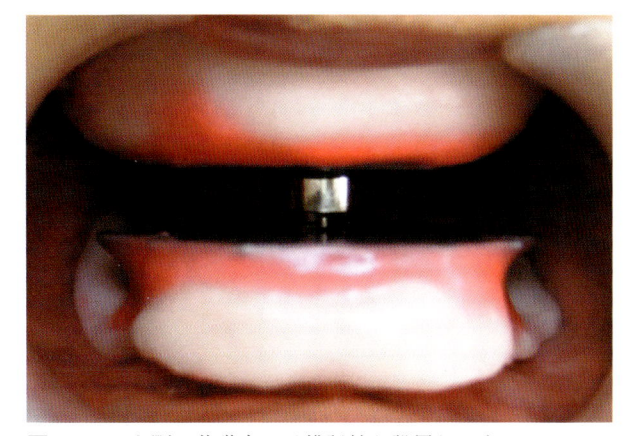

図3-16b　上顎の基礎床には描記針が設置してある．

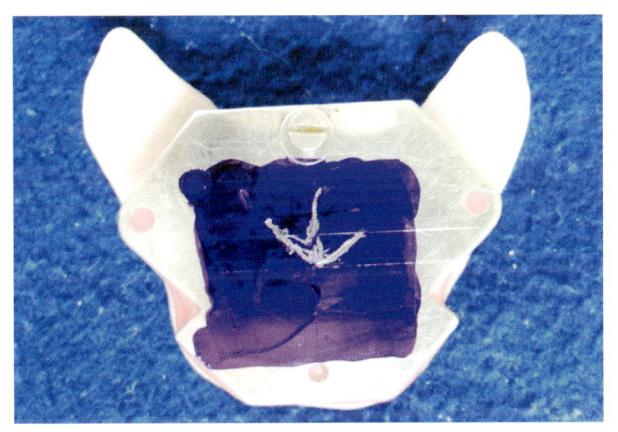

図3-16c　描かれた下顎運動のゴシックアーチである．

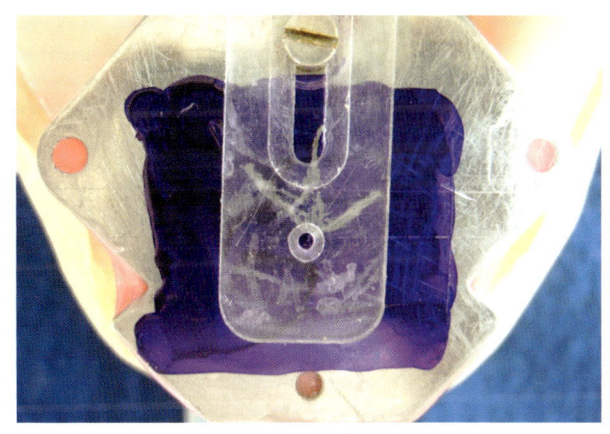

図3-16d　アペックスの位置に固定板を設置．

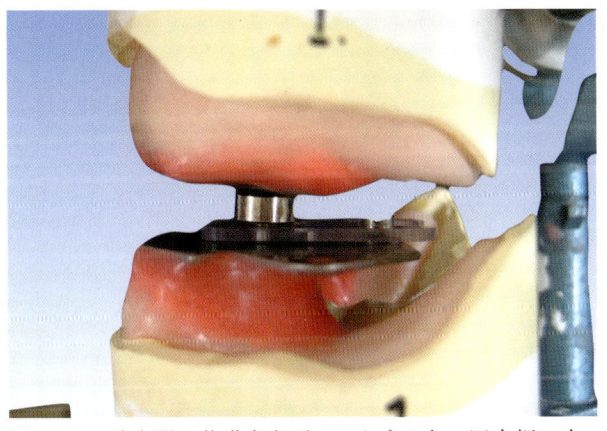

図3-16e　咬合器に基礎床を再セットすると，固定板の穴と描記針の位置が一致した．よって中心咬合位の咬合床の水平関係は適正である．

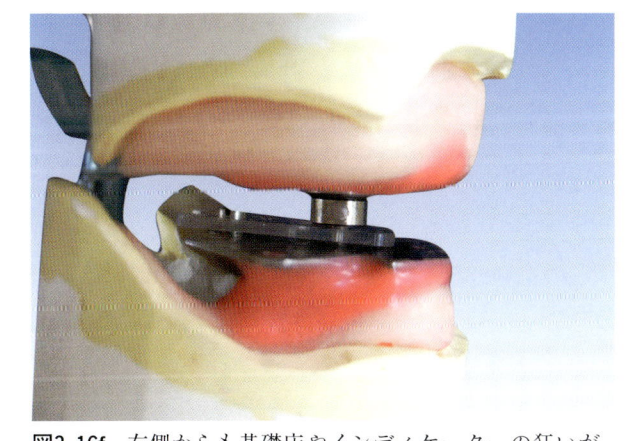

図3-16f　右側からも基礎床やインディケーターの狂いがないかを確認する．

ただし総義歯症例においては，顎骨の吸収方向が下顎は舌側方向から，上顎は頰側方向から吸収が進行する．そのため，リンガライズドオクルージョンを採用した際には，下顎の歯槽頂上に人工歯の中心窩を合わせて配列し，上顎は人工歯の機能咬頭を歯槽頂にあわせて配列するとよい．また上顎の切歯乳頭は，顎骨が吸収しても歯牙が残存しているときとほぼ同様の位置にあるため，切歯乳頭の位置から水平位で10mm頰側に中切歯の切端を位置するように配列すると，天然歯のときとほぼ同じ位置になるといわれている．

chapter 3 総義歯の製作ステップとポイント

POINT

術者は，咬合様式を確実に決定しておく必要がある．それによって人工歯の材質や形態の選択基準の一つになると考えられる．ときによっては既製の人工歯ではなく，咬合面形態をオーダーメイドで製作することもある．金属のメタルオクルーザルだけではなく，現在では硬質レジンなどを使用して，咬合面だけを接着した人工歯を製作することが可能になった．義歯の咀嚼時の動揺に人工歯の形態は少なからず影響がある．

人工歯を配列したワックスデンチャーの試適

ワックスデンチャーの口腔内試適

通法では前歯部のみで行うが，前歯と臼歯を配列して口腔内で試適した方が確認できる要素が多くなるので，筆者は後者を採用している．試適時には前歯の正中，切縁のライン，そして豊隆部が適正であるかを確認する．

POINT

それぞれのチェックポイントに狂いが生じている場合には，チェアーサイドにて修正をした後，面倒でも再度試適操作を行うとよい（図3-17）．

［ワックスデンチャーの試適］

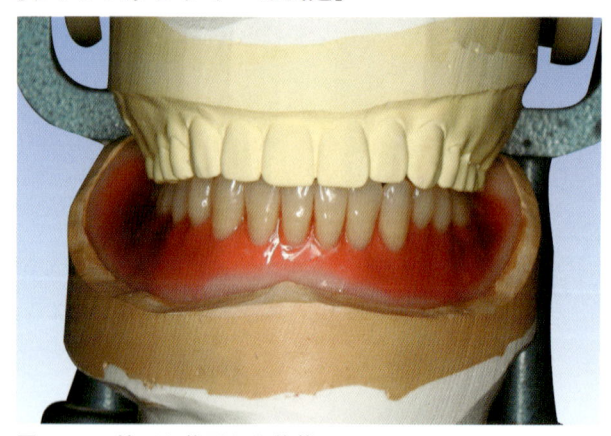

図3-17a 技工が終了した状態のワックスデンチャーである．最初は少し引いた位置で観察する．

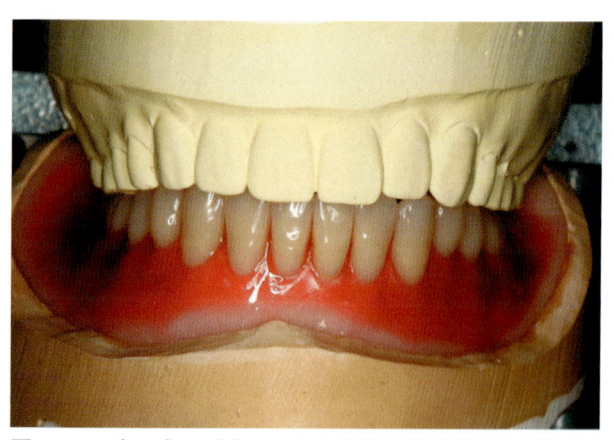

図3-17b 次に少し近くで正中や被蓋の位置関係を観察する．

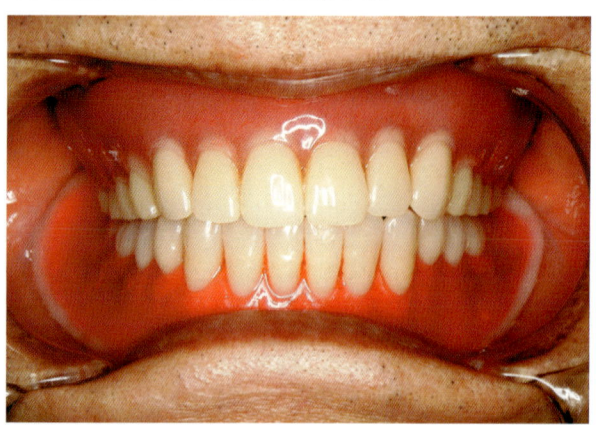

図3-17c 口腔内で模型上と同様に正中や被蓋の関係を観察する．

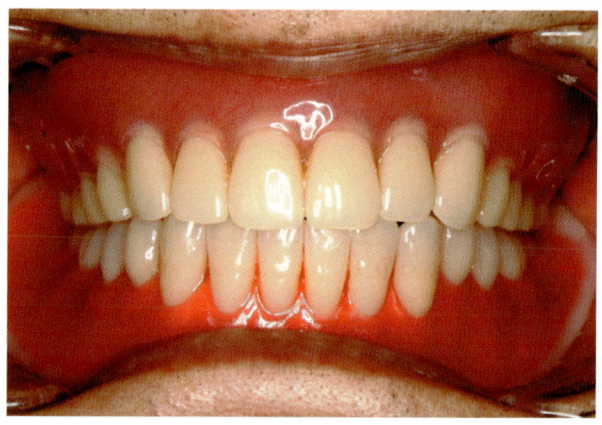

図3-17d 模型上と口腔内に試摘したワックスデンチャーの大きな違いは，口唇や頬部の有無である．そしてそれらが正常であれば次のステップへと進む．

人工歯を配列したワックスデンチャーの試適

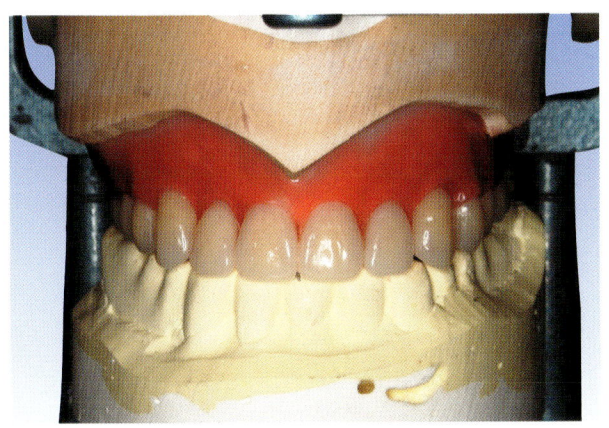

図3-17e 人工歯の配列が終了した模型上のワックスデンチャー．正中線は上顎の上唇小帯にあわせてあるので，下顎の中切歯間には合っていない．

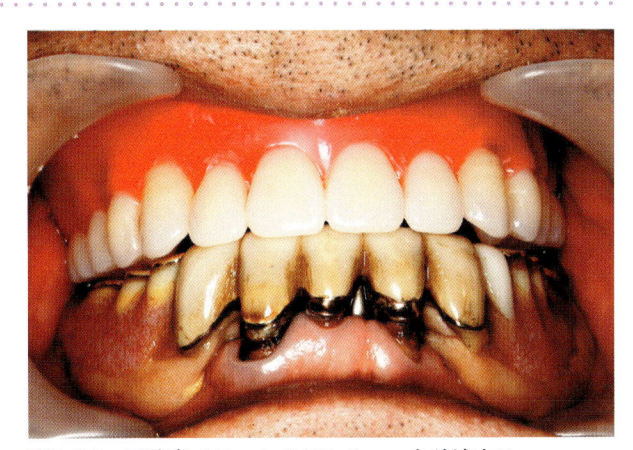

図3-17f 口腔内でワックスデンチャーを試適する．

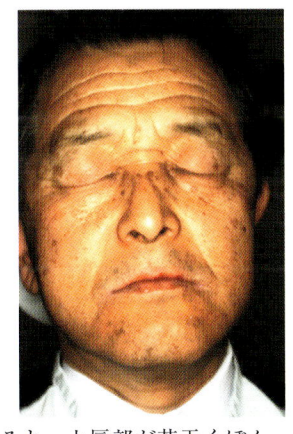

図3-17g 口腔内で試適してみると，上唇部が若干くぼんで見える．よって，もう少しオーバージェットを付与しながら外側に配列するように人工歯を再配列する．

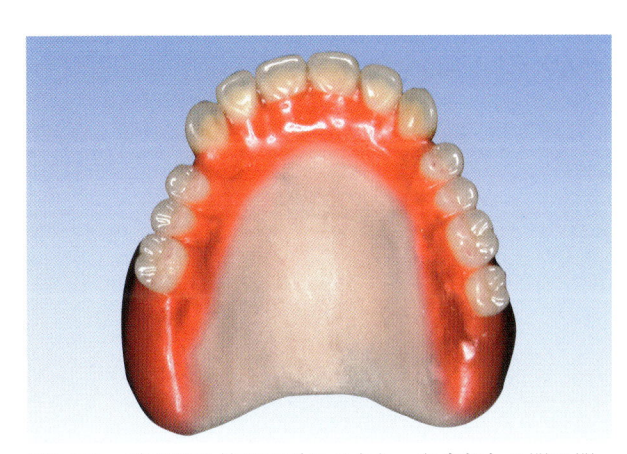

図3-17h 前歯部を外側に張りだすと，臼歯部との間に間隙が生じるので臼歯部まで含めて全歯の再配列を行う必要がある．

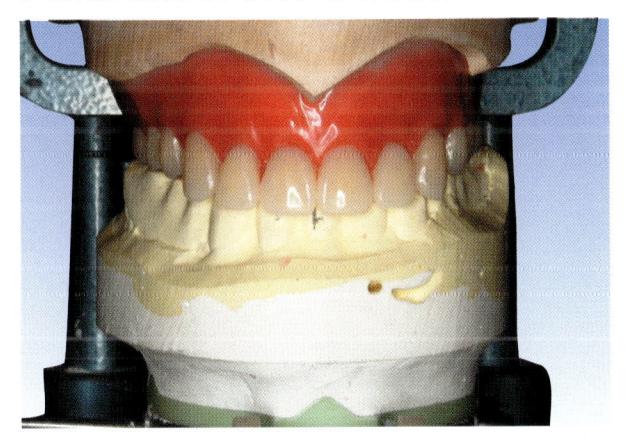

図3-17i 再配列をした模型上のワックスデンチャー．前回よりオーバージェットが多くなっていることがわかる．

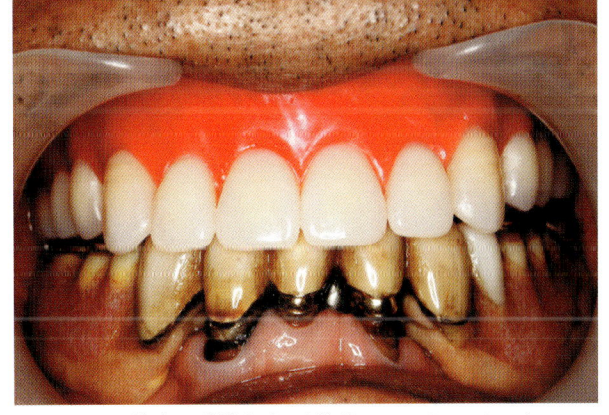

図3-17j 口腔内に試適した再配列のワックスデンチャー．

技工操作：人工歯の試適操作が終了したら，次は重合操作を行う．重合操作は通法にしたがって行うが，義歯床内面に粘弾性レジンを使用する場合には，ワックスデンチャーの基礎床に光重合タイプのベースプレートを使用すると，その厚み1mm分の粘弾性レジンの厚みになるので便利である（**図3-18**）．

chapter 3 総義歯の製作ステップとポイント

[粘弾性レジンを装備した総義歯の製作]

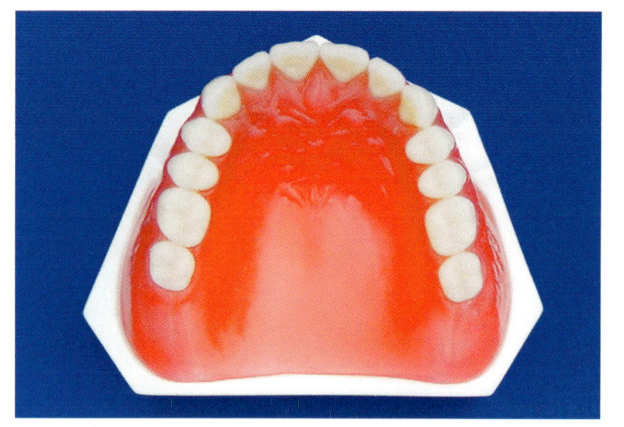

図3-18a 人工歯の配列試適が終了したワックスデンチャー.

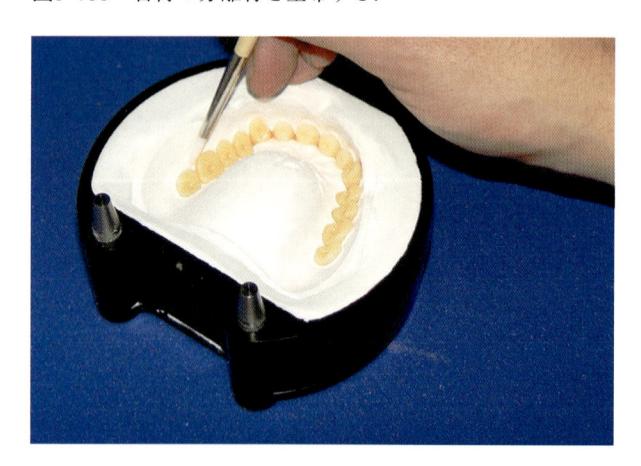

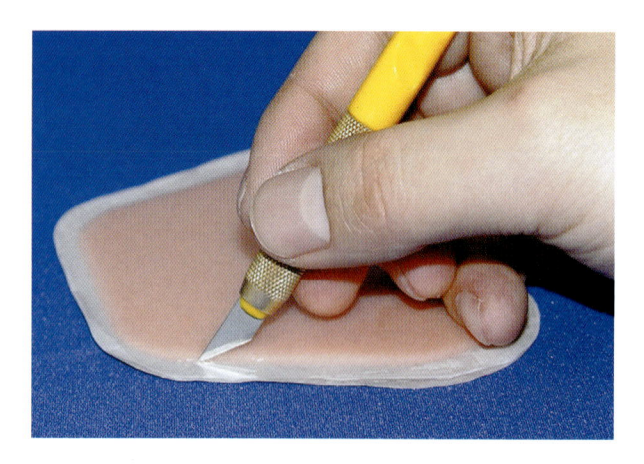

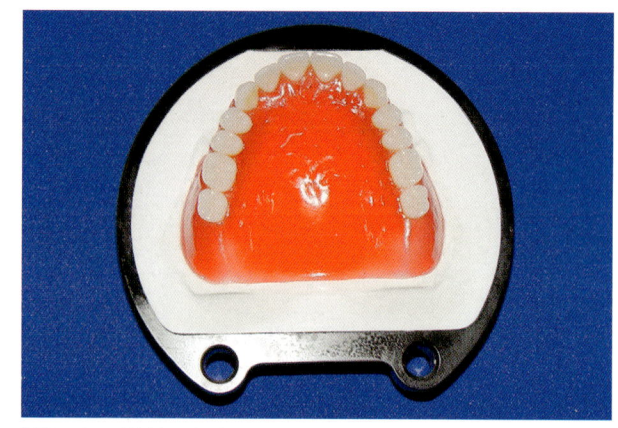

図3-18b 通法にしたがってフラスコ下部に埋没.

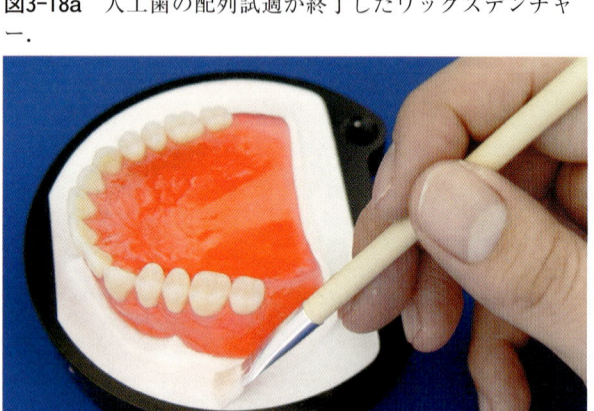

図3-18c 石膏の分離材を塗布する.

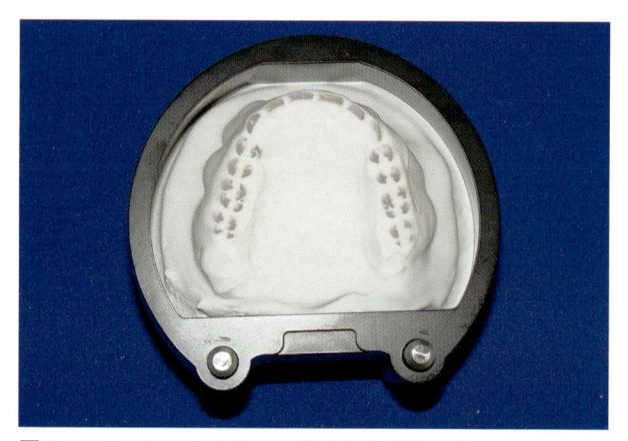

図3-18d フラスコ上部に石膏を流し埋没する.

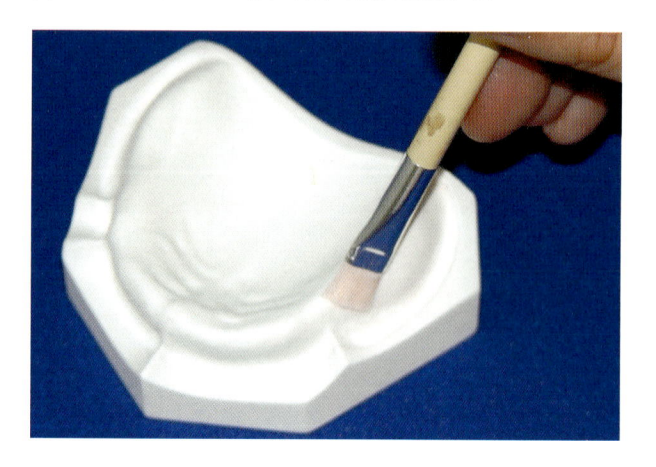

図3-18e｜図3-18f
図3-18g

図3-18e レジン分離材を塗布する.
図3-18f 前もって作業模型にレジン分離材を塗布しておき，粘弾性レジンの厚みを確保するフィジオスペーサーが接着しないようにしておく.
図3-18g ベースプレートタイプのフィジオスペーサー（ニッシン）をカッターでトリミングする.

人工歯を配列したワックスデンチャーの試適

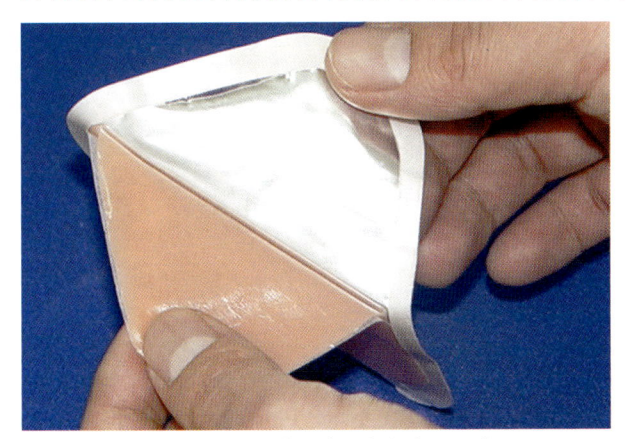

図3-18h トリミング終了後に裏の銀紙をはがす.

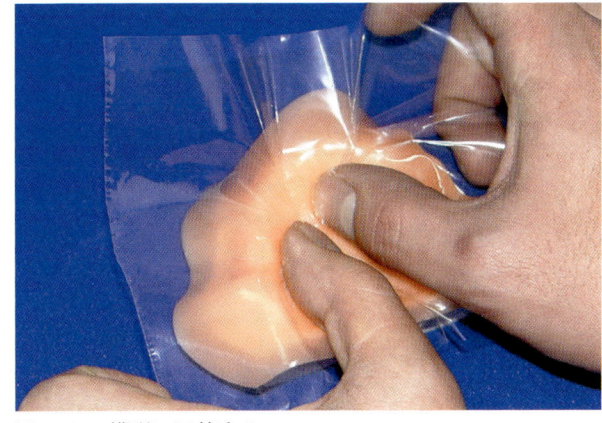

図3-18i 模型に圧接する.

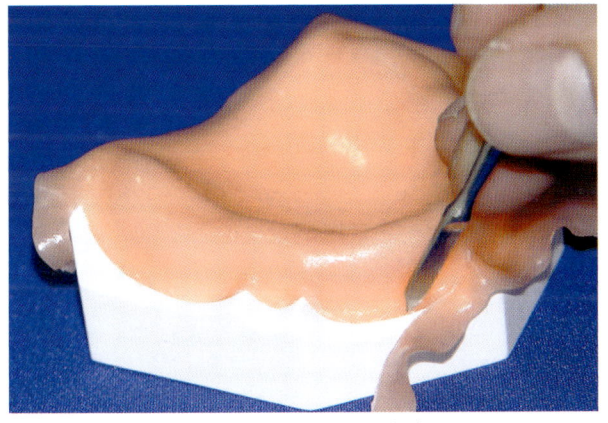

図3-18j 圧接後に最終のトリミングを行う.

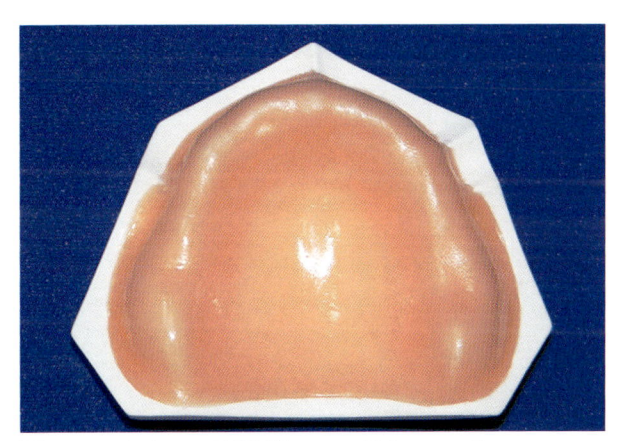

図3-18k トリミング終了後のフィジオスペーサー.

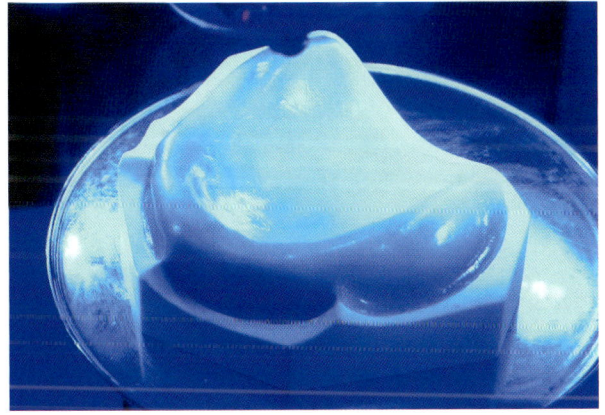

図3-18l 光重合器で重合する.

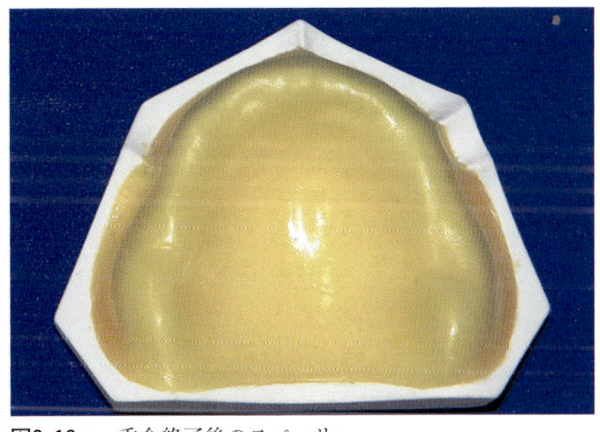

図3-18m 重合終了後のスペーサー.

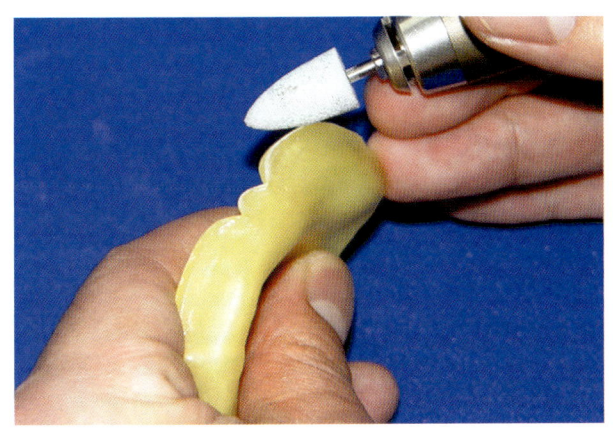

図3-18n スペーサーをトリミングする.

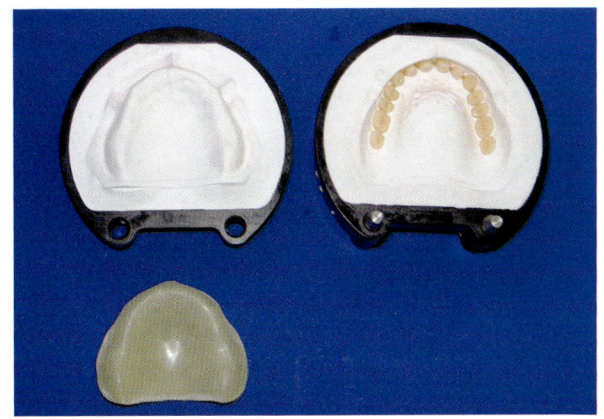

図3-18o スペーサーが準備されて，次に床用レジンの前重合をはじめる.

133

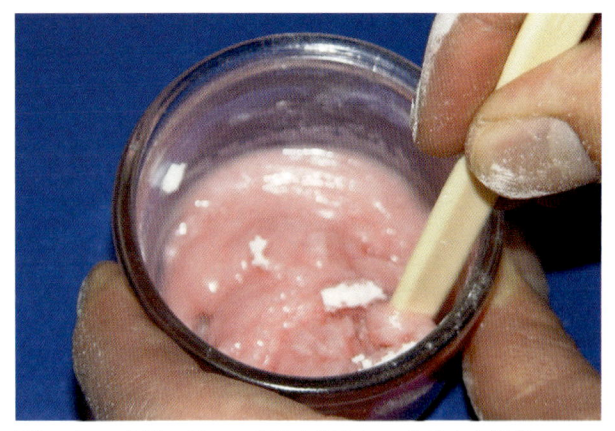

chapter 3 総義歯の製作ステップとポイント

図3-18p 床用レジンの分液を混和して前重合を開始.

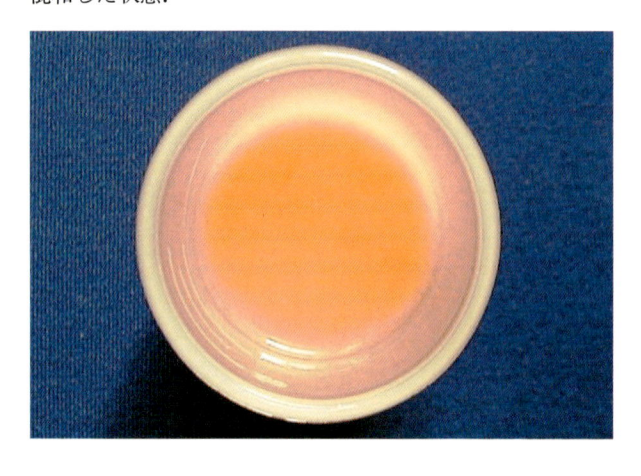

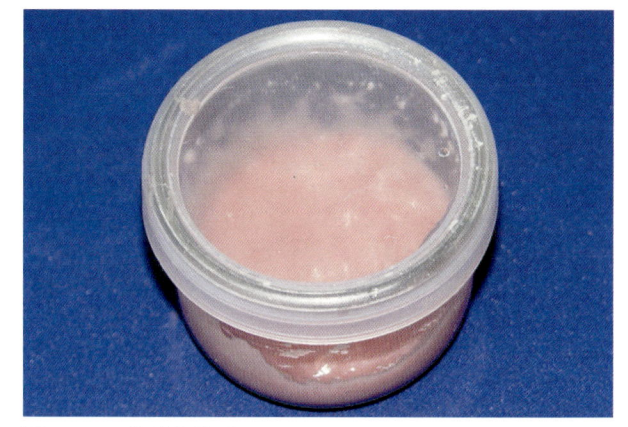

図3-18q 前重合終了.

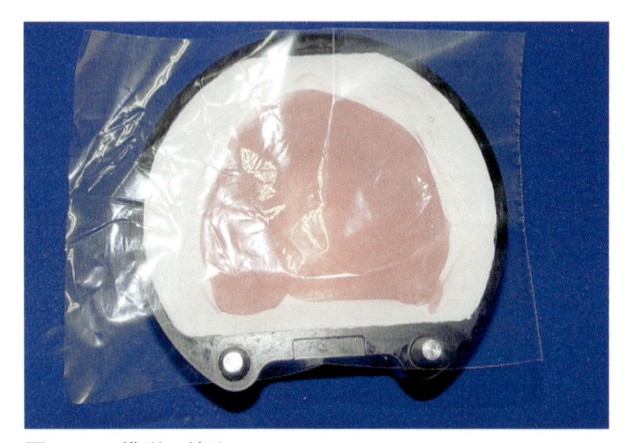

図3-18r 模型に填入.

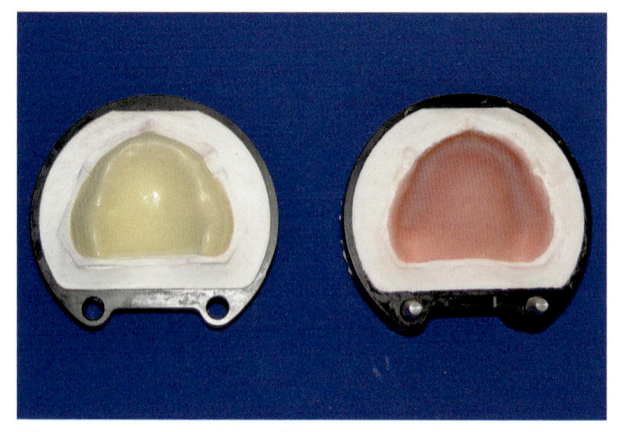

図3-18s フラスコ上部に床用レジン,下部の顎堤模型にスペーサーを置いて試圧する.

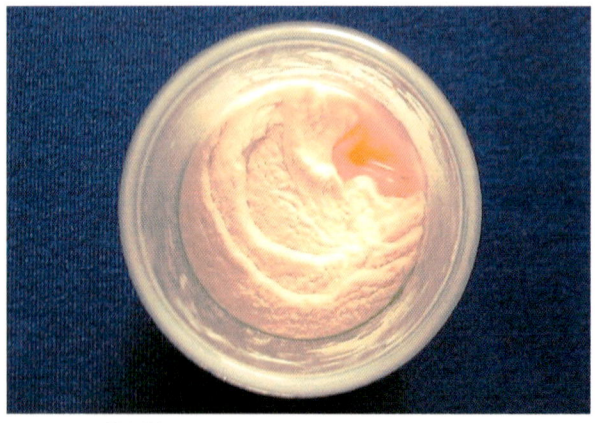

図3-18t 粘弾性レジンフィジオソフトリベースの分液を混和した状態.

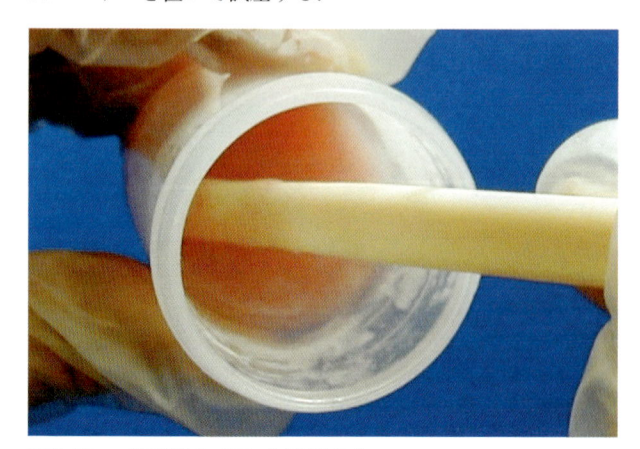

図3-18u 粘弾性レジンを連和する.

◀図3-18v 粘弾性レジンの前重合終了.

人工歯を配列したワックスデンチャーの試適

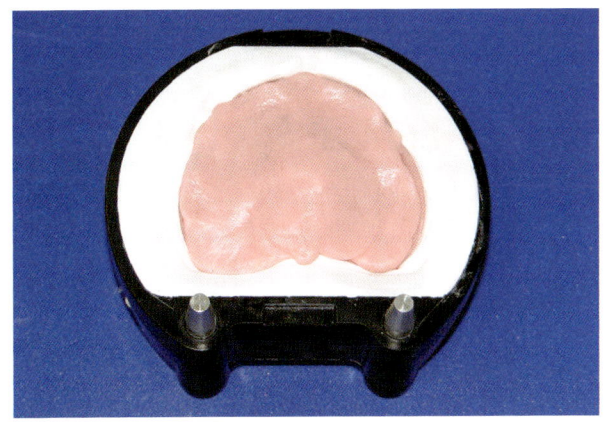

図3-18w　前重合終了後の粘弾性レジンの伸び.

図3-18x　スペーサーをはずして粘弾性レジンを填入し試圧する.

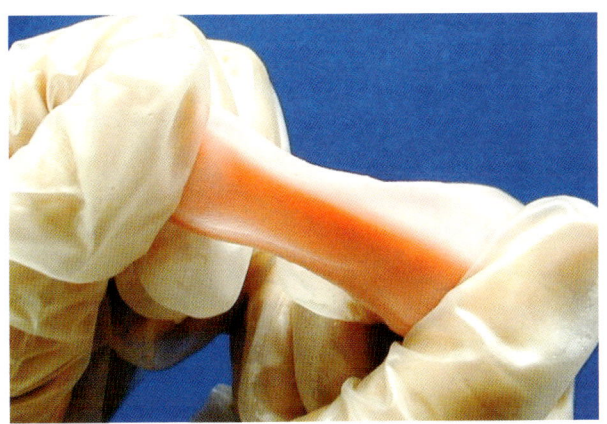

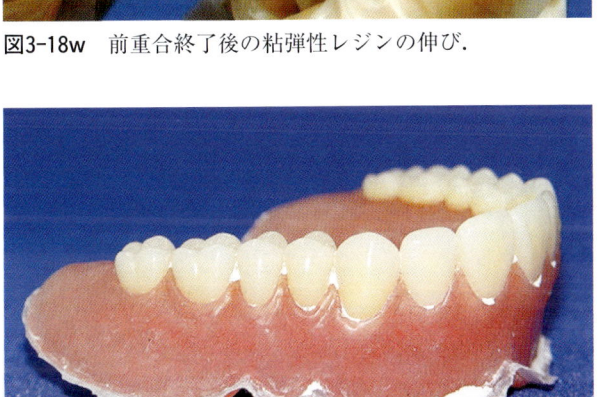

図3-18y　重合終了．粘弾性レジンを装備できた.

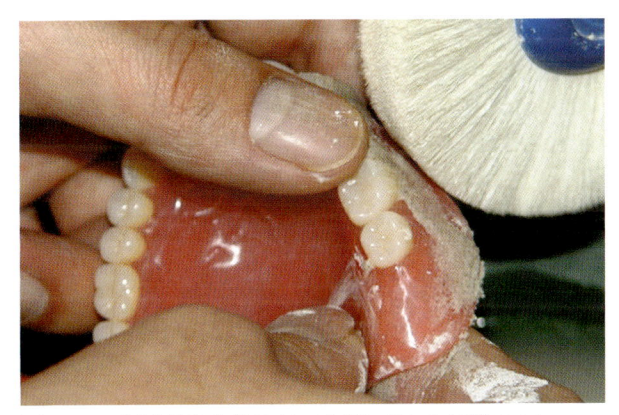

図3-18z　研磨操作を行うが，床用レジンと同様でよい.

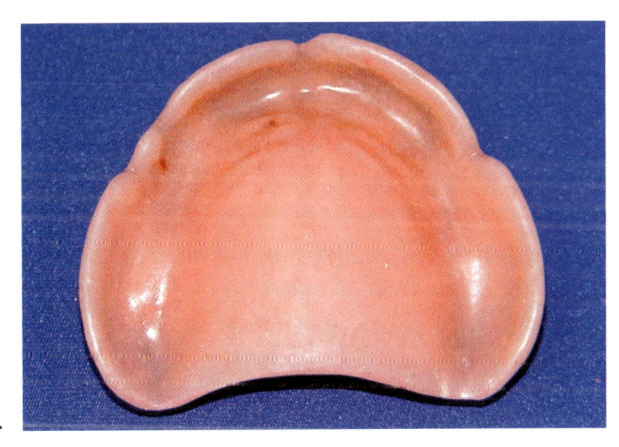

▶図3-18zz　重合研磨終了後の義歯床内面.

POINT

　確実に採得された機能印象面を作業模型に反映したとすると，その面を正確に義歯床内面に転写することは，口腔内の欠損部顎堤との適合性をあげることになる．ようするに，できる限りレジンの重合時の変形量を少なくすることが，大事な点である．そのためには硬性レジンと粘弾性レジンのハイブリッドは，その重合時の変形量を少なくすることができると報告されている．

　粘弾性レジンは，咬合時の咬合力の緩衝作用だけではなく，適合性の向上に関与するところが，使用時の良好な使い心地に影響を与えることが大きい．またハイブリッド構造の義歯床にすることで，義歯床の厚みが単独で使用するときより厚くなってしまう．しかし粘弾性レジンの劣化を防ぐためには，少なくとも1mm

chapter 3 総義歯の製作ステップとポイント

の厚みは確保しておきたいので，硬性レジンに耐衝撃性に富む製品を使用して，その厚みを0.5mm程度に抑えると十分使用に耐えられる．使用する粘弾性レジンは，硬性レジンと同様に研磨作業ができるEMA系が適していると筆者は考えている（図3-19）．

［粘弾性レジンを装備した総義歯の完成］

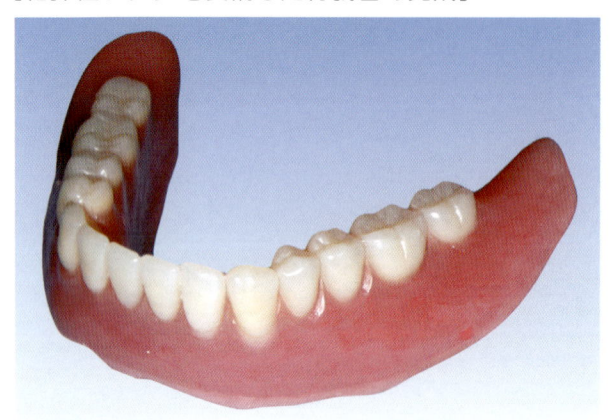

図3-19a 粘弾性レジンを装備した下顎総義歯の完成．

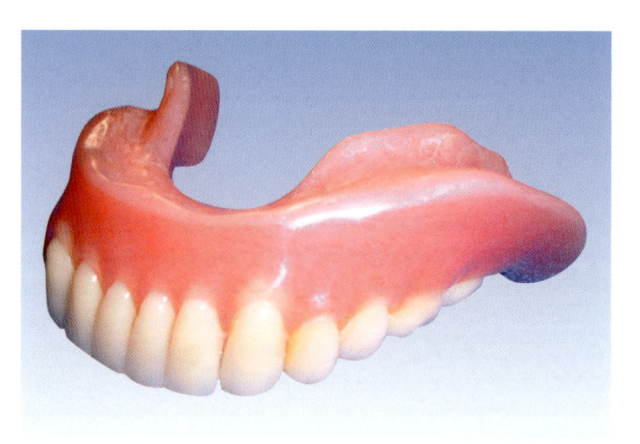

図3-19b 同様に粘弾性レジンを装備した上顎総義歯．薄いピンクに見える部分が厚み1mmの粘弾性レジンである．

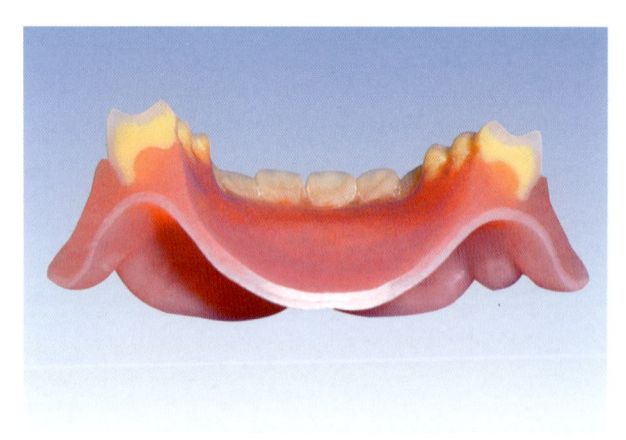

図3-19c 上顎の総義歯においても粘弾性レジンを装備することが可能である．

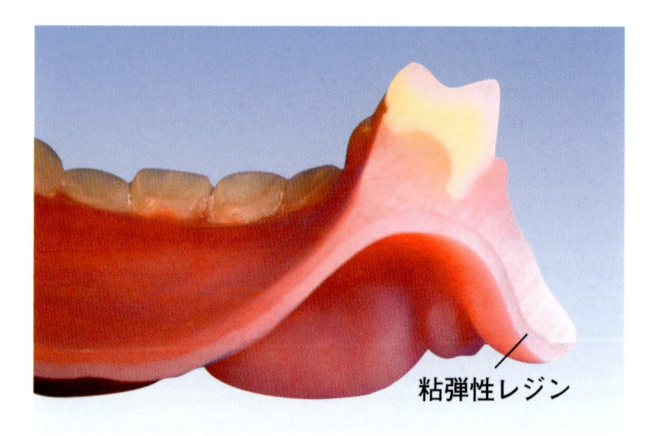

図3-19d 第一大臼歯部で切断した義歯床の矢状面であるが，ほぼ同一の厚みに装備された粘弾性レジンが観察できる．

新製義歯の口腔内試適

口腔内試適を行う

新製された義歯を口腔内に試適するが，ワックスデンチャーを試適した際の確認事項が備わっているかを確認する．顔貌の違和感などは，患者本人より術者の方がわかりやすいので注意深く確認する．

次に義歯を口腔内に試適して，残存諸組織（舌や頬粘膜）を手で限界まで動かし，義歯外形がその動きを阻害していないかを確認する．また義歯床の大きさを確認し，その調整までを行う．

新製義歯の口腔内試適

[粘弾性レジンを装備した総義歯の装着]

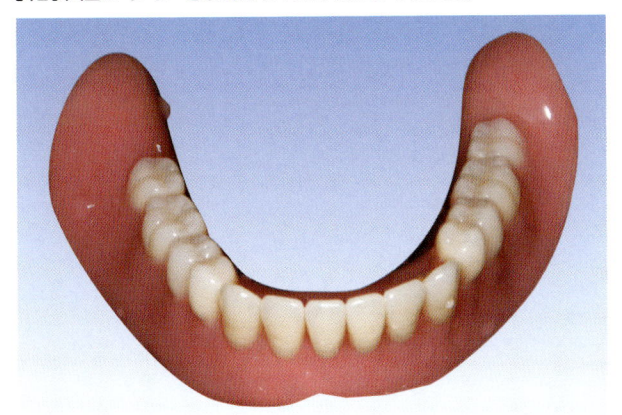

図3-20a 粘弾性レジンを義歯内面に装備した下顎総義歯咬合面観.

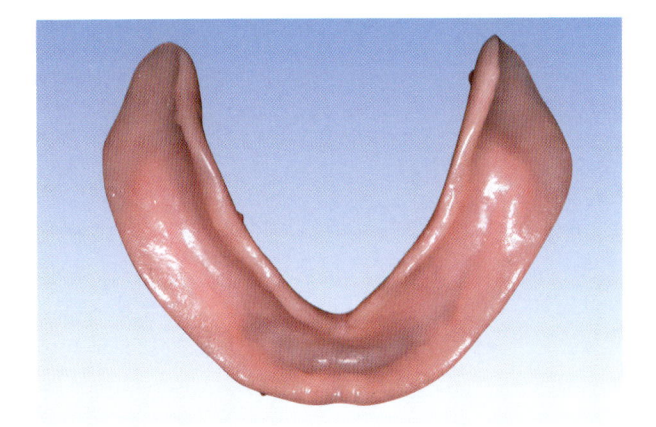

図3-20b 義歯床内面.

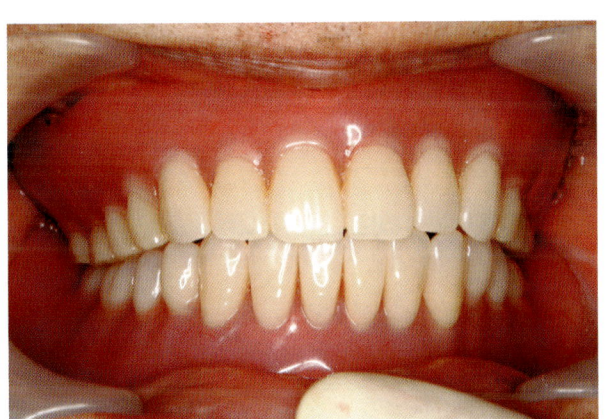

図3-20c 口腔内に試適した後，正中や被蓋関係を確認する.

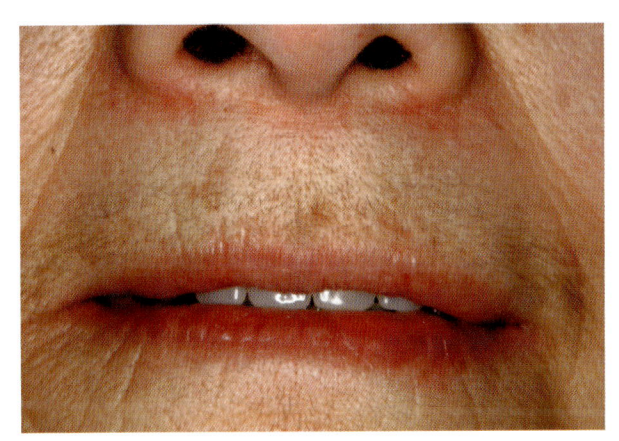

図3-20d 人工歯の豊隆なども顔貌を確認しながら観察する.

図3-20e 試適終了後の正面観.
図3-20f 右側方面観.
図3-20g 左側方面観.

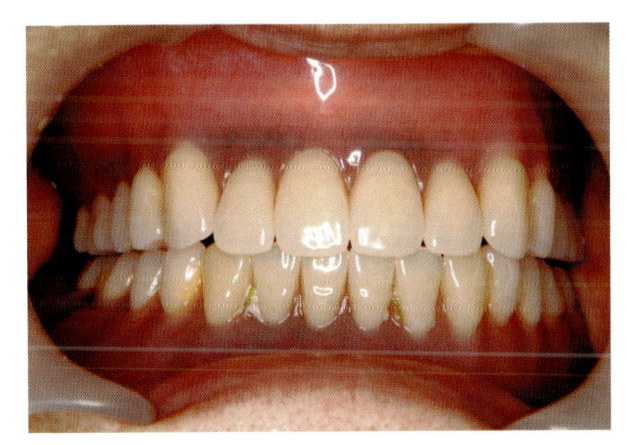

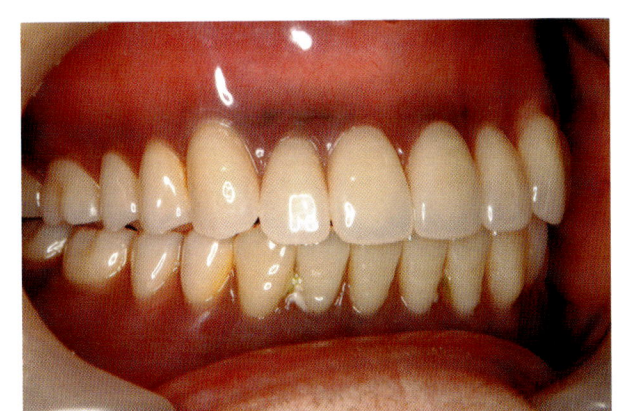

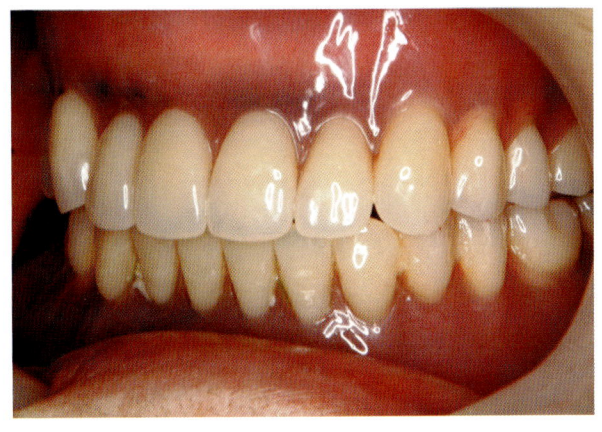

	図3-20e
図3-20f	図3-20g

chapter 3　総義歯の製作ステップとポイント

POINT

　まず顔貌を確認する．見るポイントは，咬合高径が高すぎたり低すぎたりしていないかを確認する．次に切歯の切端のラインが両目のラインと平行であるか，そして正中線に人工歯の正中があっているかを確認する．ラインと正中線は垂直の関係にあるから，一瞬にして両方を確認することができるはずである（図3-20）．

新製義歯の咬合調整

　咬合調整では，まず中心咬合位での調整を行い，その調整が終了した後に，側方運動時の調整へと移っていく．中心咬合位では赤の咬合紙，側方位では青の咬合紙というように，それぞれの調整に違う色の咬合紙を使用する方がその調整時に間違いが生じにくい．

POINT

　咬合紙のカーボンの色がついた人工歯の表面をチェックするのもよい．しかし早期接触を見つけだすのには，咬合紙側の色の抜けをチェックすると見つけやすい．それと同時に，指の腹を人工歯の頬側面にあてながら咬合させてみる．早期接触があると，確実に指の腹に接触部分の振動を確認することができる．また聴診器を頬骨の下あたりにあてて咬合音を聞くと，濁った音がしている間は咬合の調和がとれていない．調和がとれてくると，コンコンとした澄んだ音が聞こえてくる（図3-21）．

［咬合調整］

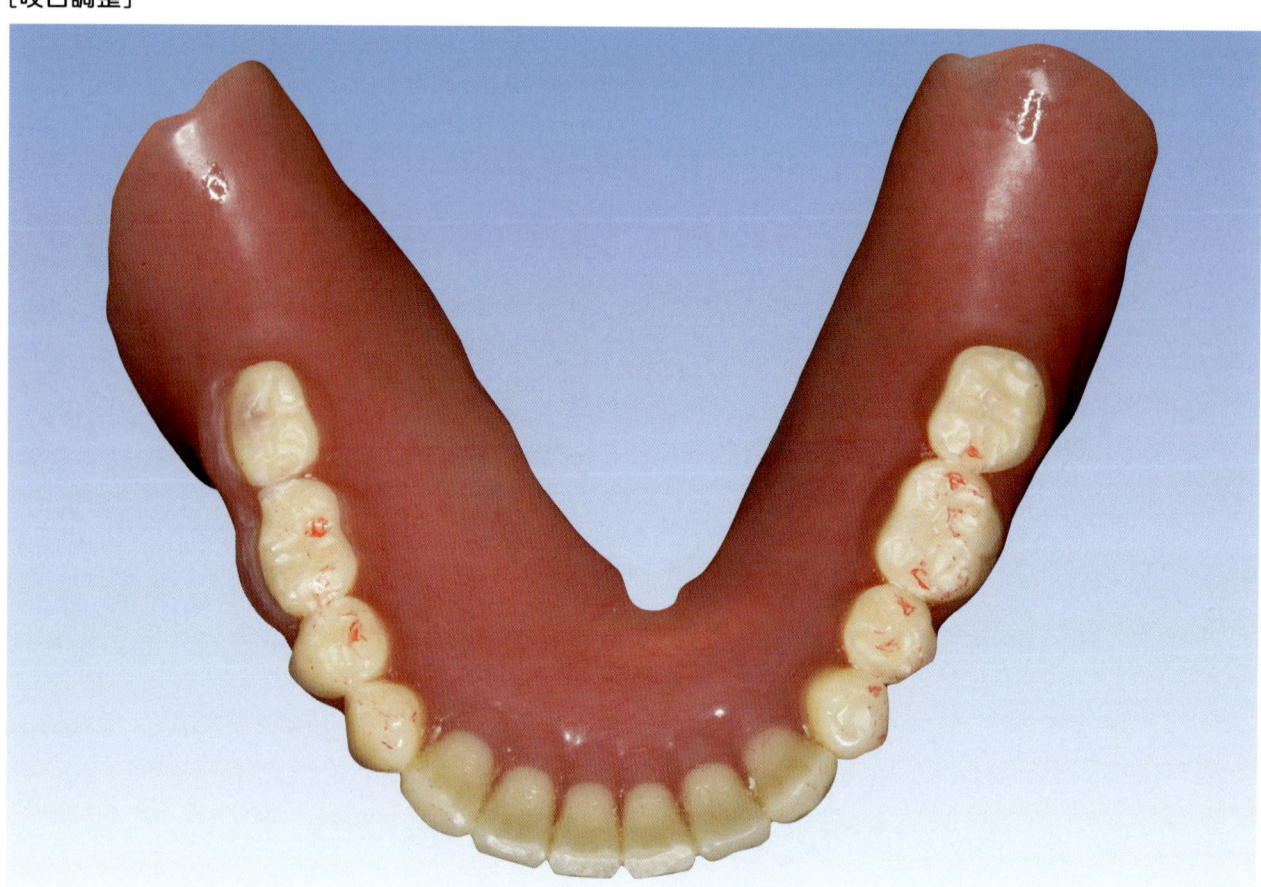

図3-21a　まず咬合調整を行う際には，中心咬合位にて調整をはじめる．その際には，赤の咬合紙のみで調整を行う．早期接触部分は人工歯側に白抜きの赤で咬印される．

新製義歯の咬合調整

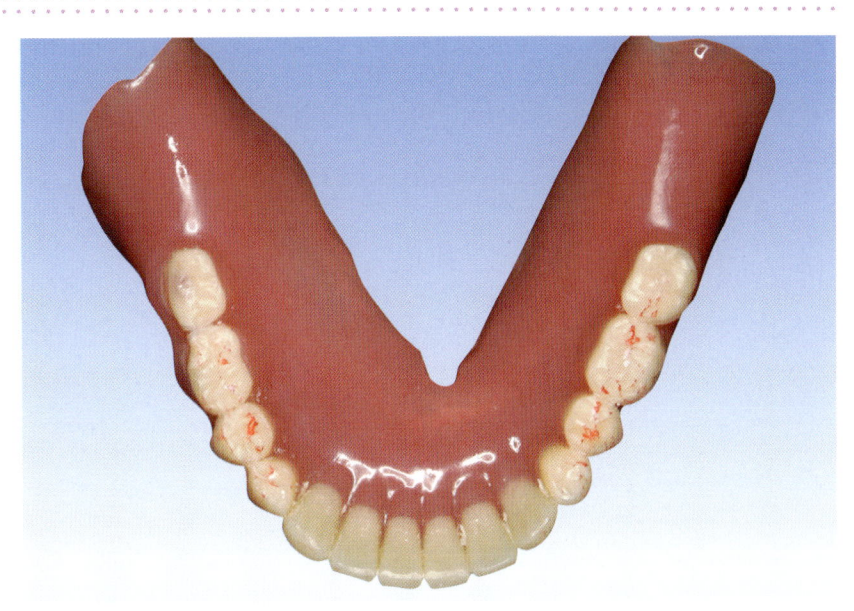

図3-21b 早期接触部分が徐々になくなってきている．

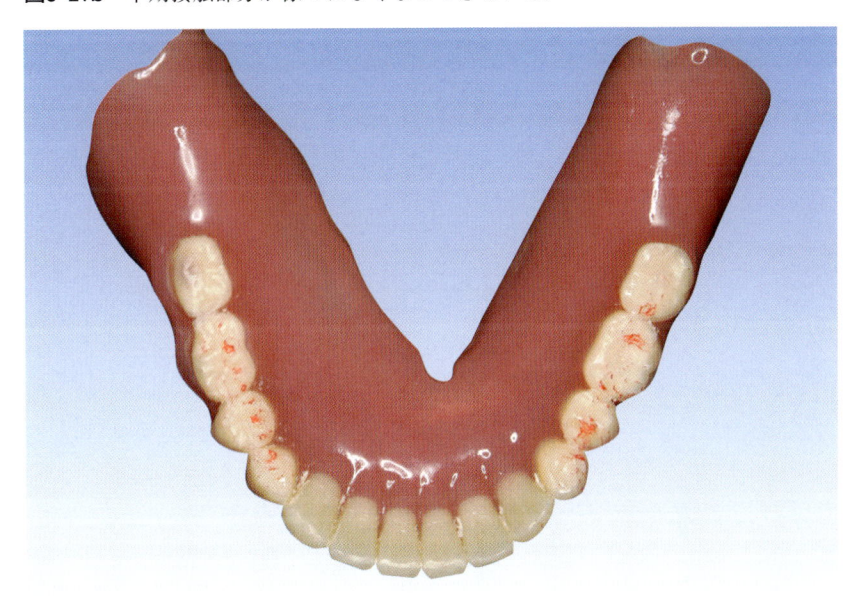

図3-21c 最終的に中心咬合位での調整が終了．

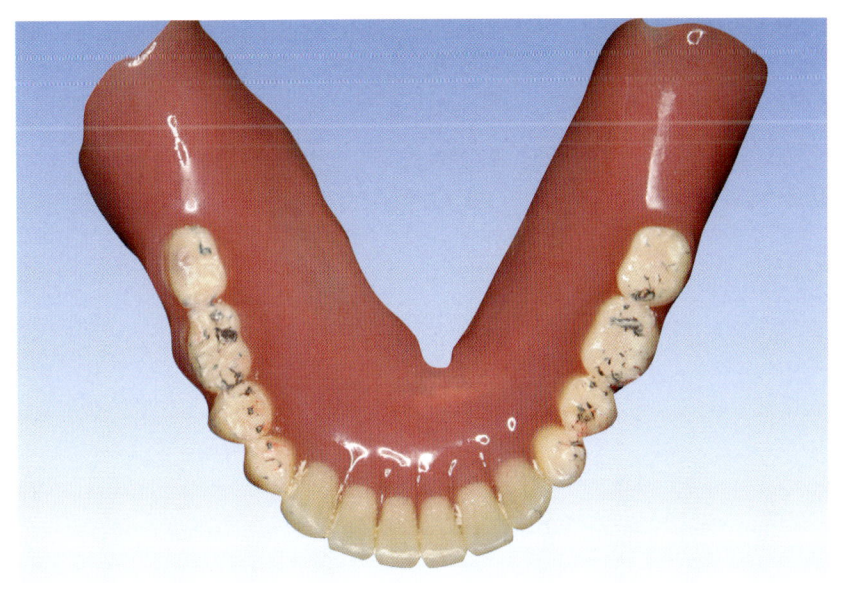

図3-21d 次に青の咬合紙で側方位，赤の咬合紙で中心咬合位を咬印した後，早期接触部分を削除していく．

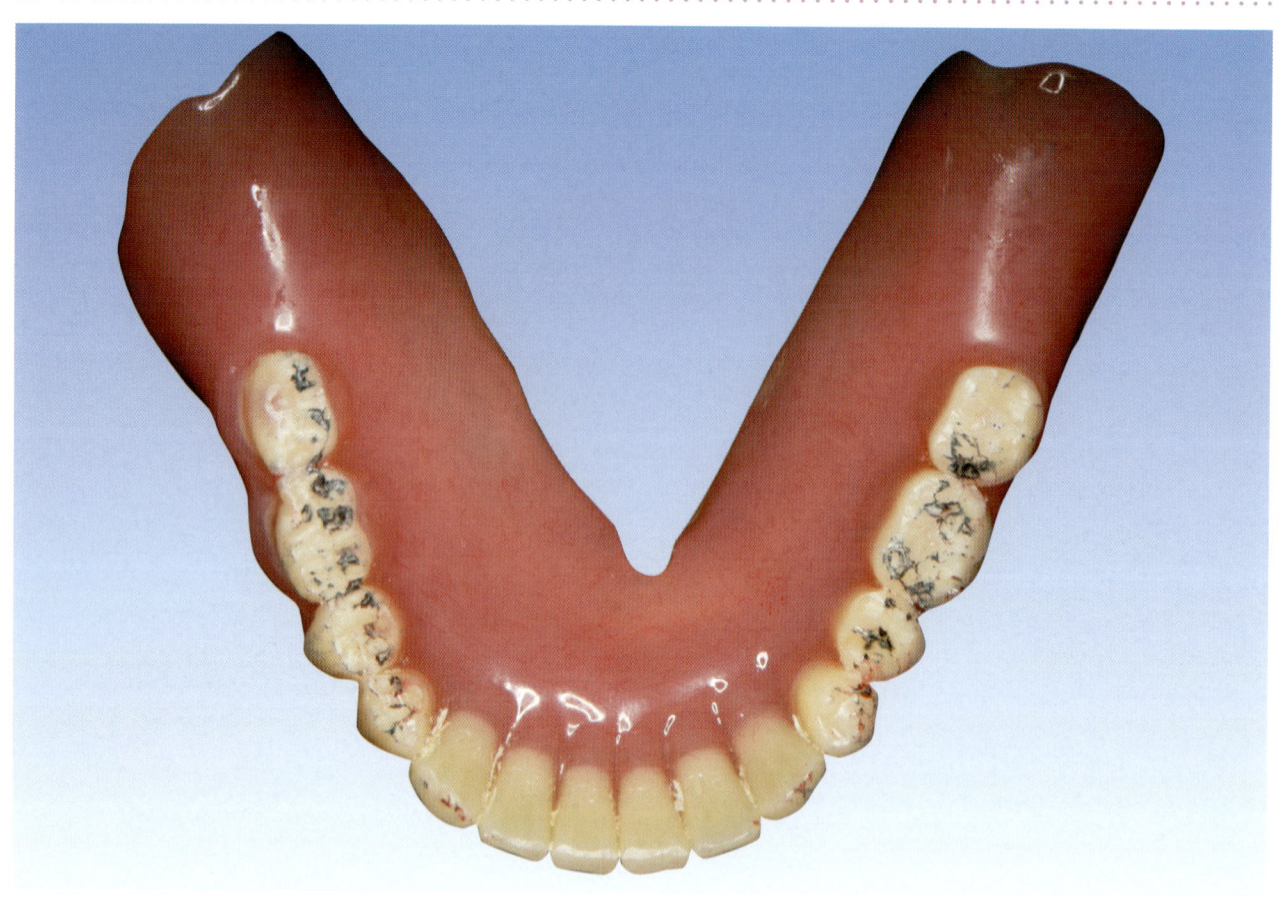

chapter 3　総義歯の製作ステップとポイント

図3-21e　側方時，中心咬合位での調整終了．

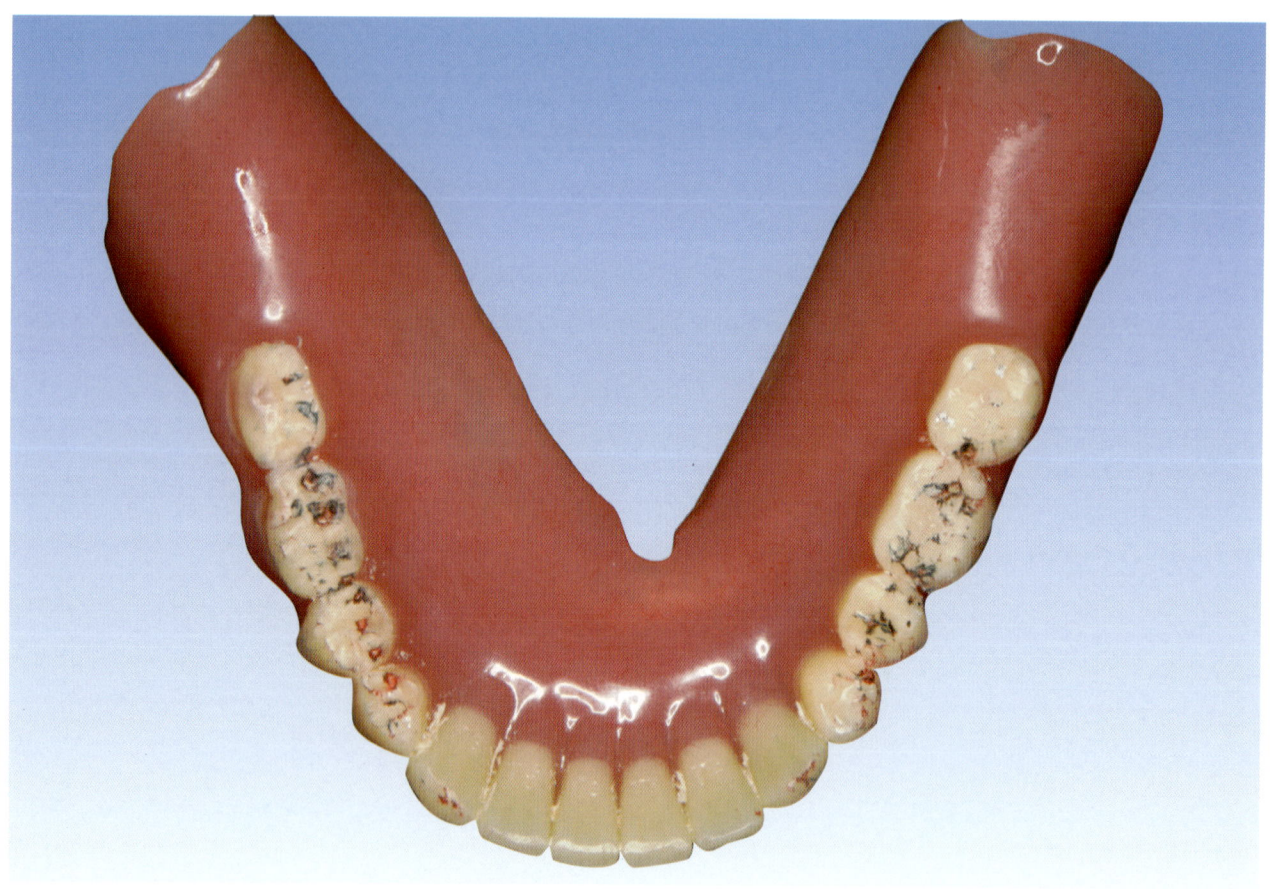

図3-21f　中心咬合位，側方位，前方位での咬合調整終了時の咬印．

140

新製義歯の咬合調整

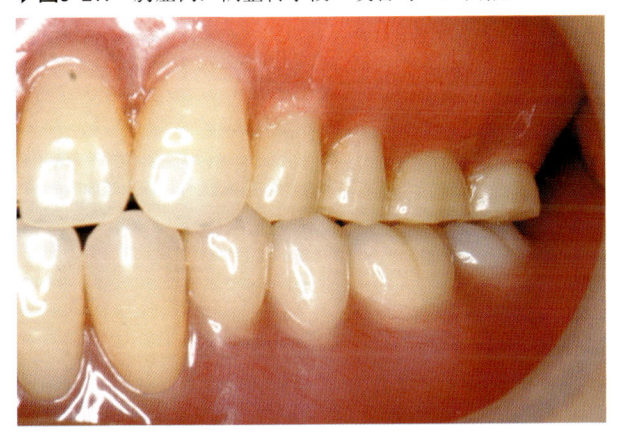

▶図3-21f 別症例．調整終了後の咬合時の正面観．

図3-21g 左側方面観．上顎人工歯の頰側咬頭はリンガライズドオクルージョンを採用したため，確実にあいているのが確認できる．

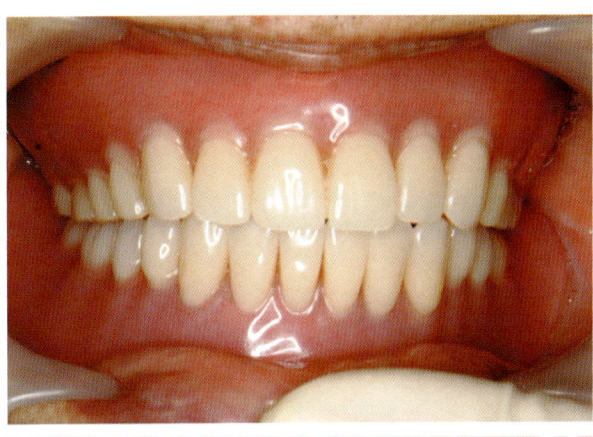

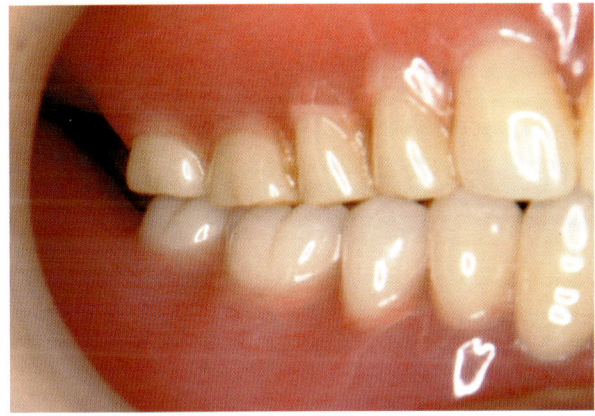

図3-21h 右側方面観も同様である．

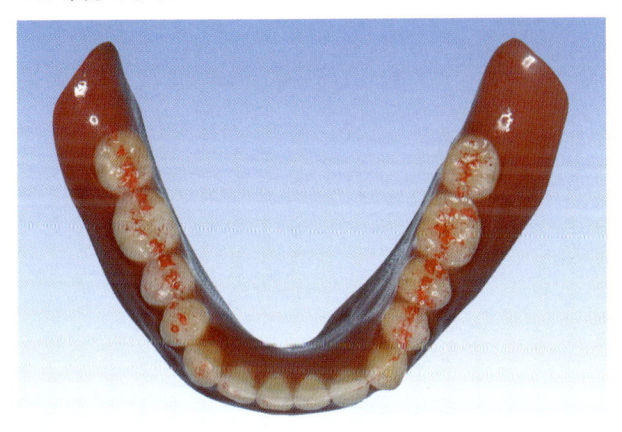

図3-21i 咬合調整終了後の下顎総義歯咬合面観の咬印．

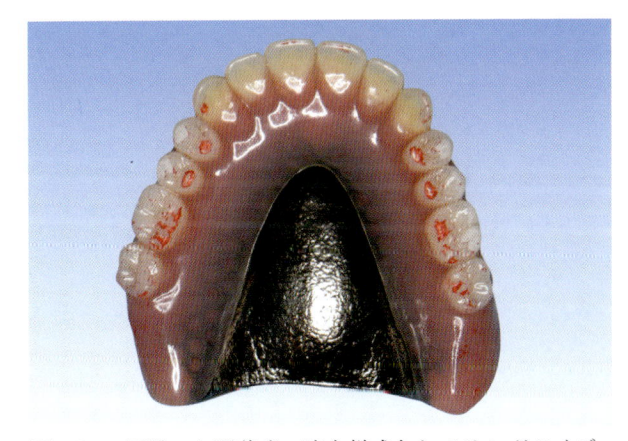

図3-21j 同様の上顎義歯．咬合様式としてリンガライズドオクルージョンを採用しているので，機能咬頭のみが同時接触している状態が確認できる．

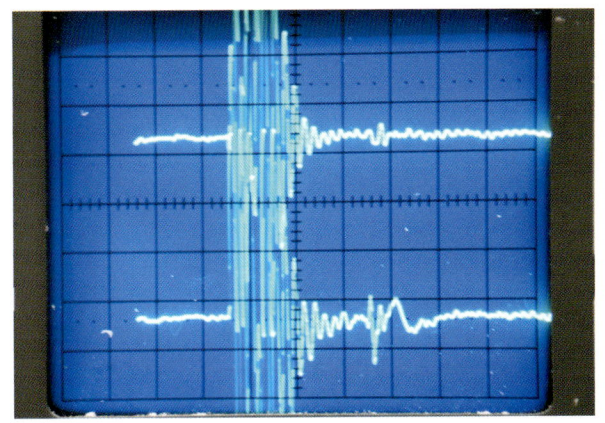

▶図3-21k 咬合調整が終了した段階での，サウンドチェッカーでの咬合音の波形である．ほぼ5mm／secのなかにひとつの波形が納まっている．

141

chapter 3 総義歯の製作ステップとポイント

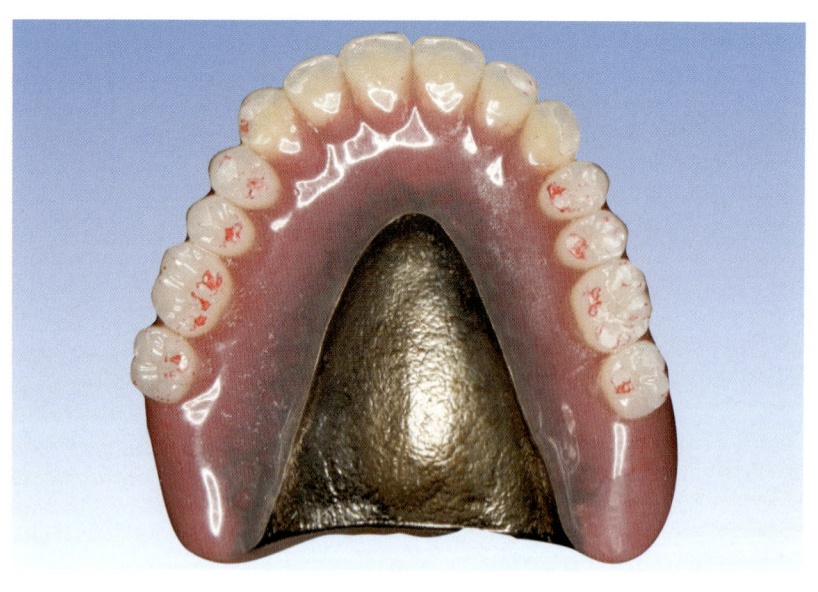

図3-21l　1か月後の咬印である．

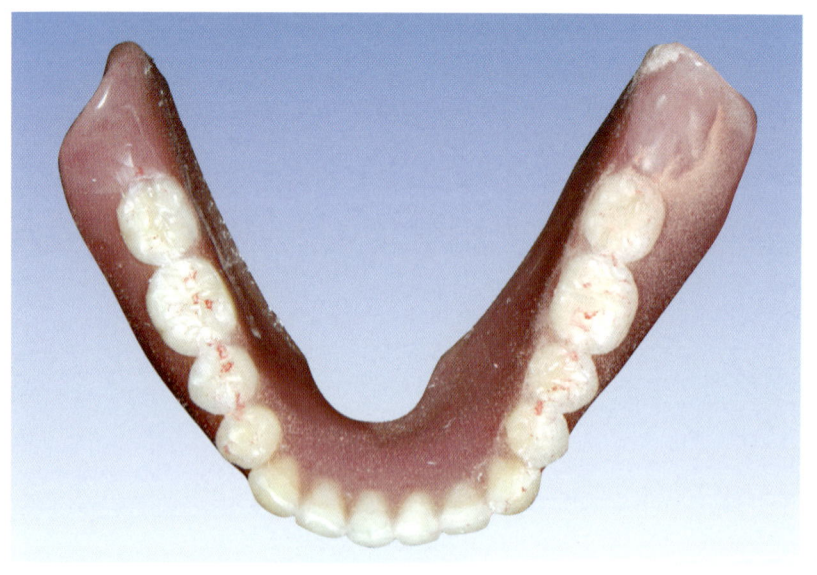

図3-21m　同様の下顎総義歯の咬合面観．

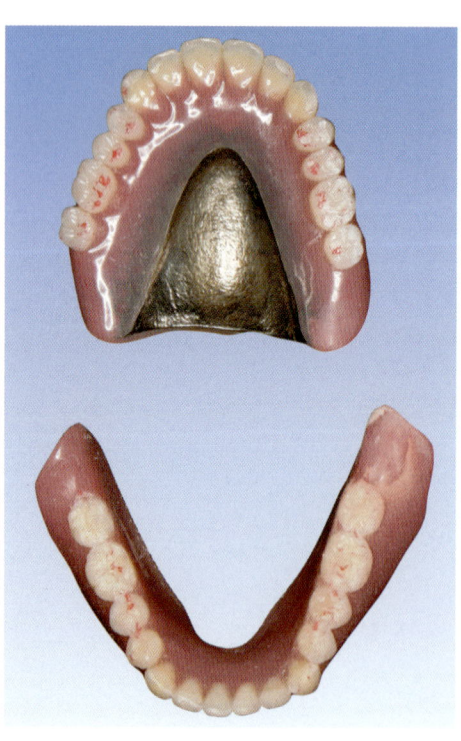

図3-21n　上下顎の咬印である．

新製義歯のメインテナンス

新製義歯を装着する

調整がすべて終了した後，口腔内に義歯を装着するのだが，義歯の着脱方法を指導し忘れてはならない．上下顎の総義歯は，斜めにして口角の間を通して口腔内に入れ，口腔内で正常の位置に回転させると無理なく装着できる．

清掃，取り扱い

就寝時は義歯を脱着した後，機械的な清掃を行い容器内の水のなかに収める．水の代わりに義歯洗浄剤のような液体のなかに入れてもよいが，それぞれの洗浄剤の特色を理解させておかないと，義歯床用材料の劣化や脱色を促してしまうことがあるので，注意深くなおかつそれぞれ患者の特徴にあわせて指示をだすようにする．

［メインテナンス］

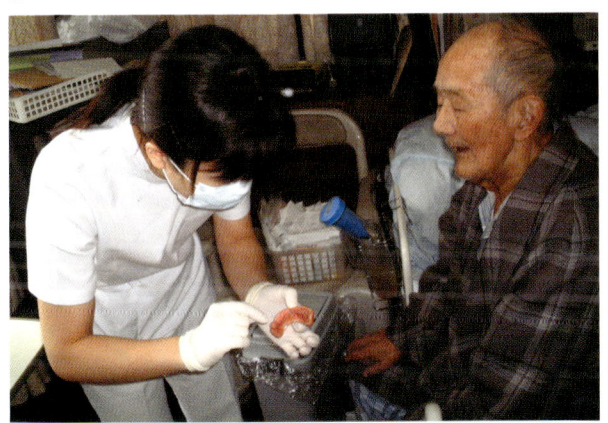

図3-22a　ベッドサイドであっても義歯を新製したら，まず歯科医師がなぜ義歯の清掃をしなければならないのかを患者に説明をする．

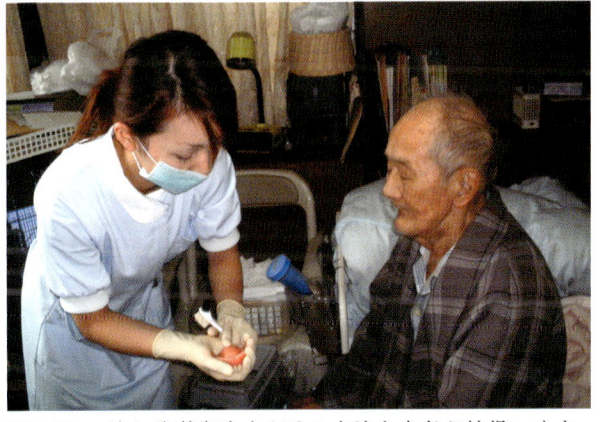

図3-22b　次に歯科衛生士がその方法を患者が納得いくまで説明しながら実践をする．

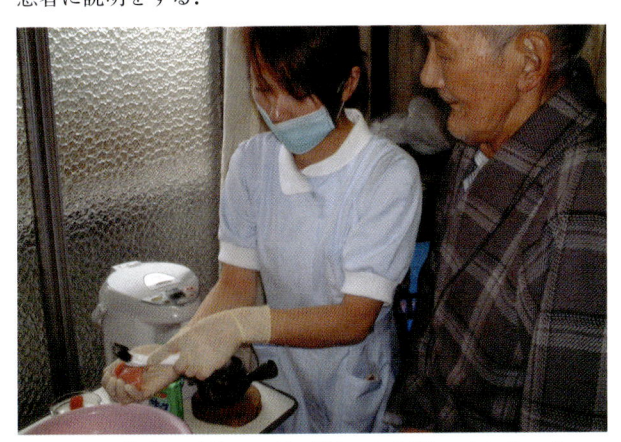

図3-22c　義歯の洗浄は，洗面器に水を張っておき，その上で専用ブラシで洗浄する．洗浄中に落としたとしても義歯を破折させないためである．

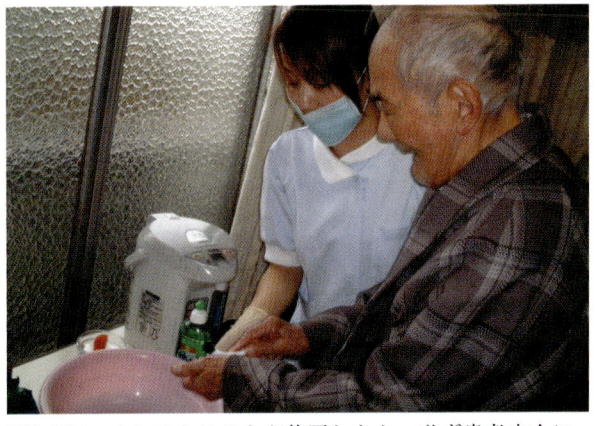

図3-22d　インストラクトが終了したら，必ず患者本人に実践してもらいながら，患者の癖と能力を確認する．

chapter 3 総義歯の製作ステップとポイント

POINT

　　義歯洗浄剤は，大きく分けて汚れを落とすタイプと，歯石のような石灰質の沈着物を落とすものに分けられる．汚れを主に除去するのはアルカリ性，歯石を除去するのは酸性と考えてよいであろう．

　　患者が家庭で日常使用するものについては，あまりpHが偏っているものではなく，誤飲しても大きなトラブルが起きにくい中性のものが使用されている．診療室で患者のメインテナンス時の来院ごとに使用するものは，確実に汚れや歯石を除去できるものが適していると考えている（図3-22）．

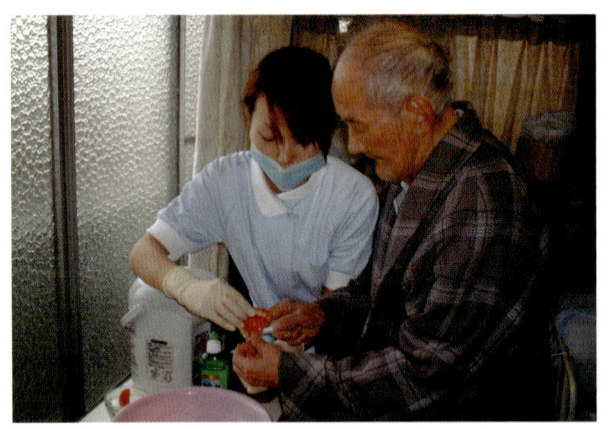

図3-22e 洗浄できていないところや，注意の必要なところは，その場で的確に指示する．

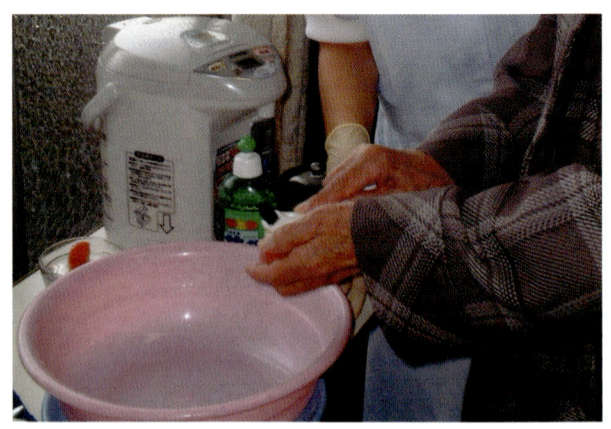

図3-22f できれば手を添えてていねいに説明を行う．

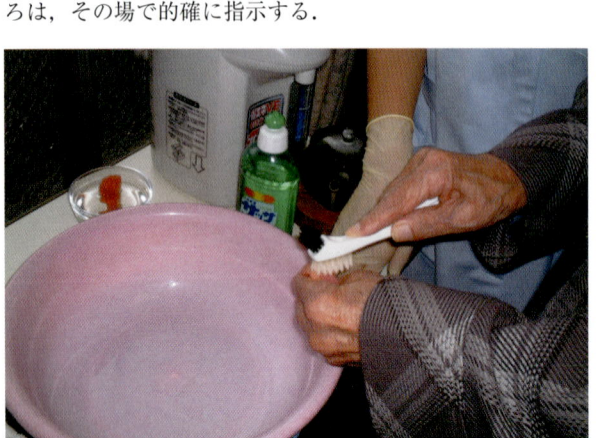

図3-22g 最終的に患者は義歯をしっかり手で持ちブラシも的確に使用することができるようになる．

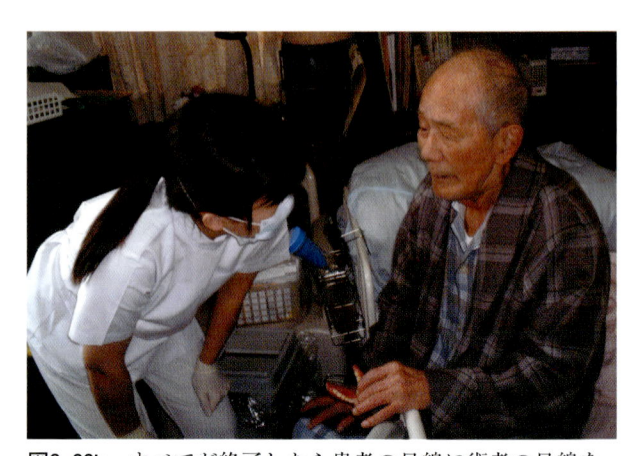

図3-22h すべてが終了したら患者の目線に術者の目線を合わせるようにして，最後の注意をしておく．

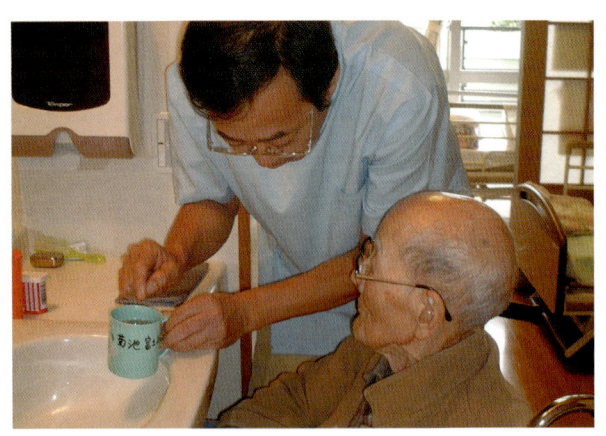

図3-22i 歯科衛生士がいない場合には，術者がまず義歯の洗浄の必要性を患者に説明する．

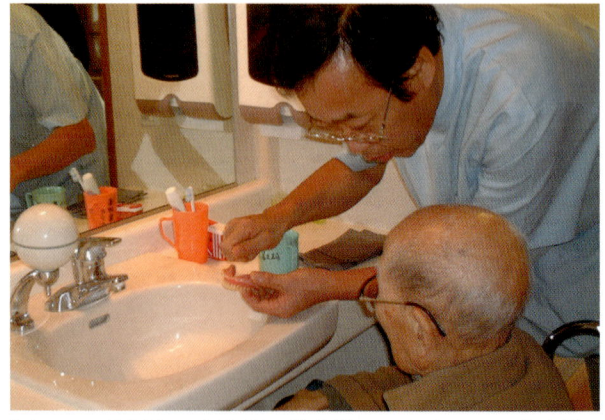

図3-22j 洗面台の水洗部の排水溝のふたをして，水を張った後，義歯の洗浄方法を説明する．

新製義歯のメインテナンス

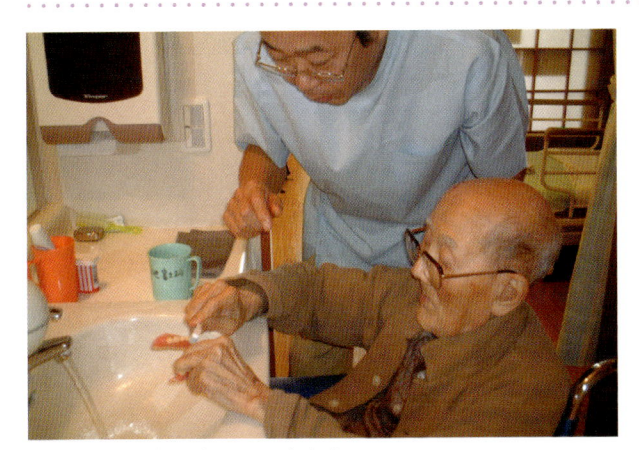

図3-22k 患者に実践してもらう．

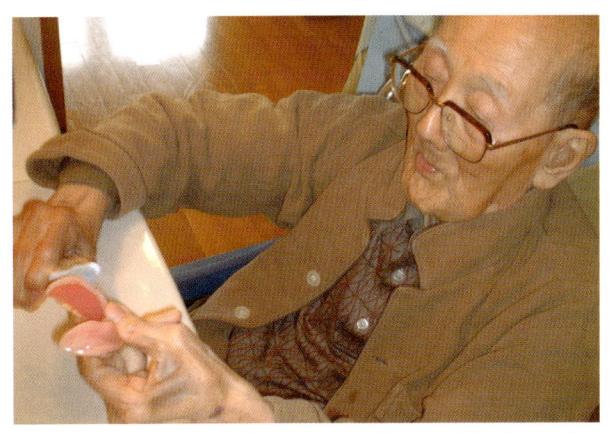

図3-22l 患者が一生懸命行っている脇から注意すべきところがあれば，的確に注意しておく．

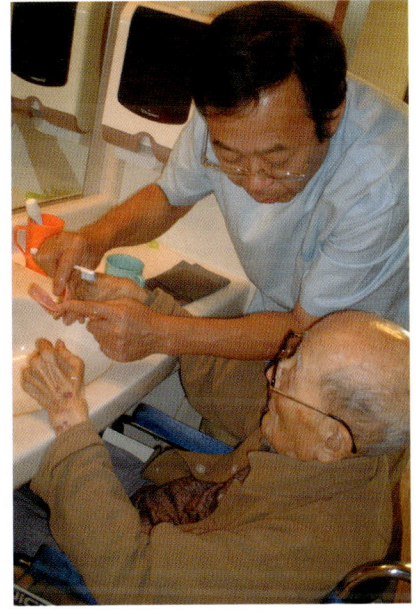

図3-22m 足りないところがあれば必ずもう一度術者か歯科衛生士が実践してみせる．

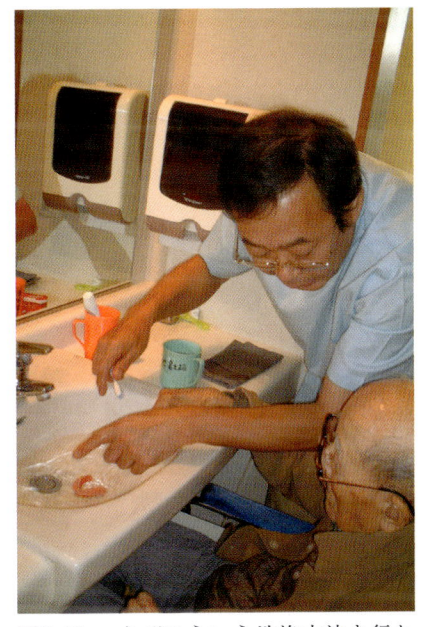

図3-22n なぜこういう洗浄方法を行わなければならないかも，説明しておく．

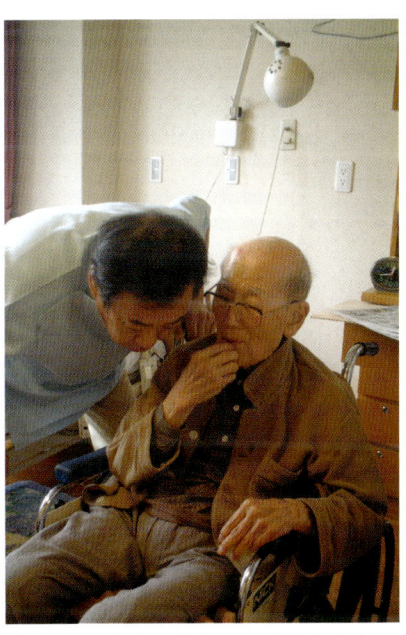

図3-22o 患者の質問には目線を合わせて聞くようにする．

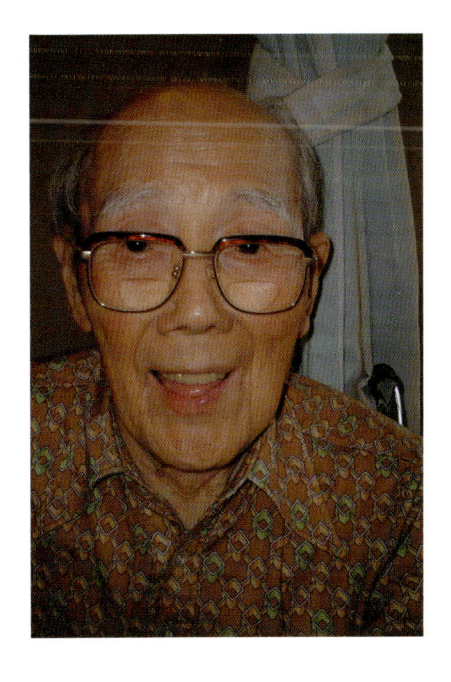

▶**図3-22p** 笑顔で楽しいデンチャーライフ．

chapter 3 総義歯の製作ステップとポイント

人生を楽しく

　総義歯調整法について述べてきたが，人間の体は十人十色というように，マニュアル化することは非常に難しく，また危険なことである．よって今まで述べてきた原因と対処法，そして患者との想定問答は，あくまでも傾向とその対策である．それを理解して，日常臨床の場では第一選択肢として試していただきたい．そして大事なことは患者一人ひとりの特色を参考に，マニュアルにそれぞれ加味した処置方法を最終的には決定せざるを得ないであろう．

　近年はインプラント治療によって欠損補綴が行われているが，それが経済的にも，肉体的にもできない患者を置いていくわけにはいかない．何とか義歯で楽しいデンチャーライフを過ごしてもらい，人生を楽しく全うしていただきたいと考えている．あまりにも義歯の評価が低すぎて，義歯ではまともな食事ができないなどと国民に認識はしてほしくないと思い，この本の執筆にあたった．

索引

[あ]

アルジネート印象材　116，117，119
アンダーカットを基底部に付与　86

[い]

入れ歯の正しい入れ方　36
印記された床内面を削除後，ティッシュコンディショナーで粘膜調整　60

[え]

S状隆起部分　31
エックス線診査　113

[お]

オペが必要なフラビーガム　49

[か]

Gerber　25，26，27
Gerberの顆路説　26
Gerberのレデュースドオクルージョン　27
概形印象　10，62，73，74，114，117
概形印象の不適正　62
下顎顎堤の粘膜に傷　56
下顎義歯床の延長と粘膜調整　104
顎堤との吸着力不足が生じている　73，75
顎堤に吸収　82
顎堤粘膜と義歯床内面との不適合　73，75
顎堤粘膜に傷　37，98，103
顎堤粘膜に数箇所の傷　40
顎堤粘膜の傷　63
顎堤粘膜の被圧度　38，47，56
顎堤粘膜の被圧度の差　56
顎堤粘膜の菲薄化　51，53，55
顎堤の吸収　31，33，47，97，112
可塑剤　98
可塑剤が漏洩する粘膜調整材　98
患者から上手に情報を収集　89
間接法によるリベーシング　73
間接リベース　39，41，47，55，58，60，65，82，95，97，103，105，108
間接リベースを行う際の注意点　60
カンペル平面（鼻聴道線）　123
顔貌　9，94，121，124，136，137，138

[き]

義歯が動揺するときには，義歯床の外形が不適切　9
義歯床外形　9，120
義歯床縁が長すぎる　72
義歯床が長すぎないか　10
義歯床頬側部の張りや厚さ　9
義歯床後縁部の破折　78
義歯床後方縁端部において，上下顎の床同士が接近　66
義歯床正中部からの破折　82，83
義歯床内面の材料　101，102
義歯床下粘膜の異常　96
義歯床の大きさは不適正　62
義歯床の削除　66
義歯洗浄剤　143，144

索引

義歯の内面に食物残渣の入り込み　36
傷が消失したら動的印象を行い，間接リライニング　60
傷が白くこすれたような状態　39
傷口の形はナイフで切ったような形態　61
既製トレーのサイズ決定　115
既製トレーの種類　116
既製トレーのトリミング　114，115
機能印象　10，37，38，40，47，51，53，60，62，73，74，98，99，100，119，120，128，135
機能印象面を変形量の少ないリベース材で義歯床内面に再現　99
機能咬頭の部分に，直径2mm程度の穴　125
頰粘膜，舌に咬傷が生じる場合　66，67，69，71
頰粘膜にナイフで切ったような傷　66
頰粘膜の限界運動　15
筋形成　62，74，115，118，119
筋形成が不適正　62
金属のプライマー　79

[く]

グラスファイバー　79，82，83，84

[け]

経時的変化に伴う咬合の不調和　97
欠損部顎堤上に傷が生じた場合　37，39，41，43，45，47，49，51，53，55，57，59
欠損部顎堤の触診　112
研究用模型の製作　114
減少した咬合高径を回復　94

[こ]

口腔内試適　9，11，13，15，130，136，137

咬合圧下で義歯床があたる部位に傷　47
咬合音　52，59，138，141
咬合高径の変化　94
咬合採得　66，86，94，95，120，121，122，123，124，125，127，128
咬合紙のカーボンが抜けている　17
咬合床を用いて咬合採得　121
咬合接触位置　29，45
咬合接触が強い場合　53
咬合接触時の音　22
咬合接触点の配列　54
咬合接触点を確認　17
咬合接触面積　27，54
咬合調整　17，18，19，21，22，23，25，26，27，31，32，39，43，45，46，51，52，53，54，59，60，63，65，66，68，72，73，74，82，86，88，94，95，97，108，109，138，139，140，141
咬合調整の不調和　72
咬合調整を行ったにもかかわらず，疼痛が消失しない　60
咬合痛が生じている場合，咬合時に義歯が動揺する場合　97，103，105，107，109
咬合痛のあるとき　103
咬合の不調和　39，52，60，71，72，73，74，82，86，97，104
咬合の不調和を考えてみる　52
咬合平面の決定　122
咬合面形態と義歯の移動量との関係　27
咬合面接触箇所　27
口唇が閉じなかったりする場合　9
口唇部の豊隆　12
硬性レジン　100，135，136
咬頭傾斜　23
咬頭の展開角　19，23
ゴシックアーチトレーシング　128，129
ゴシックトレーサーの設定　124

索引

個人トレーの製作 118
個人トレーを口腔内で試適 10
骨隆起 43
混液比 95
コンデュロフォーム臼歯 26
コンパウンド印象材 116, 117

[さ]

サウンドチェッカー 59, 141
サンドブラスト処理 90

[し]

試適時の確認事項 9, 11, 13, 15
歯肉頬移行部に傷が生じている場合 61
歯肉頬移行部に切り傷 62
歯肉頬移行部を異常に加圧 62
シュピーの湾曲 28, 29
床外形の設定ミス 62
上顎咬合の不良 44
上顎総義歯の脱落 106
上顎の機能咬頭が下顎の中心窩に接触 17
上顎の顎堤に傷 44
上顎の歯槽頂の上にこすれたような跡 45
上顎の切歯乳頭 129
上下人工歯のオーバージェットが不足 67
小臼歯部の咬印 20
小臼歯部の咬合接触面積を大きく 54
上唇小帯の位置を確認 10
使用する印象材 116, 119
床外形の設定ミス 62
床の延長 66, 104, 105, 106, 107
人工歯の咬耗修理 90
人工歯の置換 95
人工歯のチッピング修理 86

人工歯の配列 28, 128, 131, 132
人工歯の破折や脱落 85
人工歯のリモルディング(片側) 94, 95
人工歯のリモルディング(両側) 94
人工歯部に咬耗 94
人工歯部の破折 86, 87, 89, 91, 93
新製義歯装着当日に行う調整 8, 9, 11, 13, 15, 17, 19, 21, 23, 31, 33
新製義歯の咬合調整 138, 139, 141
新製義歯の最初の調整 10
新製義歯のメインテナンス 143, 145

[せ]

清掃, 取り扱い 143
舌小帯も機能運動 11
舌の限界運動 15
舌房の広さ 33
前歯部のチッピング 86
前方運動時の咬合調整 22

[そ]

総義歯の修理調整法 75
総義歯の修理方法 76, 77, 79, 81, 83, 85, 87, 89, 91, 93, 95, 97, 103, 105, 107, 109
総義歯の製作ステップ 112
総義歯の調整法 7
総義歯の動揺 104
早期接触 18, 19, 72, 74, 85, 86, 97, 104, 138, 139
早期接触部を削除 18
即時重合レジンにより筆積み法で修理 78
側方運動 12, 17, 21, 52, 69, 72, 108, 138
側方運動時での咬合調整 17
側方運動時の咬合調整 21

索引

側方時の早期接触　86，97
咀嚼時の義歯の動揺　71
咀嚼時の疼痛　35

[ち]

チークバイト　66，68，69，70
チークバイトによる舌の咬み込み　70
チークバイトによる頬粘膜の噛み込み　70
中心咬合位　17，18，20，21，25，45，46，85，92，97，103，108，121，123，126，127，128，129，138，139，140
中心咬合位での調整　17，20，138，139，140

[て]

ティッシュコンディショナーと軟質裏層材　98，99，101
適正な咬合調整がされていない　43

[と]

動的印象　40，41，47，50，55，57，60，73，98，99，127
遁路　34

[ね]

ネット状のグラスファイバー　83
粘弾性レジン　41，42，43，47，57，58，60，97，98，99，100，101，112，131，132，134，135，136，137
粘弾性レジンの応用方法　101
粘弾性レジンのハイブリッド　135
粘弾性レジンの劣化　135
粘弾性レジンを装備した総義歯　132，136，137

粘弾性レジンを装備した総義歯の製作　132
粘膜が菲薄な場合　47
粘膜調整　34，40，41，50，53，54，55，56，57，60，63，64，65，77，95，97，98，99，103，104，105，107
粘膜調整材　34，40，41，50，55，56，57，65，77，97，98，105，107
粘膜調整のヒント　34

[は]

配列位置を変える　86
配列状態　12，28，29
バウチャー　102
Pound　25，26，28
Poundのリンガライズドオクルージョン　26
パウンドライン　28，29
破折線部を即時重合レジンにて修理　82
発音　31，32，33
発音とフラビー　31

[ひ]

被圧度の差　48，56，57

[ふ]

ファセッテ　89，90
V字型ノッチ　123
不適正な被蓋関係　66

[へ]

Payne法の咬合様式　25
変形が生じにくい重合方法　60

[め]

メインテナンス 143, 144, 145

[も]

問診 114
モンソンカーブ 28, 29

[よ]

4 METAでメタル処理 82

[り]

リベーシング 73
リベース処置 82
リベース材 98
リンガライズドオクルージョン 17, 23, 25, 26, 27, 28, 29, 33, 54, 129, 141
リンガライズドオクルージョンの配列の実際 28

[れ]

レジリエントデンチャーマテリアル 98, 102, 112
レジンの重合時の変形量 135

[ろ]

蝋堤の製作 120

[わ]

ワックス印象 10, 50, 120, 125, 127, 128
ワックスデンチャーの試適 11, 130, 131, 133, 135

[著者]

細見　洋泰　（ほそみ　ひろやす）

1975年	東京医科歯科大学歯学部卒業
1975年	東京医科歯科大学歯科第一補綴学教室大学院入学
1979年	同大学院修了　歯学博士号取得
1979年	東京都杉並区　細見デンタルクリニック開業
1991年	東京医科歯科大学顎顔面機能統合評価学教室 非常勤講師
2005年	東京医科歯科大学歯学部病院　義歯外来 客員臨床教授
現在	日本補綴歯科学会　認定医，指導医　認定
	日本磁気歯科学会　理事
	日本磁気歯科学会　認定医
	日本補綴歯科学会　評議員

＜主な著書＞

『磁性アタッチメントの臨床応用』クインテッセンス出版，2000年（共著）

『YEAR BOOK 2003 現代の治療指針　全治療分野とカリオロジー』クインテッセンス出版，2003年（共著）

『YEAR BOOK 2005 現代の治療指針　全治療分野と欠損補綴』クインテッセンス出版，2005年（共著）

噛める入れ歯の調整法──患者さんと一緒に調整する新義歯と旧義歯の修理調整法

2007年8月10日　第1版第1刷発行
2011年12月10日　第1版第2刷発行

著　　者　　細見　洋泰
　　　　　　（ほそみ　ひろやす）

発 行 人　　佐々木　一高

発 行 所　　クインテッセンス出版株式会社
　　　　　　東京都文京区本郷3丁目2番6号　〒113-0033
　　　　　　クイントハウスビル　電話(03)5842-2270(代表)
　　　　　　　　　　　　　　　　(03)5842-2272(営業部)
　　　　　　　　　　　　　　　　(03)5842-2279(書籍編集部)
　　　　　　web page address　http://www.quint-j.co.jp/

印刷・製本　　大日本印刷株式会社

Ⓒ2007　クインテッセンス出版株式会社　　　　　禁無断転載・複写
Printed in Japan　　　　　　　　　　　　　　　落丁本・乱丁本はお取り替えします
　　　　　　　　　　　　　　　　　　　　　　ISBN978-4-87417-973-4　C3047

定価はカバーに表示してあります